MANUEL

De Pharmacie.

A. Guyot, Imprimeur, Rue Mignon, N° 2.

Manuel

DE

PHARMACIE

Théorique et Pratique,

Par E. SOUBEIRAN,

PHARMACIEN EN CHEF DE L'HÔPITAL DE LA PITIÉ,

MEMBRE ADJOINT DE L'ACADÉMIE ROYALE DE MÉDECINE,

MEMBRE DE LA SOCIÉTÉ DE PHARMACIE DE PARIS,

L'UN DES RÉDACTEURS DU JOURNAL DE PHARMACIE ET DES SCIENCES

ACCESSOIRES, etc., etc.

Avec Planches.

A PARIS,

CHEZ COMPERE JEUNE, LIBRAIRE,

RUE DE L'ÉCOLE-DE-MÉDECINE, N° 8.

1827.

INTRODUCTION.

Les matières très-variées dont on fait usage dans la pratique médicale sont rarement employées dans l'état où la nature nous les présente: tantôt elles sont soumises à des opérations purement physiques, qui, sans rien changer à leur nature, facilitent leur administration; tantôt, elles subissent, dans nos laboratoires, diverses manipulations, et, par des mélanges ou des combinaisons, y acquièrent des propriétés nouvelles. Toutes ces préparations sont l'objet de la pharmacie: c'est l'art de préparer les médicamens. Il exige une connaissance exacte des corps qui peuvent servir à la guérison des maladies. Il emprunte à l'histoire naturelle les caractères propres à les distinguer. La physiologie lui fournit une foule de remarques précieuses sur les circonstances les plus favorables à

leur récolte. C'est dans la chimie et la physique qu'il puise les connaissances indispensables à l'opérateur, pour le guider dans la
préparation et la conservation des médicamens. On peut dire que la pharmacie est une
série d'applications scientifiques. Si le jeune
pharmacien doit faire sa première étude des
manipulations dont l'usage seul peut donner
l'habitude, il doit y revenir encore lorsqu'il
a acquis des connaissances scientifiques plus
exactes. Alors, seulement, il pourra apprécier avec justesse la valeur réelle des procédés opératoires, et perfectionner son art par
des applications heureuses. Dans ces derniers
temps, la pharmacie a fait, sous ce rapport,
des progrès remarquables. L'analyse chimique a éclairé sa marche, et a fait rectifier
des erreurs accréditées; mais il reste beaucoup à faire. Il est encore une foule de matières végétales dont la composition est mal
connue. L'analogie ou la routine sont alors
les seuls guides que nous puissions suivre;

et ces guides sont presque toujours trompeurs.

On pourrait diviser les analyses végétales que nous possédons en deux séries. Dans les unes, chaque principe immédiat a été isolé et étudié; de sorte que l'on sait avec certitude quels seront les véhicules les plus propres à dissoudre chaque principe, et quelle action ces principes exerceront les uns sur les autres. On peut, en outre, calculer au moyen de quels agens on parviendra à recueillir séparément ceux dont on recherchera les vertus, et à isoler, au contraire, ceux dont on aura intérêt à se défendre. La connaissance des propriétés chimiques permet, en outre, de calculer quelle influence peuvent avoir, sur les composés pharmaceutiques, les ingrédiens que l'on voudrait y associer. Quand un travail analytique a été fait sur un pareil plan, il est toujours d'une grande utilité. Malheureusement, un bien petit nombre de corps ont été étudiés avec le soin convenable.

Le second genre d'analyses, quoique moins parfait, est cependant encore d'une grande utilité. J'entends parler ici de toutes celles dans lesquelles les principes immédiats n'ayant pas été isolés à l'état de pureté, l'auteur a indiqué, toutefois, par quels moyens on obtenait, sous le plus petit volume, la plus grande proportion de substance médicamenteuse, et quels agens on devait employer pour y parvenir. C'est ainsi, par exemple, que bien que les matières dites principes actifs du polygala de Virginie, de la saponaire, du séné, etc., ne puissent être considérées, par les chimistes, comme des principes immédiats à l'état de pureté, la connaissance de leurs propriétés n'en a pas moins été utile au pharmacien, en lui apprenant à traiter convenablement les corps qui les contiennent, lorsqu'il veut en extraire les parties médicamenteuses.

Si tous les matériaux qui entrent dans la préparation des médicamens avaient été soumis à une investigation chimique convenable, la pharmacie serait arrivée à sa perfection. Il ne lui resterait plus qu'à examiner les nouveaux corps que l'expérience montrerait utiles dans le traitement des maladies : mais, si on excepte les combinaisons de la nature brute, et celles que forment quelques substances organiques entre elles, ou avec des composés inorganiques, tout le reste est encore à faire. Il est à désirer que les pharmaciens continuent d'augmenter le nombre des analyses végétales, pour en faire l'application aux préparations médicinales.

On nomme médicament toute substance qui, prise intérieurement, ou appliquée extérieurement, concourt à la guérison des maladies. On a long-temps discuté sur les différences qui existent entre les médicamens, les poisons et les alimens ; mais ces trois mots se définissent d'eux-mêmes, et n'entraînent, avec eux, aucune espèce d'équivoque. Observons, toutefois, que chacune de ces significations peut appartenir à un même corps, dans des circonstances différentes ; ainsi, les substances amylacées servent tantôt de matière alimentaire, et tantôt de médicamens ; et les poisons les plus énergiques deviennent, dans des mains habiles, les moyens les plus puissans de rappeler la santé.

On dit des médicamens qu'ils sont internes ou externes, officinaux ou magistraux, simples ou composés.

La division des médicamens en internes et externes n'est convenable qu'autant que ces épithètes sont appliquées dans des cas particuliers ; car un médicament peut être employé à l'intérieur et à l'extérieur, suivant les indications que l'on veut remplir ; par exemple, l'opium, le quinquina, l'huile sont aussi fréquemment recommandés en application ou en frictions à la surface du corps, qu'administrés à l'intérieur.

Les médicamens sont dits officinaux lorsque, préparés à l'époque de l'année la plus convenable, et d'après des formules généralement reçues, ils peuvent se conserver long-temps sans altération. Les médicamens nommés magistraux, par opposition, s'altèrent très-promptement, et sont confectionnés peu de temps avant qu'ils soient administrés aux malades. Remarquons cependant que, dans son acception propre, la dénomination de médicament magistral devrait s'appliquer à toute préparation faite sur la formule particulière d'un médecin.

Les médicamens sont simples ou composés. Les premiers s'emploient tels que la nature nous les présente, ou du moins sans avoir éprouvé aucune préparation qui puisse les altérer. Les médicamens composés sont des mélanges ou des combinaisons. Cette différence, entre les médicamens composés, a engagé les pharmacologistes à diviser leur étude en deux séries. La première, comprend toutes les combinaisons empruntées par l'art de guérir à la chimie inorganique, les principes immédiats extraits des plantes ou des matières animales, et quelques-unes de leurs combinaisons; en un mot, toutes les préparations dont la nature chimique est bien connue. On a rangé dans une seconde classe, sous le nom de pharmacie galénique, non-seulement tout ce qui est simple mélange, mais encore toutes les opérations où les réactions chimiques se compliquent, et sont plus difficiles à apprécier, soit par le grand nombre d'agens qui sont en présence, soit par l'ignorance dans laquelle nous sommes de la nature de ces agens, et de leurs propriétés. Cette seule distinction fait voir que le domaine de la pharmacie galénique doit diminuer de jour en jour, et qu'il arrivera une époque où elle ne traitera plus que des mélanges et des opérations préliminaires nécessaires à la disposition des corps à l'usage médical, et à leur conservation. C'est là le but que les pharmaciens doivent s'efforcer d'atteindre. Ils y parviendront en ne négligeant aucune occasion de se procurer des données nouvelles sur la nature des médicamens simples, et en en faisant immédiatement l'application à la préparation des médicamens plus composés.

Le but que je m'étais proposé, en commençant cet ouvrage, était de recueillir tout ce qui avait été publié sur la préparation des médicamens. Pour apprécier les faits à leur juste valeur, j'ai été obligé de les discuter successivement, et de me rendre raison de la préférence accordée généralement aux uns sur les autres. J'avais fait ce travail pour mon instruction personnelle. Je le communiquai à quelques amis qui crurent qu'il pourrait être utile, et m'engagèrent à le faire connaître. J'ai cédé à leurs sollicitations, et j'ai publié ce volume, dans l'espérance qu'il pourrait servir aux élèves, en leur faisant connaître la marche qu'ils avaient à suivre dans leurs études, et le but vers lequel ils devraient les diriger, s'ils voulaient, plus tard, concourir avec fruit aux progrès de leur art. Je ne me suis pas dissimulé toute l'imperfection de ce premier essai. Il eût demandé une attentive et longue expérience, que le temps seul peut faire acquérir. Il eût exigé, pour être conduit à la perfection, une masse immense de recherches; et même, un travail de cette étendue ne saurait être l'ouvrage d'un seul. C'est de la coopération de tous, qu'il pourra résulter une quantité de faits assez nombreuse pour éclairer toutes les préparations médicamenteuses, et je m'estimerais heureux si j'avais pu contribuer en quelque chose à diriger, vers ce but, les travaux des pharmaciens jaloux des progrès de leur art. Ce qui manque surtout, ce sont des analyses végétales; sans leur secours, on marche en aveugle; avec elles, on peut tout prévoir, et opérer avec certitude. L'attention, éveillée par de brillantes découvertes en ce genre, s'était portée vers cette sorte de recherches ; mais, bientôt, le dégoût d'un travail dont on n'a pas assez apprécié l'utilité, a fait presque abandonner les analyses végétales. Il faut dire que le peu de soin avec lequel beaucoup d'entre elles ont été faites n'a pas peu contribué à conduire à cet état de choses. Il est de fait que, parmi celles que nous possédons, il en est un grand nombre qui sont d'une très-médiocre utilité ; toutefois, ce défaut n'est pas inhérent à la matière elle-même, mais bien à la manière dont elle a été traitée. J'ai examiné avec attention toutes les analyses de substances organiques que j'ai pu me procurer, et souvent j'ai trouvé des manipulations décrites avec beaucoup de soin et de détail, tandis que, presque partout, la partie la plus essentielle avait été négligée. Rarement les tentatives ont été multipliées pour extraire les principes immédiats à l'état de pureté, et surtout les produits n'ont pas été caractérisés. Cette omission est plus préjudiciable qu'on ne paraît le croire généralement. La connaissance exacte des propriétés des élémens d'une matière organique est le seul guide que nous puissions avoir pour choisir les véhicules qui doivent l'attaquer, et les substances qui peuvent lui être associées, sans modifier ou détruire ses propriétés. La tâche est fort étendue; mais qu'on se rappelle bien qu'une bonne analyse est cent fois plus profitable à la science que cette prolixité de travaux faits à la hâte, et dont on ne peut tirer aucun parti.

Je me suis borné à traiter de la pharmacie galénique. La pharmacie chimique se trouve décrite si clairement dans les ouvrages de chimie qui sont entre les mains de tout le monde, que j'ai cru pouvoir ne pas m'en occuper, afin de ne pas m'écarter du but que je m'étais proposé d'atteindre. Dans les opérations chimiques ordinaires, les faits parlent assez haut, les phénomènes sont assez apparens pour ne laisser aucune incertitude;

et, si cette partie n'a pas toujours été traitée comme elle le devait, la faute en est à ceux qui s'en sont occupés, et non à la science, qui leur fournissait tous les renseignemens nécessaires. Ce n'est pas qu'un traité consacré à l'étude spéciale des préparations chimico - pharmaceutiques fût sans utilité; il aurait l'avantage de réunir, dans un cadre resserré, tout ce qui a rapport à ces composés, et de fournir l'occasion de faire, pour chacun d'eux, une description détaillée des manipulations qu'elles exigent, et des phénomènes qui accompagnent leur formation : deux choses qui, dans un ouvrage de chimie générale, ne sont pas toujours exposées avec toute l'étendue nécessaire, ou se trouvent séparées par fragmens dans des endroits différens.

Ma première intention avait été de publier des généralités sur chaque genre de médicamens, sans décrire aucune opération en particulier. Je me suis décidé plus tard à publier

des formules pour que, sans autres recherches, on puisse faire de suite l'application
des principes généraux à la préparation de
chaque médicament; mais je n'ai pas voulu
faire une pharmacopée, et je me suis contenté de rapporter les formules du Codex,
bien qu'elles ne soient pas toujours les meil-
leures possibles. Le formulaire n'est ici qu'un
accessoire qu'il sera commode de rencontrer,
et qui pourrait, sans un grand inconvénient,
être retranché du corps principal de l'ouvrage.

La nécessité des classifications ne saurait
être révoquée en doute, dans un grand nombre de circonstances très-différentes, et souvent, on ne pourrait les négliger sans qu'il
en résultât de graves inconvéniens. Nous les
voyons conduire avec certitude et facilité à
faire connaître le nom des individus. D'autres fois, on se propose, par leur moyen,
de classer les corps de manière à indiquer
les rapports plus ou moins nombreux qu'ils

peuvent avoir entre eux. Enfin, elles peuvent avoir pour but de soulager la mémoire, en réunissant, sous une marche invariable, et dans le eadre le plus resserré possible, une masse de faits que, sans cet aide, l'on aurait peine à retenir. Ainsi, dans une science aussi vaste que la chimie, on facilite extrêmement l'étude, en disposant, sous une marche toujours la même, les faits nombreux relatifs à l'histoire de chaque corps en particulier, et l'on diminue la sécheresse de l'étude, en réunissant en principes généraux tous les faits qui s'accordent entre eux, pour en faire l'histoire générale de chaque groupe de composés. Les classifications ont un objet d'une bien plus grande importance dans les sciences naturelles. Elles servent à faciliter l'étude, et elles ont, en outre, le grand avantage, quand elles ont été faites d'une manière rationnelle, d'indiquer non-seulement quels sont les êtres auxquels on a affaire, mais encore quels sont les rapports et les différences qui existent entre eux ; et lors même que les classifications sont réduites à de simples systèmes, propres seulement à conduire au nom de chaque individu, elles rendent encore de grands services. Mais de quelle utilité peut-il être d'établir une classification pour la préparation des médicamens ? le nombre des groupes que l'on pourrait former est assez restreint pour qu'il ne puisse jamais y avoir confusion. Comme, d'ailleurs, on ne peut tracer aucune règle invariable pour la composition des médicamens, par cela même, il y aura toujours du vague dans les distinctions. La seule méthode raisonnable me paraît consister à marcher du simple au composé. C'est celle que j'ai cru devoir adopter, en me conformant assez exactement aux divisions tracées par le Codex.

Avant de commencer l'étude de la pharmacie proprement dite, j'ai jugé à propos de décrire certaines opérations qui se représenteront souvent dans le cours de cet ouvrage, et qui en auraient retardé la marche naturelle, en obligeant d'interrompre une série de faits, par des descriptions hors de saison. Ainsi, la manière de faire une décoction est toujours la même; l'ayant décrite à l'avance, je n'ai pas été obligé d'y revenir chaque fois qu'il en a été de nouveau question.

Quant à la nomenclature, je me suis servi de celle qui est connue de tout le monde. Je ne suis pas persuadé qu'il soit nécessaire de la remplacer par une nouvelle. Lorsque Linné établit le système de nomenclature actuellement en usage dans l'histoire naturelle, il rendit à cette science un immense service; et quand ce grand génie n'aurait d'autres titres à la gloire que cette seule création, il marcherait encore un des premiers parmi les naturalistes, tant cette grande pensée a été riche en résultats. L'établissement du langage linnéen est, sans contredit, la principale cause qui a fait faire aux sciences naturelles d'aussi grands progrès. C'est qu'il y avait nécessité de donner à chaque être un nom facile à retenir, qui pût servir à le faire reconnaître, et défendît de le confondre avec tout autre individu voisin. Ce nom, une fois établi, devait rester invariable, parce que les caractères propres à chaque être sont toujours les mêmes, et se présenteront aux naturalistes des siècles futurs tels qu'ils ont été observés par les naturalistes de nos jours. Ce fut également une idée heureuse et féconde en résultats que celle qui inspira à Guyton-Morveau de dénommer les corps chimiques d'après la nature des élémens auxquels ils doivent leur origine. Les variations mêmes que l'on a reprochées comme un défaut à la nomenclature chimique ne sont pas sans avantages ; car énoncer la synonymie d'un corps, c'est rappeler les travaux dont il a été l'objet, c'est annoncer les idées que les chimistes ont eues successivement sur sa nature. Ainsi, les mots d'acide muriatique dé-phlogistiqué, d'acide muriatique oxigéné, de chlore, rappellent les opinions successivement émises par Scheele, Berthollet, et les chimistes actuels. Mais de ce que l'établissement d'une nomenclature a rendu de grands services en chimie et en histoire naturelle, est-ce une raison pour vouloir en créer partout indistinctement, là même où elles ne sont d'aucune utilité? Est-il donc bien nécessaire d'établir une nouvelle nomenclature pharmaceutique? Les noms dont on a fait usage jusqu'à présent ne peuvent-ils donc plus suffire à nos besoins, et fallait-il en introduire de nouveaux? Si je ne me fais pas illusion, la première condition est de s'entendre : or, est-il possible d'établir des noms dont la signification soit plus claire, et laisse moins de vague dans l'esprit que la plupart des noms génériques anciens, qui appartiennent au langage ordinaire, et auxquels on ne peut reprocher d'autres défauts que d'être entendus de tout le monde. Certainement, tous les noms que l'on pourra créer ne présenteront jamais à l'esprit une définition plus nette que celle qu'il se forme des mots pilules, sucs, poudres, sirops, cataplasmes, tisanes, etc.

Il est une autre considération qui aurait dû détourner de l'idée de faire une nouvelle nomenclature pharmaceutique; c'est que les médicamens peuvent varier à l'infini. Aucune loi ne pouvant présider à leur prescription, il en résulte qu'il ne sera jamais possible de prévoir toutes les anomalies qui pourraient se présenter; aussi, vaut-il mieux se servir des noms anciens, quoique peu convenables, que d'en inventer de nouveaux qui ne le seraient pas davantage. Quel moyen aurait-on, par exemple, de dénommer les pilules? Sera-ce d'après la nature des matières qui en font la base? Mais ce peut être une poudre, un extrait, une résine, un corps gras, un sel, etc., ou un mélange de toutes ces substances. Se servira-t-on de l'excipient ? Mais il peut varier tout autant, et même il arrive souvent qu'il n'est pas nécessaire.

Ces considérations m'ont engagé à ne faire usage que de la nomenclature ordinaire. J'ai cependant rapporté ici le tableau de nomenclature nouvelle, que nous a donné M. Chereau, et auquel M. Henri a cru devoir faire quelques changemens. On pourra le consulter au besoin.

MANUEL

De Pharmacie.

<hr>

§ Ier.

DES OPÉRATIONS PHARMACEUTIQUES GÉNÉRALES.

MACÉRATION.

C'EST une opération qui consiste à faire tremper les corps plus ou moins de temps, et à froid, dans un liquide. L'objet que l'on se propose dans la macération peut être assez varié : tantôt elle a pour but la conservation des corps ; ainsi, par la macération dans le vinaigre, on conserve les cornichons, et, par un séjour dans la saumure, on parvient à saturer les viandes et les poissons, et à empêcher leur putréfaction. Quelquefois la macération est employée comme moyen préparatoire à quelque autre opération : que l'on veuille, par exemple, extraire les parties solubles d'une racine très-dense ou d'un bois très-dur, il conviendra, avant de les soumettre à l'ébullition, de les faire tremper pendant un temps assez long. Par ce moyen, le liquide pénétrera peu à peu tout le tissu, rendra aux cellules et aux vaisseaux leur souplesse, et ramollira les matières desséchées ; d'où résultera une dissolution plus facile et plus complète, lorsque, après quelque temps, on viendra à favoriser l'action par une élévation de température.

Souvent on emploie la macération pour séparer, à l'aide d'un liquide, les parties solubles d'un corps ; et cette opération est préférée aux autres modes de dissolution, quand les principes que l'on veut dissoudre sont facilement altérables, ou que le liquide lui-même ne peut supporter l'action de la chaleur sans éprouver de changement dans sa nature, ou bien encore quand la substance sur laquelle on opère renferme plusieurs principes différemment solubles, que l'on a intérêt à séparer les uns des autres. La préparation des vins médicinaux nous offrira un exemple de macération employée pour ne pas changer la nature du dissolvant. Le traitement des racines chargées en même temps de parties extractives et féculentes nous montrera l'avantage de la macération pour séparer les parties solubles à toutes les températures, de l'amidon qui ne peut se dissoudre dans l'eau qu'à la chaleur de l'ébullition.

On nomme *maceratum* ou *macéré* le liquide chargé, par macération, des parties solubles d'un corps.

DIGESTION.

Elle consiste à laisser tremper les corps dans un liquide chaud. Le degré de chaleur dont on fait usage n'est pas toujours le même. Il doit être plus élevé que la température ordinaire, et ne pas être assez grand pour porter le liquide à l'ébulliton. La digestion s'emploie souvent comme opération préparatoire pour des matières denses et difficiles à attaquer. Elle est surtout utile quand le liquide est facilement altérable par la chaleur. Par exemple, dans la préparation des huiles médicinales, la digestion peut seule remplir les deux conditions indispensables, de ne pas changer la nature du dissolvant, et de dissoudre les parties solubles des corps soumis à son action.

INFUSION.

L'infusion consiste à porter un liquide à l'ébullition, et à le verser sur les corps dont il doit extraire les parties solubles. On prolonge le contact plus ou moins de temps; souvent jusqu'à parfait refroidissement. Dans l'infusion, l'élévation de température du liquide augmente beaucoup son énergie ; mais son action est de courte durée, parce qu'en se refroidissant il perd, à chaque instant, de sa force dissolvante. Ces conditions font réserver l'infusion pour les matières d'une texture délicate qui sont facilement pénétrées par le liquide, et lui cèdent promptement tous leurs principes, comme les fleurs, les feuilles, etc. On en fait aussi usage pour les corps qui renferment des matériaux volatils qu'une chaleur trop long-temps continuée dissiperait. Alors, surtout, il faut couvrir le vase, pour éviter toute déperdition, et diviser d'autant plus exactement les corps que leur tissu est plus serré.

La liqueur obtenue par infusion est appelée *infusum* ou *infusé*.

DÉCOCTION.

On fait une décoction quand on soumet les corps à l'action d'un liquide bouillant. Le degré de chaleur dépend de la nature même de ce liquide. Il est déterminé par la température à laquelle a lieu son ébullition. Ainsi, dans une décoction au moyen de l'eau, les corps recevront une chaleur de 100 degrés : elle sera de 78° avec l'alcool, et d'autant plus élevée au-dessus de ce degré que l'alcool sera étendu d'une plus grande quantité d'eau.

Dans la décoction, la chaleur est forte et prolongée : aussi tous les principes solubles sont dissous. On parvient même à charger le liquide de principes sur lesquels il eût été sans action à une température plus basse. Souvent même des corps insolubles par eux-mêmes sont entraînés, à la faveur des autres corps solubles auxquels ils étaient associés. Ainsi, l'huile âcre de réglisse se retrouve dans la décoction de cette racine ; la matière active, et insoluble dans l'eau, du polygala de Virginie (sénégine) existe dans le décoctum, et lui communique ses propriétés ; le gayac cède à l'eau, par une ébullition long-temps soutenue, une petite quantité de sa matière résineuse, etc. Il arrive que certaines matières éprouvent une altération quand l'opération est trop prolongée. La rhubarbe, la casse, perdent, dit-on, leur propriété laxative; l'amer du lichen se détruit, suivant l'observation de M. Berzélius; les matières extractives absorbent l'oxigène, et deviennent insolubles.

Il convient d'employer la décoction toutes les fois qu'il faut attaquer des corps très-denses que le liquide pénètre avec peine, ou toutes les fois que l'on veut avoir dans la liqueur des matières insolubles, et qui ne peuvent y exister qu'à la faveur d'autres principes et de l'action prolongée du calorique.

Il faut s'abstenir d'en faire usage quand on doit dissoudre des matières facilement altérables, et principalement quand on a intérêt à ne pas entraîner des principes insolubles, ou qui ne peuvent se dissoudre qu'à une chaleur élevée. Par exemple, en traitera la racine de réglisse par infusion, et non par décoction : celle-ci contiendrait de l'huile âcre, et serait désagréable. On ne soumettra pas à l'action de l'eau bouillante les racines chargées d'amidon et de parties extractives, ou d'amidon et de tannin, lorsqu'il sera nécessaire de ne pas dissoudre de fécule amilacée, qui rendrait les liqueurs visqueuses et épaisses, sans augmenter leurs propriétés, et qui, en outre, précipiterait une partie du tannin, en formant avec lui un composé insoluble. On devra encore éviter de soumettre les corps à l'ébullition, quand ils seront chargés de parties volatiles, d'huile essentielle par exemple; à moins, toutefois, que l'on ne veuille chasser l'huile volatile, pour ne conserver que les autres principes fixes qui pourraient y être associés, comme on le recommande quelquefois pour l'absinthe.

LIXIVATION.

La lixivation s'opère en versant, sur une substance disposée en couche plus ou moins épaisse, un liquide froid ou chaud, qui filtre au travers, et entraîne tout ce qu'il rencontre de soluble. Cette opération est surtout utile dans le cas où les corps qui peuvent se dissoudre sont en très-petite proportion par rapport à la masse. Il faudrait employer des vases immenses pour l'épuiser par ébullition, et l'on n'arriverait pas, d'ailleurs, à des résultats aussi avantageux. Il est facile d'en concevoir la raison : toutes les fois qu'une masse solide est mouillée par un liquide, celui-ci ne s'écoule pas en entier, mais une partie est retenue, par l'affinité capillaire, entre l'espace que les particules laissent entre elles. Supposons maintenant que nous mettions en contact avec la matière à lessiver la quantité de liquide qui peut être saturée par les parties solubles; si le quart du liquide est retenu par l'effet de la capillarité, l'on n'aura, après avoir laissé couler le liquide, que les trois quarts du produit que l'on aurait dû obtenir. Si l'on ajoute une nouvelle quantité d'eau, il restera encore une quantité con-

sidérable de substance soluble, retenue dans l'intérieur, et il faudra des traitemens successifs assez
nombreux pour l'enlever tout-à-fait.

Si, au contraire, on fait traverser lentement la
matière par le liquide, la portion de celui-ci qui
pénètre dans l'intérieur se sature, et se trouve
chassée à mesure par de nouvelles particules liquides, qui se saturent à leur tour; de telle sorte
que, si l'expérience était bien conduite, on pourrait, en quelque sorte, épuiser la matière par la
quantité d'eau que peuvent saturer les principes
solubles. Cette théorie est confirmée par une expérience de M. Vauquelin qui, ayant fait passer de
l'eau de la mer à travers du sable humecté par
de l'eau ordinaire, et renfermé dans un tube, ob-
tint d'abord de l'eau douce, et ne vit s'écouler
l'eau salée qu'après que l'eau douce eut été déplacée.

Dans la pratique ordinaire on n'obtient pas des
résultats aussi avantageux, parce qu'une partie du
liquide s'écoule sans avoir pénétré dans l'intérieur
de la masse, et la proportion en est plus considérable à mesure que l'opération avance, parce que
les particules solubles qui ont été dissoutes ont
laissé à leur place des vides qui augmentent la porosité du mélange, et livrent un passage plus libre
au courant du liquide.

On fait la lixivation avec un liquide froid ou
avec un liquide chaud. Il n'est pas indifférent
d'employer l'un ou l'autre. Quand on veut extraire
tout ce qu'une matière contient de soluble, on

préfère aider l'action du liquide par une élévation de température : il a plus d'énergie, dissout plus facilement et plus abondamment les substances solubles, et on les obtient sous un plus petit volume. C'est ainsi que, dans les préparations des sels, à la manière de Tachenius, on opère à chaud, pour entraîner tous les sels solubles et toute la matière colorante qui sont dans le résidu de l'incinération. Mais si l'on agit sur un mélange de matériaux différemment solubles que l'on veuille séparer les uns des autres, il faut se servir d'eau froide, qui attaque difficilement les uns, et qui n'a pas ou a peu d'action sur les autres. Ainsi, dans la lixivation de la potasse du commerce, on opère à froid pour dissoudre seulement le carbonate de potasse, et entraîner le moins possible de sulfate et de muriate de potasse. Dans la préparation du sel de soude avec la soude artificielle, on lessive à froid pour ne pas attaquer le sulfure de chaux, et dissoudre seulement le carbonate de soude.

Quand on doit lessiver de grandes masses, il est préférable de les diviser en plusieurs vases, et de faire passer successivement les lessives des uns dans les autres, de manière à les obtenir toutes dans un grand état de concentration, et sous le plus petit volume possible : on diminue ainsi les frais d'évaporation.

SOLUTION ET DISSOLUTION.

La solution ou dissolution est une opération qui consiste à faire fondre un corps dans un liquide. Elle diffère des précédentes opérations en ce qu'il y a disparition totale du corps soumis à l'action du liquide. La solution paraît consister en une simple division des particules du solide entre les particules du liquide, d'où résulte entre toutes ces particules une disposition telle, qu'elles sont toutes placées semblablement et symétriquement les unes par rapport aux autres. La cause de ce singulier phénomène est tout-à-fait inconnue. On l'a attribuée à l'affinité : on a dit qu'un corps se dissolvait dans un liquide lorsque l'affinité de ce liquide était plus forte que la cohésion qui tenait réunies les molécules du solide, et qu'au contraire la dissolution n'avait pas lieu quand la cohésion l'emportait sur l'affinité. Il est peu probable qu'il en soit ainsi : car, dans certaines limites, la dissolution se fait à toutes proportions, ce qui est contraire aux lois ordinaires des combinaisons chimiques. Si, par exemple, un sel est soluble dans son poids d'eau, il faudra admettre que la combinaison peut se faire en toutes proportions depuis le moment où la première particule disparaît, jusqu'à celui où la dernière se dissout.

La dissolution d'un corps dans un liquide est toujours accompagnée d'un abaissement de température, et il est le résultat de la soustraction du calorique, que le corps solide a rendu latent au moment où il a changé d'état. Ce phénomène n'est cependant constant que si l'on a satisfait d'abord à l'affinité du corps solide pour le liquide. Un morceau de muriate de chaux sec, qui nous servira d'exemple, en se dissolvant dans l'eau élèvera la température, parce que la quantité du calorique produite lors de la combinaison de l'eau avec le sel est plus considérable que le froid résultant du passage du muriate de l'état solide à l'état liquide. Mais, si l'on a d'abord uni le muriate de chaux à une quantité d'eau convenable, ce qui sera si on le prend cristallisé, alors il y aura production de froid. Nous devons donc admettre que, dans la dissolution d'un corps solide dans un liquide, il y a toujours abaissement de température, à moins que cet effet ne soit masqué par des circonstances contraires, dont la plus fréquente sera la combinaison du solide avec le liquide.

L'on a cherché à établir une différence entre la solution et la dissolution. On a dit qu'il y avait solution quand, par la soustraction du liquide, on retrouvait le corps dissous tel qu'il avait d'abord été employé ; et qu'il y avait dissolution quand le solide, dans la liqueur, était dans un état différent de celui sous lequel il avait été soumis à l'action du liquide. On faisait une solution en faisant fondre un sel ou du sucre dans l'eau, et une dissolution quand on attaquait un métal par l'acide nitrique. On pourrait réduire la proposition à ces termes : il y a dissolution quand il s'établit une action chimique entre le liquide et le corps dissous, et il y a solution quand cette réaction chimique n'a pas lieu. Alors, il faut admettre qu'il se fait une dissolution, et non pas une solution, quand un sel sec se dissout dans l'eau, car le premier effet du contact est de déterminer la combinaison entre les particules du sel et les particules du liquide. La disparition de la matière saline ne se fait qu'ensuite, de telle sorte que le sel est dans la liqueur à l'état d'hydrate, et, par conséquent, dans un état chimique différent. Dans cette manière de voir, le mot solution devrait être réservé pour les cas où un corps déjà combiné chimiquement à un liquide se dissout dans une nouvelle quantité de ce liquide, et il faudrait établir une différence entre des liqueurs parfaitement identiques, comme entre une solution de sulfate de soude cristallisé et une solution de sulfate de soude effleuri. Ces distinctions futiles sont généralement rejetées, et l'on emploie indifféremment les mots solution et dissolution.

VAPORISATION ET ÉVAPORATION.

Vaporiser et évaporer c'est réduire un corps en vapeurs ; mais ces deux opérations diffèrent essentiellement en ce que, dans la vaporisation, on considère la vapeur et ses effets ; dans l'évaporation, c'est, au contraire, le résidu. Ainsi, on vaporise pour faire certaines fumigations ; on évapore pour concentrer sous un plus petit volume les sucs, les

solutions, etc. La manière de produire la vaporisation est variable suivant l'emploi auquel on destine la vapeur. Nous y reviendrons en traitant des
fumigations.

L'évaporation est fondée sur la propriété qu'ont
les liquides de se réduire en vapeurs. Ces corps
forment, dans toutes les circonstances, une certaine quantité de vapeurs qui est proportionnelle à
l'espace dans lequel ils sont placés, et à leur température. Cette quantité est constamment la même
pour un espace donné, qu'il soit vide ou plein
d'air. Elle varie avec la température. Elle est d'autant plus grande que celle-ci est plus élevée. On
observe que la vaporisation se fait plus vite dans
le vide que dans l'air, sans doute à cause de l'espèce de résistance que l'air oppose à la séparation
des particules de vapeurs.

En faisant l'application de ces principes à l'évaporation, on trouve que les circonstances les plus
favorables sont l'élévation de la température du
liquide, la soustraction de l'air, l'augmentation
des surfaces.

Suivant la manière dont on évapore un liquide,
on peut distinguer, 1° l'évaporation dans le vide ;
2° l'évaporation spontanée ; 3° l'évaporation par
la chaleur.

L'évaporation dans le vide est rarement employée pour la préparation des médicamens. On
en fait un usage assez fréquent dans les laboratoires pour concentrer des liqueurs facilement altérables par le feu et l'air. On place ces liquides en

couches minces dans un vase très-aplati placé au-dessus d'un autre qui contient un corps capable d'absorber la vapeur à mesure qu'elle se forme. Au moyen de cette précaution, la formation des vapeurs est continue ; sans elle, l'évaporation s'arrêterait aussitôt que l'intérieur de la cloche serait saturé de vapeurs. On se sert ordinairement, pour soutirer la vapeur d'eau, d'acide sulfurique concentré, de chlorure de calcium sec ou de chaux vive, tous composés dont l'affinité pour l'eau est très-prononcée.

On appelle évaporation spontanée celle qui se fait à l'air libre. On place le liquide dans des vases très-larges que l'on recouvre seulement d'un papier, pour éviter qu'il ne soit sali par les corps qui voltigent dans l'air. Il se fait de la vapeur, qui est entraînée à mesure par le courant d'air. La surface du liquide se trouve continuellement en contact avec un espace nouveau propre à se charger de vapeurs, de telle sorte qu'au bout d'un temps plus ou moins long l'évaporation est complète.

La température de l'air, son état hygrométrique et la vitesse de son mouvement influent puissamment sur l'évaporation. Les effets que l'on obtient participent à la fois de ces trois causes. Soit une solution abandonnée à l'évaporation spontanée, elle s'évaporera d'autant plus vite que l'air sera plus chaud et plus sec, et que sa marche sera plus rapide. Il pourra arriver cependant que l'évaporation se fasse mieux dans un air froid que dans un air chaud, si le premier est sec et le second chargé d'humidité. Nous avons vu, en effet, que, dans un espace donné, il ne peut se former qu'une quantité déterminée de vapeurs : la conséquence de ce principe est qu'un air saturé d'humidité, en arrivant à la surface d'une dissolution, ne pourra plus se charger de vapeurs, bien qu'il réunisse ces deux conditions d'être à une température élevée, et de former un courant rapide. Il pourra même arriver que la dissolution lui enlève une partie de son humidité, si cette dissolution est concentrée, et que le corps dissous ait beaucoup d'affinité pour l'eau.

L'évaporation, à l'aide de la chaleur, se fait à des températures assez variables. On porte le liquide à l'ébullition, si la vaporisation peut être accélérée sans inconvéniens. On opère au bain-marie ou à la chaleur de l'étuve, si l'on craint qu'une élévation de température ne détermine quelque changement dans la nature des matières dissoutes. Dans tous les cas, il est convenable de multiplier les surfaces autant que possible, et l'on y parvient en se servant de vaisseaux évaporatoires très-évasés.

La chaleur augmente la vitesse de l'évaporation, en donnant au liquide la faculté de produire une plus grande quantité de vapeurs à la fois, et de contrebalancer de plus en plus la résistance de l'air. Au terme de l'ébullition, la vaporisation n'est plus limitée que par le refroidissement que détermine la formation des vapeurs. L'air ne peut plus opposer d'obstacle à leur dégagement ; car la force avec laquelle la vapeur tend à s'échapper est égale à la résistance de l'air; ou, en d'autres termes, la tension élastique de la vapeur est égale à celle de l'atmosphère. Aussi, à cette époque, on voit de grosses bulles de vapeurs se succéder rapidement, et venir crever à la surface du liquide : c'est le phénomène nommé *ébullition*.

L'ébullition ne se fait pas pour tous les liquides à la même température, et le liquide, dans des circonstances différentes, exige pour entrer en ébullition, des degrés de chaleur différens. En général, on peut dire que l'eau bout à 100 degrés, l'alcool pur à 78°, l'éther sulfurique à 45°. Mais ces degrés peuvent changer avec la pression de l'atmosphère, la nature des vases et celle des matières qui sont tenues en dissolution.

Nous avons dit que l'ébullition se manifeste quand la vapeur qui se fait dans un liquide a acquis une tension élastique égale à celle de l'air. Il est, par conséquent, facile de prévoir l'influence que les variations dans la pesanteur de l'air exerceront sur le terme d'ébullition d'un liquide. Si cette pression est moindre, si, par exemple, on se transporte sur des hauteurs, là où la colonne d'air a moins d'élévation, les liquides entrent plus tôt en ébullition, parce que, la pesanteur de la colonne d'air étant diminuée, il n'est pas nécessaire, pour vaincre la résistance qu'elle oppose à la vaporisation, que la vapeur atteigne une tension aussi considérable. Le contraire existe dans les digesteurs fermés : l'air et la vapeur qui composent l'atmosphère exercent, à la faveur de la température, une pression très-forte qui s'oppose à l'ébullition du liquide qui y est soumis ; lequel acquiert, par le fait même de son degré de chaleur considérable, une faculté dissolvante plus prononcée, dont on tire souvent avantage dans la pratique. Mais cette pression venant à cesser brusquement, ce qui arrive si on ouvre instantanément la machine, il se forme aussitôt une quantité de vapeur proportionnelle à l'excès de température du liquide, et celui-ci se trouve ramené à son degré ordinaire d'ébullition.

Quand un liquide a dissous quelque substance, on observe qu'en général le terme de son ébullition est retardé, et l'on en trouve la cause dans l'affinité du liquide pour le corps dissous, de sorte que l'ébullition est plus tardive à mesure que le corps tenu en dissolution exerce sur le liquide une action chimique plus énergique, et que sa proportion est plus considérable. On peut même se servir avec avantage de cette observation pour constater le degré d'affinité d'un solide pour un liquide. Ainsi, en voyant le sel de Saturne et le sublimé corrosif ne pas changer le point d'ébullition de l'eau, le sel marin le retarder de quelques degrés, et une solution saturée de muriate de chaux ne bouillir qu'à 120°, on en conclut que l'affinité du muriate de chaux pour l'eau est très-grande, que celle du muriate de soude est moyenne, et que le sublimé corrosif et l'acétate de plomb n'exercent sur l'eau qu'une action très-faible.

La nature des vases dont on fait usage influe surtout puissamment sur le degré d'ébullition des liquides. Ceux-ci bouillent plus tôt dans des vases métalliques que dans des vases de terre ou de verre, et plus facilement dans des vases qui présentent des aspérités que dans des vases polis. On facilite même beaucoup l'ébullition, en ajoutant au liquide quelque corps étranger, comme des grains de sable ou de verre, et surtout de la limaille métallique. On voit les bullés de vapeur se former à toutes les aspérités, et l'ébullition est hâtée de plusieurs degrés. M. Bostock a observé une différence de 27, 7 degrés centigrades entre de l'éther qui bouillait dans un tube de verre bien uni, et celui auquel, dans le même tube, il ajoutait de petit copeaux de hêtre. Le terme d'ébullition de l'alcool, dans les mêmes circonstances, a varié de 7, 7°, et celui de l'eau de 2° à 2, 7°.

L'eau bout dans dans un vase de verre par intervalle et avec bruit. Beaucoup d'autres liquides présentent le même phénomène. Il en résulte, une secousse qui occasionne souvent la fracture des vases. Cette ébullition brusque est connue en chimie sous le nom de soubresaut. Elle paraît provenir de ce que l'adhérence que le liquide a contractée avec la surface polie du verre oppose un obstacle à la formation de la vapeur. Alors, le liquide s'élève de quelques degrés au-dessus de son terme ordinaire d'ébullition, jusqu'à ce que cet état soit dérangé par son propre excès. A ce moment il se produit une bouffée de vapeur, le liquide est projeté, et le vase lui-même est soulevé. On parvient toujours à se mettre à l'abri de cet inconvénient en mettant dans la cornue ou la capsule quelques parcelles métalliques. On préfère ordinairement la platine, qui n'est attaquable que par un très-petit nombre d'agens chimiques.

CONCENTRATION.

Une solution étant donnée, la concentration est l'opération par laquelle on soustrait une partie du dissolvant, de manière à rapprocher davantage les particules du corps dissout. On arrive à ce résultat par des moyens différens : on concentre le vinaigre, le vin, les dissolutions salines, en les exposant au froid, qui congèle seulement la partie aqueuse ; mais on emploie presque toujours l'évaporation pour concentrer les liqueurs, et nous en avons déjà traité. Ajoutons seulement que, si l'opération se fait par chaleur et distillation, comme pour les alcools, les éthers, elle prend le nom de rectification. On la nomme déphlegmation, si on ajoute au mélange à distiller des corps avides d'eau, tels que le muriate de chaux, la chaux, l'acétate de potasse, etc.

CRISTALLISATION.

La cristallisation est un phénomène qui consiste dans le dépôt symétrique des particules d'un corps. La cause qui détermine la formation des cristaux est inconnue. On sait que cet effet ne peut se produire qu'autant qu'un corps passe de l'état gazeux ou de l'état liquide à l'état solide. Alors, les particules semblent s'attirer par certaines facettes de préférence, d'où résulte la formation de solides réguliers, polyédriques que l'on nomme cristaux.

Dans le laboratoire du pharmacien on ne fait cristalliser les corps que par l'intermède d'un liquide : c'est donc le seul mode opératoire qu'il nous convient de décrire.

Pour obtenir des cristaux on fait d'abord dissoudre les corps que l'on veut avoir cristallisés, dans un liquide convenable : c'est presque toujours l'eau. On peut faire la dissolution à froid ou à chaud : dans le premier cas, il faut soustraire, par l'évaporation, une partie du liquide, afin qu'il y ait sursaturation de la liqueur, et que le dépôt cristallisé puisse s'y produire. Plus souvent on élève la température du liquide pour faire la dissolution ; et cette pratique est fondée sur la propriété qu'ont la plupart des corps d'être plus solubles à chaud qu'à froid ; de sorte, qu'un liquide saturé à chaud laisse presque constamment déposer des cristaux, quand il vient à se refroidir.

On ne peut donner de règles générales sur les proportions relatives les plus convenables du dissolvant et du corps solide. Il faut se régler sur la différence de solubilité du corps à froid et à chaud, et tenir compte des circonstances qui peuvent influer sur la formation des cristaux. Nous allons indiquer celles qu'il est le plus nécessaire de connaître, et les effets qu'elles produisent.

. La quantité de cristaux qui se dépose d'une liqueur est en raison directe de sa concentration. Mais les cristaux sont plus beaux et plus réguliers quand la dissolution n'est que peu sursaturée.

Ils sont d'autant plus réguliers qu'ils se sont formés plus lentement : c'est pour cela que les cristaux obtenus par évaporation spontanée sont ordinairement plus beaux et plus réguliers : aussi, est-il très-important, quand on se sert de l'intermède de la chaleur, d'opérer avec le plus de lenteur possible le refroidissement des liqueurs.

Le volume de la solution influe puissamment sur la cristallisation. Les cristaux sont d'autant plus gros que la liqueur dont ils se sont déposés formait une masse plus considérable : voilà pourquoi les cristaux de nos laboratoires sont ordinairement plus petits que ceux des fabriques.

La nature des vases peut faciliter beaucoup la cristallisation. Elle se fait beaucoup mieux dans des vases à parois rudes et pleines d'aspérités, que dans des vases à parois lisses. On remarque, en effet, que, s'il existe dans un vase quelque point proéminent, c'est là que les cristaux se grouppent plus abondamment.

Un corps étranger introduit dans une solution saline produit un effet analogue. On profite de cette propriété pour faciliter la cristallisation : on plonge dans la dissolution de l'acétate de cuivre, des bâtons fendus sur lesquels les cristaux se forment de préférence. On se sert surtout de cet artifice pour obtenir des cristaux plus nets ; à cet effet, on plonge des fils dans la liqueur : la surface se recouvre presque entièrement de cristaux bien nets et isolés les uns des autres. Nous verrons cette observation mise à profit quand nous traiterons de la fabrication du sucre-candi.

DISTILLATION.

La distillation est une opération par laquelle on sépare les parties les plus volatiles des corps ; elle se fait toujours en vases clos ; elle est fondée sur la propriété qu'ont les liquides de se réduire en vapeurs quand on élève leur température, et sur la propriété qu'ont leurs vapeurs de se condenser par le froid.

Les anciens distinguaient trois espèces de distillation : la distillation *per ascensum* ; la distillation *per latus*, et la distillation *per descensum*. La distillation *per ascensum* n'est autre que la distillation à l'alambic. Elle avait reçu son nom de la forme des vaisseaux dont on faisait usage. C'était des cucurbites surmontées de chapitaux plus ou moins élevés, de forme très-variable, et dont la construction était basée sur ce principe vrai en lui-même, que les matières très-volatiles pouvaient seules passer dans le récipient. La manière d'arriver à ce but était défectueuse ; car, avec des appareils de ce genre, les distillations devaient durer un temps infini.

Les anciens nommaient distillation *per latus* la distillation à la cornue, parce que les vapeurs sortent par le côté.

La distillation *per descensum* est un mode vicieux, abandonné depuis long-temps : elle avait pour but de forcer les liqueurs à distiller de haut en bas. Ainsi, mettant du girofle concassé et enveloppé sur un verre, on le recouvrait d'une plaque métallique que l'on chauffait pour forcer l'huile de girofles à sortir, et à se rendre dans la partie inférieure du verre.

Maintenant on distille les corps seulement à l'alambic et à la cornue. Nous aurons à nous occuper successivement de ces deux modes opératoires.

Tout le monde connaît la forme grotesque des anciens alambics. Depuis long-temps on les avait réformés. Le chapiteau était séparé de la cucurbite par des tubes tantôt droits, tantôt tournés en spirale ou courbés en zigzag. On les supprima, et l'on fit reposer le chapiteau immédiatement sur la chaudière. On retrouve encore ce dernier alambic dans un grand nombre de laboratoires. Le chapiteau est conique et entouré d'un bain-marie propre à condenser les vapeurs. A sa base est une rainure destinée à conduire dans le col du chapiteau les vapeurs condensées qui ruissellent sur ses parois internes. Cet appareil a deux grands défauts : le premier, c'est qu'une partie du liquide retombe dans la chaudière au lieu de couler dans le récipient. On y avait paré dans certains cas : ainsi, l'expérience avait appris, dans la distillation du vin, à donner au chapiteau un certain degré d'inclinaison ; une goutte d'eau-de-vie coulait alors à sa surface sans retomber dans la chaudière ; mais il restait toujours un second inconvénient auquel il n'avait pas été remédié, c'est qu'une partie des vapeurs était refroidie à distance sans avoir le contact du métal, et retombait dans la cucurbite. Les nouveaux alambics sont construits plus avantageusement : le chapiteau n'est pas refroidi, et la condensation des vapeurs ne s'y fait pas ; elles passent de suite dans son col et dans le serpentin, où elles reprennent l'état liquide. L'alambic est composé de trois pièces (planche 1re, fig. 2) : la première est une chaudière de cuivre (A) étamée, cylindrique, ayant vers sa partie supérieure un renflement sur lequel elle pose dans le fourneau : c'est la cucurbite. La seconde pièce, qui s'emboîte dans la précédente, est en étain (B) ; elle a la forme d'un dôme aplati. Sur l'un de ses flancs latéraux est soudé un large conduit en étain légèrement incliné de haut en bas, et dont l'extrémité est recourbée : c'est le chapiteau. La troisième pièce est nommée serpentin à cause de sa forme (c) : c'est un tube cylindrique en étain, tourné en spirale, et placé au milieu d'une cuve dont l'eau se renouvelle sans cesse.

La cucurbite doit être très-évasée, afin que, présentant plus de surface, le liquide s'y échauffe, et s'y vaporise plus aisément. Il est cependant convenable qu'elle ait assez de hauteur pour que les matières qui y sont continues ne puissent s'élever jusque dans le chapiteau. Celui-ci est destiné à conduire les vapeurs : les premières qui arrivent sur ses parois sont condensées, et retombent dans la cornue; mais bientôt il s'échauffe, et le passage de la vapeur est continuel. On pratique souvent, à la partie la plus élevée du chapiteau, une ouverture (D) que l'on tient bouchée tant que dure la distillation, et dont on se sert pour verser au besoin de nouveau liquide dans la cucurbite sans démonter l'appareil.

On a donné au serpentin la forme d'une spirale, afin de pouvoir, dans un plus petit espace, donner au tube plus de longueur, et faciliter la condensation des vapeurs. Celles-ci, en reprenant l'état liquide, abandonnent toute la chaleur qu'elles avaient rendue latente en se gazéifiant, et échauffent les particules d'eau qui se trouvent en contact immédiat avec le tube conducteur. Ces particules échauffées, devenues plus légères par leur dilatation, s'élèvent à la surface, et sont remplacées par de nouveau liquide qui s'échauffe à son tour; de sorte que l'eau est chaude dans la partie supérieure de la cuve, tandis qu'elle est tout-à-fait froide un peu plus bas; mais il arriverait nécessairement qu'elle s'échaufferait tout entière au bout d'un temps plus ou moins long, si on n'avait le soin de la renouveler. A cet effet, un tuyau fait en entonnoir à son extrémité supérieure (E) s'élève un peu au-dessus des parois de la cuve, et s'enfonce par l'autre bout jusque près de son fond. Par son moyen, on fait arriver continuellement au fond de la cuve un courant d'eau froide, et le trop plein qu'il produit est évacué en eau chaude à l'aide d'un petit conduit (F) pratiqué au niveau primitif du liquide à un pouce environ du haut de la cuve.

Les matières soumises à la distillation dans l'alambic ordinaire, sont exposées à une température de cent degrés centigrades environ. Cette restriction est nécessaire, parce qu'il est possible qu'on emploie un autre liquide que l'eau, et que même, en en faisant usage, la température est souvent plus élevée de quelques degrés, à raison des matières dont l'eau se trouve chargée, et qui, ayant de l'affinité pour elle, retardent le point de son ébullition.

Quand on veut distiller à l'alambic des liquides très-volatils, on emploie une cucurbite intermédiaire en étain, qui entre dans la cucurbite ordinaire, de telle sorte que les matières ne se trouvent exposées qu'à un foyer de cent degrés. Mais comme, à mesure qu'elles reçoivent dé la chaleur, elle se perd par l'évaporation, le liquide contenu dans le bain-marie n'arrive jamais à cette température de cent degrés.

La distillation à la cornue ne diffère pas, pour ainsi dire, de la distillation à l'alambic, nos alambics modernes étant, en effet, de véritables cornues composées de deux pièces séparables.

Une cornue est un vase de verre, de terre, de porcelaine ou de métal, fait en forme d'œuf. A sa partie supérieure et latérale se trouve un tuyau d'abord très-large qui va en se rétrécissant vers son extrémité. On distingue la panse, la voûte et le col.

C'est dans la panse que reposent les matières à distiller; elle répond à la cucurbite. La voûte et le col remplissent les mêmes fonctions que le chapiteau de l'alambic.

La chaleur à laquelle sont exposés les corps que l'on distille à la cornue est très-variable : quelquefois on opère au bain-marie; d'autres fois, on met quelques charbons sous la cornue, ou bien l'on active le feu davantage; souvent même on la place sur un bain de sable, sur lequel on peut la chauffer à quelques degrés pyrométriques. La chaleur est bien plus élevée si on l'expose à un feu de réverbère. Toutes ces distillations à une haute température ne sont appropriées qu'aux matières inorganiques, à moins qu'on ne veuille opérer des décompositions. Les substances végétales et animales, quand on doit en extraire des principes tout formés, sont soumises le plus ordinairement à la distillation à l'alambic, soit à feu nu, soit au bain-marie; ou bien si l'on distille à la cornue, c'est avec la précaution de modérer la chaleur.

La nature extrèmement variée des produits que donne la distillation à la cornue exige dans les récipiens une disposition particulière appropriée à chacun d'eux.

S'il s'agit de recueillir un liquide, l'appareil se compose (planche 1re, figure 3) d'une cornue, d'une alonge et d'un ballon récipient tubulé, surmonté d'un long tube. Celui-ci a le double avantage de faciliter la condensation des vapeurs, de porter à une hauteur assez grande dans la cheminée les gaz, parfois d'odeur très-désagréable. On enveloppe le ballon d'une toile sur laquelle on fait couler continuellement un filet d'eau froide.

Quand on se propose de recueillir des gaz, on se sert de l'appareil que nous devons à Woulf, et qui porte son nom. La figure indiquera mieux qu'une description la disposition des parties de cet appareil.

Pour en bien concevoir le jeu, il est nécessaire d'avoir présent à l'esprit les principes suivans :

1° Tous les gaz sont doués d'une certaine élasticité ou tension élastique, en raison de laquelle ils pressent sur les parois des vases dans lesquels ils sont renfermés ;

2° La tension d'un gaz est proportionnelle à sa quantité ; elle augmente avec la température, et diminue avec le refroidissement ;

3° L'atmosphère pèse sur tous les corps ; sa pression est égale au poids d'une colonne d'eau de trente-deux pieds, ou d'une colonne de mercure de vingt-huit pouces ou soixante-seize centimètres ;

4° Les liquides transmettent la pression en tous les sens.

Si l'émission d'un gaz vient à se faire en A, il passera successivement de la cornue dans le premier flacon , du premier flacon dans le second et du second dans le troisième.

Au commencement de l'opération , le liquide est de niveau dans tous les tubes. Bientôt cet équilibre est rompu. Quelle en est la cause ? Quels sont les phénomènes qui en résultent ? C'est ce qu'il nous convient d'examiner.

Une certaine quantité de gaz venant à se dégager en A augmente la tension élastique de l'air qui y est renfermé, et, par suite, une pression plus forte est exercée sur les parois du vase qui lui résistent , et sur les liquides du tube S et du tube *e*, qui cèdent à cette pression ; de sorte que le liquide s'élève d'une certaine quantité dans la branche la plus haute du premier, et descend d'une quantité égale dans le second, jusqu'à ce que la pression de l'atmosphère de A soit assez puissante pour déprimer toute la colonne du liquide en *e*. Alors, le gaz traverse la liqueur, s'y dissout, s'il y est soluble, ou, dans le cas contraire, vient augmenter la tension élastique de l'atmosphère en B. Ici, des phénomènes semblables à ceux que nous venons d'examiner se manifestent, savoir : augmentation de la force élastique, et, par suite, pression à la surface du liquide en B, et élévation de ce liquide dans le tube droit S', et dépression du liquide dans le tube *i*, égale à l'élévation dans le tube droit.

Quand le gaz est parvenu en C , il se comporte encore de la même manière ; c'est-à-dire qu'en pesant également sur la surface du liquide dans le flacon C, et sur le liquide dans le tube *o*, il le fait monter dans l'un, et descendre dans l'autre. Mais dans le dernier flacon D, le liquide ne s'élève pas dans le tube S''', parce que, ce flacon étant ouvert, le gaz qui y arrive se mêle à l'atmosphère, où son effet devient inappréciable, et la pression de l'air sur la surface de l'eau dans le flacon est contre-balancée par celle qu'il exerce également par le tube droit. Aussi, ce tube est-il inutile, et ne l'a-t-on placé là que pour faciliter l'exposition de la théorie.

Quand le gaz qui se produit en A est parvenu à se dégager en D, si on examine le niveau du liquide dans les tubes, on voit qu'il est le même que celui de l'eau dans le flacon D, qu'il est plus élevé dans le flacon C, plus encore dans le flacon B, et, enfin, que son élévation en S est égale à la somme des élévations en S' et S''. Recherchons la cause de ce phénomène.

Le niveau dans le tube S''' est le même que celui de l'eau ; j'ai déjà dit que cela provient de ce que la pression de l'air s'exerce également, et par l'intérieur du tube et sur la surface du liquide dans le flacon.

Le liquide est élevé d'une certaine quantité dans le tube S''. C'est que la pression du gaz en C est plus forte que celle de l'atmosphère, qui pèse sur le liquide par le tube S'' ; car, elle était égale avant que l'opération fût commencée, et s'est augmentée de tout le gaz qui est arrivé, et à la sortie duquel s'est opposé le liquide dans le tube *o*.

3.

Le liquide est plus élevé dans le tube S' qu'en S''.
C'est que la tension élastique du gaz en B s'est
accrue par la résistance que le liquide de C oppose
à son issue, résistance augmentée de tout l'effet
produit par l'accroissement de la tension élastique
du gaz en C. En effet, pour s'échapper de C, le gaz
n'a eu à vaincre que le poids de la colonne d'eau
contenue dans le tube *o* et celle de l'atmosphère,
tandis que, pour s'échapper de B, il faut que la
tension soit assez forte pour égaler le poids de la
colonne d'eau contenue en *i*, augmentée de toute
la pression de l'atmosphère de C, laquelle, ainsi
que nous l'avons vu, est plus forte que celle de
l'air.

Enfin, si, dans le tube en S, la dépression est
égale à la somme des dépressions en S' et S'', c'est
que, pour s'échapper de A, le gaz doit vaincre la
somme des deux pressions exercées en B, C et D.

D'après cela, il faut, quand on a une longue
série de flacons, se servir d'un tube en S très-
grand, sans quoi le gaz se ferait plus facilement
passage en soulevant le liquide du tube en S que
celui du flacon. Mais, comme ces tubes, quand ils
sont d'une grande dimension, sont incommodes et
fragiles, on les remplit d'un liquide plus dense que
celui du flacon, et qui, par conséquent, ne se
déprime que d'une quantité moindre pour une
pression égale. On se sert assez souvent d'acide
sulfurique et quelquefois de mercure.

Le tube en S sert à introduire dans le premier
vase les liquides convenables ; mais il a un autre

usage plus important qu'il partage avec les tubes droits ; c'est d'empêcher le mélange des produits. Si ces tubes n'existaient pas, quand la tension de l'atmosphère intérieure de la cornue viendrait à diminuer, par l'abaissement de température, la pression dans le premier flacon l'emporterait sur celle de l'atmosphère de la cornue, et, en pressant sur le liquide de B, le ferait passer en A. Par suite, la tension élastique de B diminuerait, et ne contre-balancerait plus celles de C. Le liquide de C remonterait en B par le tube i ; de là, diminution de l'élasticité de C, et passage du liquide de D en C, déterminée par la pression de l'air extérieur. Mais, quand les tubes de sûreté existent, à mesure que la pression diminue en A, l'air refoule de plus en plus le liquide dans le tube S, le fait monter dans la branche la plus courte et bientôt pénètre lui-même dans l'appareil, et rétablit l'équilibre.

Le même effet sera produit dans les autres fla-cons, par les tubes droits ; mais il faut qu'ils plon-gent peu dans le liquide ; autrement, il pourrait arriver que le liquide ait remonté par le tube re-courbé avant que l'air ait pu refouler toute la co-lonne du liquide qui s'oppose à son entrée par le tube droit.

Pour éviter la rentrée dans la cornue du liquide froid contenu en S, et dont on a intérêt à se dé-fendre, pour ne pas changer la nature du résidu de l'opération, ou parce qu'il pourrait occasioner la rupture des vases, on a adapté une boule au milieu de la longueur de la deuxième branche du tube en S (planche 2, figure 8). Par ce moyen, quand il y a absorption, le liquide vient se réunir dans la boule, et l'air, une fois logé au-dessous de lui, la traverse en raison de sa moindre pesanteur spécifique, et pénètre seul dans l'appareil.

M. Welter a imaginé des tubes qui servent à la fois de conducteurs et de tube de sûreté (planche 2, figure 9). Le liquide étant introduit par l'entonnoir s'y tient de niveau dans la boule et là grande branche, tant qu'il y a équilibre entre les pressions extérieure et intérieure. Mais si la pression extérieure vient à l'emporter, le liquide est refoulé dans la boule, l'air la traverse, et arrive dans l'appareil.

On modifie l'appareil de Woulf suivant les conditions que l'on veut remplir. S'agit-il de séparer les produits liquides des gaz, on met un ballon tubulé en contact avec le vase distillatoire, et de sa tubulure on fait partir un tube propre à recueillir les gaz. Veut-on recueillir les gaz insolubles? on termine l'appareil par un tube recourbé qui plonge sous des cloches pleines d'eau ou de mercure.

Quand on veut dissoudre des gaz, et qu'on opère très en grand, on supprime le tube en S, et, pour éviter l'absorption, on place, entre le premier flacon et la cornue, un flacon intermédiaire au fond duquel on met une petite couche d'eau. Le tube qui part de la cornue pénètre dans ce flacon, sans arriver jusqu'au liquide. On plonge dans celui-ci un tube droit de sûreté. Il résulte de cette disposition que le gaz apporté de la cornue passe immédiatement dans les récipiens, et que le tube droit intermédiaire laisse rentrer l'air quand la tension élastique de l'atmosphère de la cornue vient à diminuer.

Telles sont les principales dispositions des appareils distillatoires. Il en est encore d'autres fort importantes ; mais, comme elles font partie du domaine des arts industriels plutôt qu'elles n'appartiennent à la chimie pratique de nos laboratoires, leur description, dans cet ouvrage, eût été déplacée.

SUBLIMATION.

Quand une distillation se fait avec des matériaux secs, et que le produit est solide, elle prend le nom de sublimation, tantôt elle se fait dans des matras dont on chauffe plus fortement le fond que la partie supérieure : c'est ainsi qu'on opère pour le sublimé corrosif, le mercure doux, le succin. Tantôt on se sert d'une cornue, et c'est dans sa voûte et son col que le sublimé s'attache. Enfin, quelquefois on place la matière à sublimer dans un creuset que l'on recouvre d'un second creuset dans lequel vient se rendre et se condenser le produit.

EFFLORESCENCE, DÉLIQUESCENCE, DÉCRÉPITATION, FUSION AQUEUSE, FUSION IGNÉE.

Quand un corps cristallise au milieu de sa dissolution aqueuse, il arrive souvent qu'il se dépose sans entraîner d'eau en combinaison. On dit alors qu'il est anhydre. Mais souvent une portion d'eau se trouve dans les cristaux comme partie chimique constituante. On la nomme eau de cristallisation. Celle-ci n'est pas toujours retenue avec la même force : la tendance de l'eau à se vaporiser suffit quelquefois pour détruire la combinaison. L'eau se dégage peu à peu, et le cristal perd la transparence qu'il lui devait. Tantôt, il se réduit en poussière (le sulfate de soude), tantôt il conserve sa forme (le phosphate de soude). Dans ces deux cas, on dit que le sel s'est effleuri, et l'on appelle efflorescence le phénomène qu'il présente en s'effleurissant. Par cela même que cette propriété est le résultat de la destruction d'une combinaison, elle n'appartient pas aux corps qui retiennent l'eau avec quelque énergie. Aussi observe-t-on que les acides cristallisés et un assez grand nombre de sels ne sont pas efflorescens. La plupart des corps cristallisés pourraient même cesser de l'être si l'on changeait les circonstances dans lesquelles ils se trouvent ; si, par exemple, on les portait dans une atmosphère saturée d'humidité. Celle-ci ne pourrait se charger d'une plus grande quantité de vapeur, et l'eau de cristallisation du sel resterait en combinaison. On utilise la propriété que certains sels ont de s'effleurir, pour se les procurer secs et pulvérisés.

Quand un corps est très-soluble dans l'eau, et qu'on l'abandonne à l'action d'un air chargé de vapeurs aqueuses, il arrive souvent qu'il s'empare de celles-ci, et qu'elles lui servent de dissolvant. On appelle déliquescence cette propriété des corps, et ceux qui la possèdent sont dits déliquescens. La déliquescence n'est pas plus absolue dans les corps que l'efflorescence. Elle appartient surtout à ceux qui ont une grande action chimique sur l'eau ; mais, dans un air humide, elle est souvent partagée par des corps qui ont peu d'affinité pour ce liquide. C'est ainsi qu'on voit certains sels efflorescens dans un air sec devenir déliquescens dans une atmosphère très-chargée d'humidité. La déliquescence est souvent mise à profit dans les corps qui la possèdent au plus haut degré, pour dessécher l'air, ou faciliter l'évaporation dans le vide. Les anciens s'en servaient pour préparer le carbonate de potasse en liqueur. Ils abandonnaient du sel de tartre à la cave, et nommaient huile de tartre par défaillance la dissolution de carbonate de potasse qu'ils obtenaient par ce procédé.

Lorsqu'un corps contient de l'eau de cristallisation, et qu'on l'expose à l'action du feu, il se fond dans cette eau, et y reste en solution jusqu'à ce qu'elle soit évaporée. C'est la fusion aqueuse. Quand un corps a été ainsi desséché, en continuant à le chauffer (s'il n'est pas décomposable par le feu), ses molécules sont écartées de plus en plus par le calorique, et il arrive un moment où leur cohésion est assez diminuée pour qu'ils coulent à la manière des liquides. Cette liquéfaction des corps, par le calorique, prend le nom de fusion ignée. Elle appartient à un grand nombre de substances. Quand on veut la faire subir à un cristal anhydre qui s'est déposé au milieu d'une dissolution aqueuse, elle est presque toujours précédée d'un autre phénomène, c'est la décrépitation, qui consiste dans la séparation avec bruit des lames superposées qui composent les cristaux. C'est le résultat de la vaporisation subite des particules d'eau interposées entre les lames des cristaux, d'où résulte la fracture du cristal et la projection au loin de ses débris.

Le mot fusion est réservé pour les corps qui exigent pour être fondus une haute température. On nomme liquéfaction la fusion des corps gras.

TORRÉFACTION.

C'est une opération qui ne se pratique que sur les matières organiques. Elle consiste à leur enlever, par le moyen du feu, toute l'eau qu'elles contiennent, en même temps qu'on leur fait éprouver un commencement de décomposition qui les colore, et donne naissance à de nouveaux produits. Le café acquiert de nouvelles propriétés; il s'y développe du tannin et une huile colorée amère à laquelle il doit sa propriété excitante. La rhubarbe torréfiée cesse d'être purgative et reste tonique. L'amidon éprouve, par l'action modérée du feu, un changement dans sa constitution; il est transformé en gomme soluble dans l'eau froide.

CSTION OU INCINÉRATION.

Elle diffère de la torréfaction en ce que la chaleur est assez forte, et continuée assez long-temps, pour décomposer toutes les parties altérables par le feu. Quand elle se fait à ciel ouvert, il ne reste que les parties salines et terreuses. C'est l'incinération proprement dite. Quand on opère en vases clos, ces matières restent mêlées de charbon. L'opération en vases clos est une véritable distillation dont on ne recueille pas les produits, et dont le dernier résultat est du charbon ; tandis que, dans l'incinération à l'air libre, il se fait une combustion des élémens combustibles par l'oxygène de l'air, d'où il résulte principalement de l'eau et de l'acide carbonique. On brûle les os et les éponges dans des creusets fermés, pour avoir le noir animal et l'éponge brûlée. On sépare toute l'eau et la gélatine dans la préparation des os et de la corne de cerf brûlés à blanc. On détruit toute la fibre végétale, et presque toutes les parties extractives, dans la fabrication des sels à la manière de Tachenius.

Observons que l'ustion ne s'applique qu'à des matières organiques soit végétales, soit animales.

CALCINATION.

Ce terme exprime la transformation en chaux, et, dans le sens le plus exact, il ne devrait être appliqué que dans le cas où un carbonate est privé de son acide carbonique par la chaleur ; mais, par extension, on se sert de cette expression dans d'autres circonstances. Ainsi, l'on dit que l'on convertit le sulfate de chaux en plâtre, par la calcination, quoique, dans ce cas, il n'y ait que de l'eau évaporée. On nomme alun calciné celui qui a perdu, par la chaleur, son eau de cristallisation.

GRILLAGE.

C'est l'opération qui sert à séparer, par la chaleur, sur des grils, le soufre et l'arsenic que contiennent certains minéraux. Dans le laboratoire de pharmacie, on grille le sulfure d'antimoine, pour préparer le crocus ou le verre d'antimoine.

LOTION OU LAVAGE.

C'est l'opération qui consiste à laver les corps. Elle a pour but de séparer quelques matières étrangères adhérentes à leur surface. On lave les racines dans l'eau, pour ramolir et détacher la terre qui y est adhérente. On lave la gomme arabique, pour en séparer les corps étrangers et une matière extractive amère.

Le lavage est fréquemment usité dans les laboratoires. Il sert à purifier les précipités. Ce sont des dépôts pulvérulens formés au milieu d'une liqueur qui contient des principes solubles, et qui en restent empreignés.

Le liquide qui sert à les laver peut être de nature très-différente. Il agit toujours en pénétrant entre les particules qui composent le précipité, et en entraînant les corps solubles. Le lavage se fait par décantation, ou sur un filtre. On lave sur un filtre en y versant le précipité délayé, et faisant passer au travers, sur le filtre même, une quantité de liquide plus ou moins grande. Ce procédé a le défaut que souvent le liquide se fait des routes qu'il traverse avec rapidité, de manière qu'il ne pénètre pas dans tout l'intérieur de la masse, et le lavage est incomplet. On n'a pas à craindre cet inconvénient quand on opère sur de petites quantités de précipité; mais, s'il est abondant, il faut préférer le lavage par décantation. On délaie, à plusieurs reprises, la poudre dans un liquide convenable, et, à chaque fois, on laisse déposer, et l'on décante. Quand le lavage est terminé, on jette le tout sur un filtre, pour laisser égoutter, et recueillir avec plus de facilité.

FILTRATION.

La filtration est un procédé mis en usage pour séparer d'un liquide toutes les molécules qui n'y sont que suspendues, en lui faisant traverser un corps dont les pores très-serrés permettent seulement la pénétration du liquide. L'appareil qui sert à la filtration prend toujours le nom de filtre. Le papier, les étoffes de laine, de fil, le coton cardé, le sable, le verre, etc., sont la matière la plus ordinaire des filtres, et l'on est déterminé sur le choix par la nature même du filtre et celles des liqueurs qui doivent le traverser.

Le filtre de papier est le plus employé de tous. Il contient souvent des matériaux solubles, qui se dissolvent dans les liqueurs, à mesure que la filtration se fait, et leur communiquent une odeur et une saveur désagréables. C'est surtout dans les liqueurs peu sapides, comme le petit lait, ou dans celles qui, destinées à l'usage de nos tables, doivent avoir une saveur très-agréable, que cet inconvénient se fait sentir. On l'évite en se servant de papier peu coloré, et en le lavant à plusieurs reprises avec de l'eau bouillante avant de s'en servir.

On dispose le papier qui doit servir à filtrer en le pliant, à plusieurs reprises sur lui-même, de manière à lui donner la forme d'un cône en zigzag, qui se prête à la forme de l'entonnoir, mais qui ne le touche que par quelques points. Cette disposition est indispensable, car le liquide ne passe que dans les parties où le papier n'est pas en contact avec le verre.

On ajoute quelquefois dans l'entonnoir des brins de paille ou de bois qui ont pour effet d'empêcher le contact du papier avec le verre sur un plus grand nombre de points. En Allemagne, on a, pour le même usage, des entonnoirs cannelés.

Quand on a beaucoup de matière à filtrer, on supprime l'entonnoir, et l'on se contente d'étendre le papier sur une toile tendue sur un châssis.

Quand la liqueur que l'on veut épurer contient un dépôt pulvérulent abondant, il est inutile d'employer l'intermède du papier. Il suffit d'une simple toile tendue sur un châssis. Les premières portions de liquide qui la traversent sont troubles; mais bientôt le diamètre des pores du filtre se trouve diminué par l'interposition des particules du précipité, et la liqueur passe claire. On reverse sur le filtre les premiers produits.

Les filtres de laine sont employés pour filtrer les sirops. Quand on opère sur de petites quantités, on étend sur un châssis un carré d'étoffe de laine, et l'on verse dessus le liquide, qui doit être clarifié. On rejette sur le filtre les premières portions qui n'ont pas encore acquis toute la transparence désirable.

Quand on doit filtrer de grandes masses, on donne au filtre la forme d'un cône. Il portait autrefois le nom de *chausse d'Hyppocrate*. Au fond intérieur est un anneau de ruban auquel une ficelle est attachée. Ce filtre est suspendu et tenu ouvert par sa partie supérieure. Quand la filtration languit, on soulève avec lenteur, au moyen de la ficelle, la partie basse de ce filtre, de manière à ramener le liquide vers les parties les plus hautes dont les parois n'ont pas été obtruées par le dépôt des particules étrangères.

Les filtres de laine peuvent également servir pour d'autres liqueurs que les sirops ; mais il est important qu'elles ne soient pas chargées de potasse ou de soude en dissolution, qui auraient bientôt détruit le filtre.

Les filtres de coton sont réservés pour les fluides qu'on regarde comme précieux, soit à cause de leur prix, soit à raison des petites quantités que l'on a pu s'en procurer. On introduit dans le col d'un entonnoir un peu de coton cardé que l'on comprime légèrement, et l'on verse dessus le liquide. Il suinte goutte à goutte. Ce moyen n'entraîne avec lui presque aucun déchet. On s'en sert pour les huiles essentielles.

Les filtres de verre pilé sont surtout réservés pour les acides concentrés. On place d'abord dans le col de l'entonnoir, des morceaux de verre grossiers ; on les recouvre successivement par du verre de plus en plus divisé, et l'on termine par une couche de verre en poudre. C'est sur celui-ci que l'on verse l'acide. Il dépose à la surface les matières qui troublaient sa transparence, et il s'écoule par le bec de l'entonnoir. Il faut avoir la précaution de faire tremper le verre qui doit entrer dans la composition d'un filtre, dans de l'acide muriatique concentré qui dissout toutes les parties terreuses adhérentes, et de le laver ensuite à grande eau pour séparer tout l'acide excédant.

On emploie encore comme filtre une couche de sable ou des pierres poreuses, qui laissent passer l'eau, et retiennent le limon. Ce sont les filtres les plus usités dans les ménages. Il faut avoir le soin de brosser souvent la surface de ces pierres, pour détacher le dépôt qui s'y est attaché. Sans quoi, la filtration languit et cesse bientôt tout-à-fait. On a observé que l'eau filtrée est moins aérée que celle qui s'est clarifiée par le repos. Aussi, quand on la destine à servir de boisson, doit-on préférer cette dernière, toutes les fois que l'on peut s'en procurer.

Les filtres de charbon sont communément employés. La faculté qu'a ce corps d'absorber les gaz et de se combiner aux matières colorantes, le rend précieux dans un grand nombre de cas. Dans les laboratoires, pour établir un filtre de charbon, on verse le liquide sur une couche de charbon en poudre. Dans les arts, on fabrique des pierres poreuses artificielles dont il fait partie; mais sa présence n'y est pas d'un grand avantage; car il a bientôt produit tout son effet. Au bout d'un temps assez court, il n'agit plus qu'à la manière des autres élémens qui entrent dans la composition de la pierre.

Le charbon absorbe les gaz à la manière de tous les corps poreux. C'est par là qu'il détruit la fétidité des liqueurs. Il se combine chimiquement aux matières colorantes. Cette propriété est modifiée par l'état physique et chimique du charbon. Celui qui provient des végétaux, et qui contient de l'hydrogène, décolore les liquides moins efficacement que le charbon azoté que les matières animales laissent après leur calcination. L'état de division du charbon influe aussi puissamment sur sa faculté décolorante. Si on mêle une matière végétale ou animale à une substance terreuse, et que l'on calcine, les particules du charbon, isolées les unes des autres, par l'interposition d'un corps étranger, ne peuvent se réunir, et le charbon, plus divisé, décolore mieux les liquides. Cet effet est particulièrement remarquable dans le charbon provenant de matières animales qui contiennent tout naturellement des substances minérales interposées; sans doute parce que le mélange y est plus intime qu'on ne pourrait le faire artificiellement. C'est de là que procède la préférence accordée si justement au charbon d'os sur tous les autres charbons connus.

Tout dernièrement, M. Donovan a publié un appareil fort simple, propre à la filtration des liquides auxquels l'accès de l'air serait nuisible, ou qui sont volatiles (*Voy.* planche 2, fig. 2). Veut-on filtrer une dissolution d'alcali caustique, on place dans le tuyau en entonnoir du vase A un bouchon en toile commune lâchement roulée, en ayant soin d'éviter que le bouchon presse les parois. On verse dessus la dissolution alcaline; dès qu'elle passe claire, on introduit le bec de A dans le col du vase inférieur D, dans lequel il entre à frottement. On adapte alors le tube C, et la filtration continue sans qu'il y ait possibilité d'absorption d'acide carbonique. Cet appareil est également très-convenable pour filtrer les liqueurs alcooliques ou éthérées et les fluides ammoniacaux. Si on voulait s'en servir pour des acides, on remplacerait le bouchon de toile par du verre, que l'on disposerait ainsi qu'il a été enseigné plus haut (planche 2, fig. 5).

M. Riouffe a perfectionné cet appareil. Il se sert d'un vase supérieur, dont la forme permet l'introduction d'un filtre ordinaire. A sa partie supérieure, il adapte un tube en S, qui sert à l'introduction du liquide, sans qu'il soit nécessaire de déboucher l'appareil. Un petit tube H, bouché à l'émeril, ainsi que le tube en S, permet de livrer passage à la colonne d'air que déplace le liquide introduit.

Le robinet K du récipient est destiné à retirer

le liquide filtré. Placé au-dessus du fond du récipient, il laisse, dans celui-ci, les dépôts qui ont
pu s'y former, par exemple, quand on a opéré sur
la potasse caustique.

DÉCANTATION.

La décantation est une opération qui consiste à
séparer les liquides des dépôts qu'ils surnagent.
Comme la filtration, elle a pour but d'isoler les
particules liquides des matières solides; elle en
diffère par la manière de procéder. Pour décanter,
il faut d'abord laisser précipiter, par le repos, tous
les corps qui sont en suspension dans la liqueur,
et soutirer ensuite la partie qui s'est éclaircie.
Quand on opère sur des masses considérables, le
meilleur moyen de décanter consiste à se servir de
vases percés, à leur paroi latérale, d'un trou que
l'on ferme avec un robinet ou une chantepleure;
cette ouverture doit être pratiquée au-dessus du
fond du vase, à une hauteur telle que le dépôt ne
s'élève pas jusque là. Quand la matière s'est clarifiée, par le repos, on ouvre le robinet ou la chantepleure, et on reçoit le liquide dans un vase convenable.

Ce procédé est applicable également à de petites masses; mais on lui préfère ordinairement
l'emploi du syphon. Le syphon le plus simple est
un tube recourbé sur lui-même de manière à avoir
à peu près la forme d'un V renversé dont une des
branches serait plus longue que l'autre (planche 2,
figure 4). On plonge la branche la plus courte

dans la liqueur, et l'on aspire par l'extrémité de la grande branche. Le liquide s'élève dans le syphon, le remplit bientôt, et continue de s'écouler jusqu'à ce que son niveau soit abaissé jusqu'à l'extrémité inférieure du syphon.

Rien de plus simple que la théorie de cet instrument. Au moment où l'on plonge la branche la plus courte dans un liquide, celui-ci y pénètre et s'y élève à la même hauteur que dans le vase. C'est que l'air pèse également sur la surface du liquide dans le vase et sur sa surface dans le syphon ; mais en aspirant par l'extrémité de la branche la plus longue, on enlève une partie de l'air contenu dans le syphon, et par suite on diminue la tension élastique. Celle de l'atmosphère, à l'extérieur, devenue prépondérante fait monter dans le syphon le liquide, qui ne tarde pas à en remplir la capacité. Alors, l'écoulement continue, parce que la pesanteur de l'air, qui s'exerce à l'extrémité de la longue branche du syphon, et qui est sensiblement égale à celle que ce fluide exerce sur la surface du liquide dans le réservoir, est vaincue par la pesanteur propre à l'excès de la longueur de la colonne du liquide dans la grande branche, et cet effet se maintient pendant tout le temps de l'écoulement du liquide.

Quand les liquides sont de nature telle, que l'on puisse craindre d'en aspirer en faisant le vide dans la capacité du syphon, on adapte, vers l'extrémité de la grande branche, un second tube étroit qui remonte le long de cette branche, et par le bout duquel on fait l'aspiration (planche 2, figure 5). On a le soin de boucher l'extrémité du syphon avec son doigt au moment où l'on aspire, et on l'enlève pour livrer passage au liquide aussitôt que celui-ci est descendu jusque là.

Mais lorsque les liqueurs dégagent des vapeurs dangereuses à respirer, il est convenable de modifier le procédé opératoire. On se sert du syphon simple ; mais, avant de le plonger dans le liquide, on le remplit d'un liquide semblable ou de tout autre que l'on puisse sans inconvénient mêler au produit. Au moment où l'on enlève son doigt de l'extrémité de la grande branche, l'écoulement s'établit.

Le syphon de Hempel pourrait être employé dans le même cas. C'est un syphon ordinaire dont la branche la plus courte est repliée sur elle-même et en dehors à son extrémité (planche 2, figure 6). On la plonge dans le liquide, et l'on y adapte un entonnoir dont le col est assez long pour s'élever au-dessus de la hauteur du syphon. On verse une portion du liquide à décanter dans l'entonnoir, et on retire aussitôt que l'écoulement commence à se faire par la branche longue. Ici, c'est la pression exercée par le liquide, dans l'entonnoir, qui détermine l'ascension, et une fois que l'écoulement est établi, et que l'on a retiré le tube, on rentre dans les conditions du syphon ordinaire.

Quand les liqueurs sont renfermées dans des vases à ouverture étroite, on se sert avec avantage du syphon de Bunten (planche 2, figure 7). C'est un syphon ordinaire qui porte une boule vers le haut de la branche la plus longue. On remplit de liquide la branche longue et la boule, et l'on immerge la petite branche. La boule en se vidant entraîne le liquide en contact avec la branche courte, et, bien que la boule soit en partie vide, le courant du liquide se maintient. On peut encore, dans les mêmes circonstances, se servir de l'appareil suivant : on ferme le col du vase par un bouchon percé de deux trous, l'un destiné à livrer passage au syphon, et l'autre, à un petit tube qui plonge dans le liquide. Le tout doit être adapté de manière à ce que l'air extérieur ne puisse pas pénétrer entre le bouchon et les parois du vase, et ceux des tubes. On souffle par l'extrémité du petit tube ; par là, on augmente la quantité d'air dans la capacité du vide du vase, et, par conséquent, la pression qui est exercée à la surface du liquide. Quand elle s'est suffisamment accrue, elle détermine l'ascension du liquide dans le syphon.

§ II.

DE L'ÉLECTION ET DE LA RÉCOLTE.

Les matières employées comme médicamens appartiennent au règne organique ou au règne inorganique. La seule recommandation à faire dans le choix des substances minérales est de les prendre dans le plus grand état de pureté possible. Au reste, le nombre de celles que la médecine emploie est extrêmement limité, et le pharmacien trouve dans ses connaissances minéralogiques les caractères propres à les distinguer.

C'est en bien moins grande proportion encore que les substances animales sont mises en usage. Peu d'entre elles entrent dans la confection des médicamens, et la plupart, fournies par le commerce, ne laissent au pharmacien que le soin d'un choix, dans lequel il est guidé par la matière médicale.

Quand on emploie les animaux entiers ou leur chair, il faut préférer ceux qui sont dans la vigueur de l'âge et de la santé. Leurs sucs ont acquis toute l'élaboration dont ils sont susceptibles, et jouissent au plus haut degré des propriétés qu'on y recherche. Dans quelques circonstances rares, on préfère les jeunes animaux; le veau et le poulet en sont des exemples connus. Leur chair, très-gélatineuse, fournit des boissons dont l'effet émollient ne se retrouverait plus dans leur viande plus faite.

Les substances végétales présentent trop d'intérêt, par la quantité que l'on en consomme, et les services qu'elles rendent à l'art de guérir, pour que nous soyons aussi brefs dans l'exposition des règles à suivre dans leur choix.

L'époque la plus favorable à la récolte des végétaux, que Vanhelmont nommait temps balsamique, n'est pas la même pour tous, et elle influe beaucoup sur leurs propriétés. L'âge des plantes et le terrain sur lequel elles croissent ont surtout une influence très-marquée. L'effet de la culture ne peut

non plus être révoqué en doute. Enfin, nous verrons qu'il n'est pas indifférent d'employer telle ou
telle partie d'un même végétal.

On sait que les jeunes plantes contiennent beaucoup d'eau et de principes mucilagineux. Aussi,
est-il très-rare que, dans cet état, elles soient employées comme médicament. Les plantes mucilagineuses sont peut-être les seules que l'on puisse employer à cette première époque de leur vie ; encore
le mucilage est-il plus élaboré quand elles ont parcouru une plus longue période de végétation. Il
existe de nombreux exemples de cette différence
entre les propriétés des plantes dans leur jeunesse
et à un âge plus avancé. L'expérience nous a appris que la bourrache peu développée contient du
sulfate de chaux ; quand elle est plus âgée, il est
remplacé par du nitre et du sulfate de potasse. Les
nègres se nourrissent sans inconvénient des jeunes
pousses de l'apocyn, et les paysans toscans de la
viorne clématite. En Suède, on mange celles d'aconit. Les feuilles naissantes des chicoracées et
des cynarocéphales sont un aliment agréable. Plus
développées, elles sont remplies d'un suc très-
amer, etc.

Les mêmes observations peuvent être faites sur
les parties séparées des plantes. Ainsi, les feuilles
sont plus chargées de sucs extractifs avant la floraison ; l'aubier est plus aqueux au temps de la sève ;
les écorces se détériorent à mesure qu'elles vieillissent.

L'influence du terrain sur les propriétés des vé

gétaux est mal connue. Les nombreux exemples que nous en avons ne permettent pas de la révoquer en doute. Nous voyons toutes les ombellifères être aromatiques quand elles croissent dans un sol sec, et acquérir des propriétés vénéneuses quand le terrain est très-humide, et surtout quand elles viennent dans l'eau. Les solanées, et surtout les crucifères, venues dans un sol aride n'y végètent pas avec la même vigueur que dans le voisinage des lieux habités. Il semble qu'une nourriture animalisée soit nécessaire à la formation de leurs sucs actifs. On doit, en général, récolter les plantes là où elles croissent naturellement. Les bulbes viennent mieux dans un terrain sec, et les racines fibreuses dans une terre poreuse. Le trèfle préfère les terrains gypseux, la bourrache et l'ortie les terrains nitrés. Nous voyons les plantes des montagnes être généralement préférées aux mêmes espèces qui viennent dans la plaine. Sans doute que la sécheresse du terrain et surtout la lumière vive à laquelle elles se trouvent exposées sont pour beaucoup dans ce résultat.

L'influence de la culture sur les propriétés des plantes est trop connue pour qu'il soit nécessaire de s'y arrêter long-temps. Nous citerons cependant quelques exemples, et d'abord se présente au premier rang celui des arbres fruitiers. Les variétés qu'ils nous fournissent, et dont nous faisons tant de cas, sont l'effet du hasard. Il n'est pas en notre pouvoir de les faire naître à volonté ; mais nous savons les conserver par une culture habilement conduite. C'est par elle que nous voyons se remplir de sucre les péricarpes, naturellement acerbes, des drupacées et des pomacées. C'est encore elle qui diminue la saveur forte et désagréable des chicoracées, du céleri, des cardes, etc. Si, dans ces circonstances, la culture est utile, dans d'autres elle serait nuisible, car elle affaiblit ou dénature des propriétés actives. Ainsi, l'on ne recherchera pas un amer dans la chicorée étiolée de nos jardins, et le plus grand nombre des plantes médicinales sont dans le même cas. Il faut en excepter cependant toute la famille des crucifères et les ombellifères aromatiques.

L'expérience nous a appris quelles sont les parties des végétaux les plus propres à l'usage médical. Ce sont, en exceptant les matières mucilagineuses et émollientes, celles dont la saveur et l'odeur sont très-prononcées, et dans le cas où l'on veut employer une plante dont la pratique médicinale n'a pas encore profité, c'est dans les organes les plus aromatiques et les plus sapides que l'on doit rechercher les propriétés médicales les plus énergiques. Nos sens sont toujours des guides certains dans ces occasions; mais on peut se laisser conduire encore par la voie de l'analogie. On sait que le calice est la partie la plus aromatique des labiées; dans les amomées, c'est la racine, et toutes les parties sont odorantes dans les laurinées, etc.

Doit-on s'astreindre à n'employer que l'espèce indiquée dans le Codex? Oui, dans le plus grand nombre de cas. Cependant, le pharmacien instruit peut souvent se laisser guider par l'analogie. Un grand nombre de substitutions de ce genre sont journellement pratiquées. Dans une grande partie du midi de la France, on substitue le *lepidium latifolium* au grand raifort. Une foule de rumex remplace, dans différens pays, le *rumex patientia* de Linné. On emploie indifféremment le *symphitum tuberosum* et le *symphytum officinale*, le *cynoglossum vulgare* et le *cynoglossum pictum*, l'*helleborus niger* et l'*helleborus viridis*, le *triticum repens* et le *panicum dactylon*, les *synapis nigra* et *alba*, etc. Ce n'est cependant qu'avec la plus grande circonspection que l'on doit se permettre les substitutions. Elles ne peuvent guère être faites que d'espèce à espèce. On doit se défier d'une ressemblance apparente, et se rappeler, en outre, qu'un même principe existant dans des espèces différentes ne s'y trouve pas dans des proportions semblables.

Les racines doivent être récoltées au printemps ou à l'automne, indifféremment dans l'une ou l'autre de ces saisons. Si on les arrache au printemps, c'est quand les feuilles commencent seulement à se développer; si on les récolte en automne, c'est après la chute totale des feuilles et celle de la tige dans les plantes bisannuelles. En voici la raison : les racines croissent en automne après la maturation de la graine, parce que les sucs, n'étant plus attirés vers les organes de la reproduction, redescendent dans les racines. Elles deviennent très-succulentes à cette époque, et elles prennent de l'accroissement. Elles continuent à croître jusqu'à ce que le froid arrête la végétation. Mais au printemps la chaleur douce de l'atmosphère ranime l'action vitale; la racine absorbe dans la terre de nouveaux sucs, et bientôt les feuilles se développent. En raison de leur force de succion ces derniers organes absorbent tout le suc surabondant qui se trouvait dans la racine, et celle-ci s'épuise, bien qu'elle reste encore succulente en raison de la grande quantité de sève qui la traverse. C'est donc en automne, quand les sucs nourriciers y sont abondans, ou au printemps avant l'absorption de ces sucs, que l'on doit récolter les racines. Il y a cependant quelques exceptions à ces règles fondées sur des circonstances particulières de la végétation ou sur les propriétés que l'on recherche dans les plantes. Ainsi, l'existence éphémère des racines annuelles oblige de les récolter quand la plante est en pleine végétation. On préfère recueillir les racines bisannuelles en automne. C'est au printemps que doit être faite la récolte des racines mucilagineuses, parce que le mucilage y est alors dans un état plus parfait, ou du moins d'une plus grande division. Au reste, quelle que soit l'époque ou l'on arrache une racine, il faut que celle-ci soit succulente, flexible et non ligneuse. Quelques racines, cependant, sont récoltées quand elles sont devenues ligneuses; ce sont celles dont on n'emploie que l'écorce, comme la quintefeuille, la cynoglosse, la bardane. On les prend quand l'écorce est épaisse, succulente, et peut se séparer facilement du bois.

Quand une racine appartient à une plante vivace, il est convenable de ne l'arracher de terre qu'après quelques années de végétation. On la trouve remplie de sucs élaborés et plus propres à l'usage médical. Ceci est une conséquence de ce que nous avons dit sur l'état imparfait des principes immédiats dans les plantes encore jeunes : aussi, les racines de rhubarbe, de jalap et de bryone ne sont recueillies que lorsque la plante est déjà âgée.

Les expériences de M. Knigth peuvent nous guider sur le choix de l'époque la plus favorable à la récolte des tiges ligneuses. Ce savant physicien a observé que le bois et l'aubier sont plus denses en hiver, et qu'ils fournissent plus d'extrait qu'en toute autre saison.

Sans entrer dans les considérations physiologiques auxquelles il a été conduit, et qui sont étrangères au sujet que nous traitons, tirons-en seulement cette conséquence que c'est en hiver qu'il faut récolter les bois, d'autant mieux que les liquides étant moins abondans, la dessication en est plus facile. On avait proposé d'écorcer les arbres pour donner plus de densité au bois. L'expérience a parfaitement confirmé ce que la théorie avait prévue, que les sucs, ne pouvant plus descendre par l'écorce, se jettent sur le bois, et augmentent sa densité. Elle nous a appris en même temps que les bois écorcés à l'avance deviennent plus tôt la proie des vers. Cet inconvénient, qui est d'un très-grand poids dans l'emploi des tiges comme bois de construction, ne contrebalance pas, pour l'usage médical, l'avantage d'avoir des médicamens plus riches à parties actives, et l'excortication des arbres pourrait sans doute être pratiquée avec avantage dans la culture médicale.

Il faut recueillir les écorces quand la végétation de l'année est terminée ou avant la fleuraison. Car, au moment où le travail de la reproduction se fait, les sucs se portent abondamment, d'abord sur les fleurs, ensuite sur le fruit et les graines, au détriment des autres organes, de sorte que ceux-ci ne sont chargés convenablement de sucs actifs que lorsque les fleurs commencent à poindre ou quelque temps après que la maturation de la graine est achevée. On prendra les écorces sur des individus ni trop jeunes, ni trop vieux. Quand elles sont arrivées à un certain terme de leur accroissement, les écorces doivent être rejetées de l'emploi médical. Elles se fendent; les parties extractives s'altèrent, et les matières salines sont entraînées par l'eau des pluies; toutes circonstances qui tendent à détruire leurs propriétés médicales.

On récolte les feuilles quand la végétation est dans toute sa force, au moment où les organes reproducteurs commencent à poindre. Plus tard, comme nous l'avons dit, ceux-ci attirent la majeure partie des sucs de la plante, au détriment des autres organes, et, bientôt après la maturation, les feuilles ne tardent pas à changer de couleur, ce qui est un indice certain des changemens chimiques qui s'y sont opérés. Dans leur jeunesse, au contraire, les feuilles gorgées de sève contiennent peu de sucs propres, et ont besoin que l'acte de la végétation détermine dans leur tissu le dépôt d'une plus grande quantité de matériaux élaborés.

Les fleurs, en raison des propriétés qu'on y recherche et des changemens qu'éprouvent les matériaux immédiats qu'elles renferment, ne sont pas toujours cueillies dans le même état. Le plus souvent c'est quand l'épanouissement, en partie opéré, nous offre les pétales dans leur plus grand état de vigueur. Quelquefois on cueille les fleurs presque en boutons. Cette précaution est à prendre pour les composés à aigrettes, dont le développement continue à se faire par l'humidité. Bientôt après l'ouverture de la fleur, la fécondation se fait et les sucs cessent de se porter sur les organes accessoires qui dépérissent. Ils subissent des changemens chimiques qui quelquefois les font préférer à cette époque. Le principe amer de la petite centaurée est bien plus développé après la fécondation quand les fleurs ont commencé à se faner.

Rarement on cueille les fleurs avant leur épanouissement. La rose de Provins est, de toutes les fleurs indigènes, la seule qui soit dans ce cas. La couleur rouge qu'elle nous fournit et le principe astringent y sont plus développés.

Quelle est l'époque de la journée la plus convenable pour cueillir les fleurs? Si l'on doit les conserver, il ne faut les cueillir qu'après que la rosée est évaporée, sans quoi l'humidité qui les recouvre retarde leur dessication, et provoque une altération dans leurs principes. Mais quand les fleurs doivent être employées de suite, lorsque, par exemple, on les destine à la fabrication des eaux distillées, il est préférable de les cueillir le matin ou le soir. L'odeur des fleurs est due à un principe volatil de la nature des huiles essentielles, que la chaleur du soleil volatilise : aussi, remarque-t-on que les plantes ont une odeur plus faible dans la journée, parce qu'au soleil ces huiles se dissipent plus vite qu'elles ne se reproduisent, tandis que le matin ou le soir les sucs qui affluent dans les fleurs s'y conservent beaucoup mieux, et y sont plus abondans. Ce n'est pas, cependant, une raison pour les récolter alors, quand elles doivent être séchées; car la dessication y produit le même effet que la chaleur du jour.

Les fruits considérés pharmaceutiquement peuvent être séparés en deux groupes, les fruits charnus et les fruits secs. Les fruits charnus sont ceux dont le péricarpe contient, outre les vaisseaux nourriciers, une quantité considérable de tissu cellulaire gorgé de sucs. Les fruits secs ont le tissu cellulaire peu abondant, et leur péricarpe est naturellement d'une consistance presque sèche.

Quand on doit employer les fruits charnus récens, il convient de les cueillir à leur parfaite maturité. Il est cependant quelques exceptions à cette règle. Ainsi, les framboises, les mûres, les groseilles très-mûres donnent des sucs visqueux qui s'altèrent promptement. Il est convenable de les cueillir à leur maturité, mais avant qu'elle ne soit très-avancée.

Si les fruits charnus doivent être conservés dans leur état de fraîcheur, il faut les enlever de dessus l'arbre avant qu'ils soient tout-à-fait mûrs. La maturation s'achève dans le fruitier, et sans cette précaution les fruits blessiraient bientôt.

Les fruits secs capsulaires, c'est-à-dire dont les valves se séparent naturellement à la maturité, doivent être récoltés quand la graine et le péricarpe ont acquis tout leur dévelopement, mais avant leur dessication naturelle. A la fin de leur vie, il se manifeste, dans les péricarpes, des changemens de couleur qui annoncent des altérations chimiques dans leur tissu. C'est probablement à la négligence mise à la récolte de certains fruits capsulaires, par exemple de ceux du pavot, qu'il faut rapporter, en grande partie, l'incertitude des résultats qu'ils ont donnés dans la pratique médicale.

Les fruits carcérulaires ou les fruits secs indéhiscens doivent être récoltés à des époques différentes, suivant l'usage auquel on les destine. Si le péricarpe est la partie essentielle du fruit, si c'est en lui que résident les propriétés médicinales, on se conformera aux règles que nous avons établies pour les fruits capsulaires : mais, si l'on recherche principalement les vertus qui appartiennent à la graine proprement dite, laquelle, dans ce genre de fruits, est souvent soudée avec le péricarpe, on devra attendre que la maturité soit complète, afin que les différentes parties de la graine aient pu acquérir tout leur développement. En se conformant à ces principes, on récoltera, avant le moment de leur chute, les fruits secs des ombellifères (polachênes de Richard), qui contiennent, dans le péricarpe, l'huile volatile à laquelle ils doivent leurs vertus. On attendra le moment où le fruit des graminées (cariopse Rich.) sera prêt à sortir de ses enveloppes scarieuses, parce que c'est dans la graine, et non dans le péricarpe, que se trouvent les principes immédiats utiles. On devra attendre la maturité des fruits du carthame, du blé noir, de l'arroche, et prévenir celle de la noix, quand on aura l'intention d'utiliser le brou.

Les semences doivent être recueillies à la maturité parfaite. Autrement, l'eau qu'elles contiennent encore se vaporise, et les laisse désorganisées. Si elles sont émulsives, elles rancissent d'ailleurs plus vite. Le moment de récolter les semences est celui de la déhiscence des valves dans les fruits capsulaires, et de la maturité du péricarpe dans les fruits charnus.

Quand les graines sont enfermées dans une coque osseuse, on ne les en tire qu'au moment d'en faire usage. Elles y sont garanties du contact de l'air, et elles s'y conservent mieux.

§ III.

DESSICATION, CONSERVATION, RENOU-VELLEMENT.

Les drogues exotiques nous sont apportées dans un état qui leur permet de se conserver pendant un temps plus ou moins long. Il en est tout autrement de la plupart des médicamens simples indigènes. On ne peut les garder qu'autant qu'ils ont été privés de l'eau qu'ils contiennent. C'est en quoi consiste la dessication. Elle est toujours fondée sur ce principe, que l'air est rarement saturé d'humidité, et qu'il peut s'en charger d'une nouvelle quantité quand on le met en contact avec des corps qui en contiennent. Lorsque les plantes ou les parties de plantes sont peu succulentes, dans les circonstances ordinaires, l'action simple de l'air suffit pour les dessécher ; il convient de les étaler sur des claies placées dans un lieu bien sec et aéré : ce n'est qu'autant que l'air est très-humide, ou que les plantes sont très-succulentes, qu'il est nécessaire de recourir à une chaleur artificielle ; alors, comme dans le cas précédent, les matières doivent être suffisamment étalées, et l'on a le soin de les retourner de temps en temps, pour que la dessication s'en fasse également. Une autre précaution est indispensable, c'est de chauffer l'étuve graduellement : on commence par exposer les matières à une chaleur de 20 à 25 degrés, que l'on élève progressivement jusqu'à 40 à 45°.

Si on exposait de suite les plantes à une chaleur forte, elles subiraient dans leur eau de végétation une coction qui nécessairement altérerait leurs principes.

Quand une substance est aromatique, on doit, autant que possible, éviter de la chauffer. Ce ne serait qu'autant que l'air serait très-chargé de vapeurs qu'il faudrait avoir recours à la chaleur de l'étuve, et encore devrait-elle être très-modérée.

L'on remarque qu'après leur dessication les matières organiques sont sèches et cassantes; et, au bout de quelque temps, elles reprennent un peu de flexibilité, et deviennent plus maniables, ce qui tient à ce que le tissu végétal est hygrométrique, et s'empare d'une partie de l'humidité de l'air, de manière à se mettre dans une sorte d'équilibre avec lui.

Il n'y a rien à ajouter à ce qui précède pour la dessication des plantes entières ou des feuilles des plantes. Tout ce qui la concerne se trouve compris dans ce que nous avons dit de leur élection et de la dessication en général. Nous nous contenterons de citer quelques exemples. On desséchera à l'air libre les labiées, la fumeterre, le trèfle d'eau, la mercuriale, etc., toutes plantes moyennement aqueuses. La chaleur de l'étuve sera nécessaire pour l'orpin, la joubarbe, dont les sucs sont très-abondans.

Quand les racines sont peu succulentes et peu

épaisses, on les dessèche facilement en les suspen-
dant par paquets dans une étuve ou dans un grenier aéré, ou encore en les coupant par tronçons
courts et les étalant sur des claies.

Les racines charnues sont coupées par tranches
minces. On en forme des chapelets que l'on suspend dans l'étuve. Telles sont la pomme de terre
et les racines de bryone et de nénuphar.

On recommande généralement de laver les racines avant de les dessécher. Cette opération a
pour but d'en séparer la terre qui y est adhérente.
Elle a l'inconvénient de retarder la dessication et
de faciliter, par cela même, l'altération de ces racines.

Il est toujours préférable de les sécher sans les
laver, et de les secouer dans un sac de toile une
fois qu'elles sont bien sèches. Le frottement que
les morceaux exercent les uns sur les autres, en
détache toute la terre, que l'on sépare ensuite au
moyen d'un crible.

Il est avantageux de conserver quelques racines
dans leur état de fraîcheur, soit qu'elles perdent,
en se desséchant, les propriétés qui les caractéri-
sent; soit qu'elles en acquièrent de nouvelles. On
les tient environnées et couvertes d'un sable bien
sec. On conserve, de cette manière, les racines de
raifort, d'iris, d'arum. On coupe le collet du raifort
afin que les feuilles ne se développent pas, ce qui
ne pourrait avoir lieu qu'au détriment de la racine.

Les bulbes, toutes les fois qu'on les emploie frais

(et alors on va les chercher le plus souvent au moment de s'en servir), sont conservés dans du sable. Si on les dessèche, c'est toujours par le procédé suivant. On rejette les parties les plus extérieures dont l'aspect seul annonce un commencement de détérioration, et les parties voisines de la hampe dont l'état d'étiolement naturel n'a pas permis aux principes actifs de se produire, et l'on ne récolte que les squammes ou tuniques intermédiaires. On les coupe, soit transversalement, soit dans le sens de leurs fibres longitudinales, pour diviser la pellicule mince et très-dense qui recouvre leur surface, et qui s'opposerait à l'évaporation de l'humidité. On les enfile en chapelets, et on les fait sécher à l'étuve.

Les bois et les écorces se dessèchent avec la plus grande facilité. Il suffit de les laisser exposés à l'action de l'air dans un grenier bien ouvert.

Les fleurs d'un volume un peu considérable ou celles qui sont isolées sur la tige sont récoltées séparément les unes des autres. Quand, au contraire, elles sont très-petites et réunies en grand nombre sur un support commun, en corymbe, en ombelle ou en grappes, on les cueille avec leur pédoncule, et on les désigne sous le nom de sommités fleuries. On les réunit en petites bottes, à l'aide de ficelles, et on les suspend dans un grenier; quelquefois on les enveloppe de papier, pour éviter que la lumière n'en altère les couleurs; par exemple, pour le caillelait et le millepertuis.

Les fleurs, en raison de la délicatesse de leur

tissu et de la facilité avec laquelle elles s'altèrent, doivent être desséchées promptement, en se conformant cependant à ce qui a été dit sur les moyens généraux de dessication, et en la pressant d'autant plus que leur tissu est plus aqueux et plus altérable.

On fait subir à quelques fleurs une opération préalable. On sépare le calice et les onglets des pétales des roses rouges et des œillets. On enlève le calice de la violette. Si l'on destine des fleurs aux usages chimiques, il faut, avant de les sécher, les mettre sur une toile, et verser dessus, en manière de pluie, de l'eau bouillante qui s'écoule chargée d'une matière verte. On réitère les affusions jusqu'à ce que l'eau prenne une teinte un peu bleue. On dessèche ensuite ces fleurs avec rapidité. Ce mode de dessication est également préférable pour l'usage médical, et devrait être appliqué aux fleurs de buglosse, de bourrache et de mauve, qui, au bout d'un certain temps, jaunissent et se décolorent. Il ne paraît pas d'ailleurs que la matière verte qui est enlevée par l'eau jouisse de grandes propriétés médicinales. Cependant, on peut, sans inconvéniens, se contenter de sécher ces fleurs sans les avoir lavées. Elles conservent fort bien leur couleur si, aussitôt qu'elles sont assez sèches pour être friables, on les enferme encore chaudes dans des vases hermétiquement fermés. L'altération qu'elles éprouvent dans les circonstances ordinaires paraît être le résultat d'une sorte de fermentation déterminée par l'humidité hygrométrique.

6.

Les fruits peu charnus sont desséchés par les procédés ordinaires. On se contente de les étendre dans un grenier aéré ou au soleil. Il est plus convenable de placer à l'ombre ceux qui sont chargés de principes volatils, par exemple, les polachènes des ombellifères.

Les fruits pulpeux tels que les figues, les prunes, les cynorrhodons, ne doivent jamais être desséchés au point de devenir cassans. On les expose d'abord à la chaleur douce d'un four, et ensuite à celle du soleil, et on les reporte sucessivement au four et au soleil, jusqu'à ce qu'ils aient acquis le degré de siccité convenable. Le but qu'on se propose dans cette manipulation est 1° de faciliter la dessication de la matière charnue, en élevant la température; 2° de déterminer également l'évaporation dans toutes les parties. La chaleur du four agit surtout à la surface. A mesure que l'humidité s'échappe, le tissu végétal se resserre, et devient bientôt assez dense pour s'opposer à l'évaporation des sucs situés plus profondément. Pendant le temps que les fruits passent hors du four, l'équilibre se rétablit à peu près dans toute leur substance, parce que leurs parties desséchées se ramollissent de nouveau aux dépens des sucs de l'intérieur. Il est aisé de concevoir qu'en renouvelant plusieurs fois ces effets, on arrivera graduellement à la concentration convenable des sucs du fruit.

Observons que le four doit être chauffé de manière à produire la dessication sans cuire les fruits.

Les semences, quand elles ont été récoltées à leur parfaite maturité, n'exigent ordinairement d'autre soin que d'être gardées dans un lieu sec, à l'abri de la voracité des animaux. Il est convenable de garder dans leur coque ligneuse celles qui en sont pourvues. On a remarqué qu'elles s'y conservent plus long-temps sans altération.

On pourrait sécher à l'étuve les graines mucilagineuses, au soleil les autres graines inodores ; mais on devra laisser à l'ombre celles qui sont aromatiques, ou douées d'un principe âcre et volatil.

Toutes les substances prises des animaux doivent être soumises à la dessication avec les mêmes soins que les plantes, en variant les procédés selon la nature particulière de chacune d'elles.

Les cantharides, les cloportes sont exposés épars sur des toiles ou sur des châssis, dans un grenier ouvert où l'air circule librement.

On sépare la peau, la tête et les intestins des vipères. On les suspend ensuite, dans une étuve, pour les sécher par degrés. Le foie et le cœur étaient autrefois conservés à part, et ils étaient désignés sous le nom de bézoard animal.

Toutes les substances, après avoir été convenablement desséchées, doivent être enfermées dans des vases inaccessibles à la lumière, à l'humidité et à la poussière. Des vases de verre noir ou de faïence seraient sans contredit les meilleurs, s'ils n'avaient l'inconvénient d'être d'une trop petite capacité. On les remplace par des boîtes de bois peintes en dehors et garnies intérieurement de papier collé avec de la colle d'amidon, à laquelle on a ajouté de l'aloës ou de l'alun, pour la garantir des insectes. Il est d'ailleurs nécessaire de visiter souvent tous les médicamens simples, pour les préserver des avaries qu'ils peuvent contracter avec le temps et pour rejeter ceux qui se trouveraient altérés.

Quand on a à conserver des masses assez considérables d'espèces indigènes, la manière la plus avantageuse est de les tasser fortement en balles, après qu'elles ont été bien desséchées. De cette manière, l'air et l'humidité ne peuvent pénétrer dans l'intérieur, et leur action se borne tout au plus à dénaturer la couche superficielle.

C'est par ce procédé que, dans les arts, on conserve le houblon. C'est aussi le moyen dont se servent les herboristes en gros. Les pharmaciens se trouveront bien de l'employer, suivant le conseil que leur en a donné tout récemment M. Decourdemanche.

Quand il s'agit de conserver des animaux vivans, on y parvient en les plaçant dans les conditions qui les écartent le moins possible de leurs habitudes naturelles. On conserve les grenouilles et les écrevisses en les mettant dans des vases avec de l'eau et de l'herbe, ou mieux encore des touffes de joncs. On recouvre le vase d'un couvercle à claire-voie ou d'un filet. On met les tortues dans un jardin, les vipères dans une boîte garnie de son. Les sangsues sont placées dans de l'eau fraîche que l'on renouvelle souvent. Quelque soin que

l'on prenne, on en perd toujours un grand nombre
si l'on ne rapproche pas, autant que possible, leur
habitation artificielle des marais où elles ont l'habitude de vivre. Quand l'on conserve une grande
quantité de ces animaux, le mieux est de con-
struire un petit bassin dont on garnit le fond d'argile et de mousse, et dans lequel on établit un
courant d'eau à peine sensible. Si l'on est placé
de manière à renouveler souvent sa provision, il
suffira, avec **M. Guibourt**, de les mettre dans des
pots avec du sable de rivière très-fin et un peu de
mousse. On établit d'ailleurs un courant d'eau très-
lent, en faisant arriver continuellement un petit
filet d'eau au fond des pots, et laissant écouler
l'excédant par un trou pratiqué à la partie supérieure.

§ IV.

DE LA PURIFICATION DES DROGUES
SIMPLES.

Parmi les médicamens que le commerce livre
au pharmacien, il en est un certain nombre qui
ont besoin d'être mondés des matières étrangères
qui y sont adhérentes ou mélangées. Le pharmacien récolte lui-même, autant qu'il le peut, toutes
les drogues indigènes, et examine scrupuleusement
la qualité des matières qui lui sont fournies par le

commerce. Il ne laisse entrer dans son officine que des médicamens qui réunissent toutes les qualités convenables. Aussi, n'aurons-nous à traiter ici que de la purification des substances que l'on ne peut se procurer à l'état de pureté. Des corps étrangers tantôt y sont mélés confusément, et tantôt adhèrent seulement à leur surface. Il arrive aussi que le mélange est assez intime pour qu'on ne puisse par un simple triage séparer les substances étrangères. Ces circonstances, et la nature des corps sur lesquels on opère, influent nécessairement sur les moyens de purification dont on doit faire usage.

Quand des corps en parties entières ou en fragmens assez volumineux sont mélés à des médicamens composés eux-mêmes de parties séparées, un simple triage à la main suffit à la purification. Par exemple, on sépare de la gomme arabique les larmes de bdellium. On est dans l'habitude de rejeter les débris de pétiole et les feuilles de l'arguel qui sont mélés au séné (bien qu'il soit loin d'être prouvé que cette pratique soit nécessaire). On fait le triage de l'uva ursi du commerce pour le débarrasser des feuilles de canneberge qui s'y trouvent souvent en très-grande proportion. Ces exemples sont suffisans pour donner une idée de ce genre de purification. Le pharmacien s'y trouve amené naturellement par la connaissance des propriétés caractéristiques des médicamens simples.

Lorsque des fragmens étrangers sont adhérens à la surface et même à l'intérieur des matières médicamenteuses, on peut souvent les séparer par une opération mécanique. Ainsi, on enlève, au moyen d'une petite hachette, les débris d'écorces et les corps impurs qui salissent souvent la gomme arabique : mais la purification devient plus difficile quand il y a mélange intime des matières étrangères et des parties médicamenteuses. Il faut se laisser guider par la nature des corps auxquels on a affaire.

Si la partie médicamenteuse est soluble, et que les matières étrangères ne puissent se dissoudre, on se sert d'un véhicule approprié qui dissout la première, et isole les secondes. C'est l'eau pour le cachou, l'opium ; l'alcool faible pour les gommes-résines ; l'alcool concentré pour les résines, etc.

L'*opium purifié* ou *laudanum* s'obtient en coupant l'opium du commerce en tranches minces. On le malaxe dans le double de son poids d'eau tiède, et l'on passe au travers d'une toile. On verse sur le résidu une nouvelle quantité d'eau pour entraîner le reste des parties solubles. On réunit les liqueurs, et on les évapore à une douce chaleur, jusqu'en consistance d'extrait un peu ferme. Dans cette opération, on sépare de l'opium tous les débris végétaux et la terre qui y étaient mélangés.

C'est par le même procédé que l'on purifie le cachou et le suc de réglisse du commerce. Le premier est toujours mêlé de sable, et le second d'amidon, d'extrait en partie brûlé, et de parcelles de cuivre. L'eau froide dissout facilement le cachou ; mais il n'y aurait aucun inconvénient à se servir d'eau chaude, tandis qu'il est indispensable de traiter à froid le suc de réglisse, afin de ne dissoudre ni amidon, ni matière carbonacée. On a l'habitude de faire cuire l'extrait de réglisse purifié en consistance de pâte très-ferme, de l'étendre, au moyen d'un rouleau de bois, sur une table légèrement huilée, et de le diviser en petites parties dont on achève la dessication à l'étuve. On l'aromatise à volonté.

Quand on n'a pu se procurer les gommes-résines en larmes bien sèches et bien pures, il convient de les purifier, et, à cet effet, on se sert d'alcool à 22° R. On les concasse, et on les dissout au bain-marie dans deux à trois fois leur poids d'alcool. On passe avec expression au travers d'un linge, et l'on évapore, pour rendre au produit sa consistance première. On a conseillé d'employer alternativement de l'alcool fort et de l'alcool bien faible, de mélanger les liqueurs, et de les évaporer. Il ne doit pas en résulter un grand avantage, car l'alcool à 22° se charge bien des substances résineuses et des matières gommeuses et extractives qui y sont mêlées dans les gommes-résines.

Les liquides peuvent encore être de bons agens de purification quand la substance médicinale est insoluble, et, qu'au contraire, ce sont les parties étrangères qui peuvent se dissoudre. Par exemple, les fleurs de soufre du commerce sont salies par de l'acide sulfurique. On les en débarrasse aisément par le lavage. On divise d'abord le soufre dans une petite quantité d'eau, de manière à en bien mouiller toutes les parties, et à en faire une pâte molle que l'on délaie ensuite dans une quantité d'eau plus considérable ; on laisse déposer ; on décante , et l'on renouvelle ainsi les lavages jusqu'à ce que les liqueurs ne rougissent plus le papier de tournesol. Alors, on jette le dépôt sur un filtre de toile, pour le laisser égoutter, puis on le fait sécher à une chaleur douce.

Les liquides sont encore utilisés pour purifier les corps, quand ceux-ci sont formés par un mélange de diverses parties insolubles d'une pesanteur spécifique très-différente. C'est le moyen appliqué à la purification des argiles. L'argile ferrugineuse nommée bol d'Arménie, et celle dite terre sigillée, sont les seules que le pharmacien ait à soumettre à ce genre d'opération. Elle est fondée sur la différence de densité des grains de sable et des particules argileuses. Celles-ci sont dans un état extrême de division, et peuvent rester long-temps en suspension, tandis que le sable se précipite avec rapidité. On ramollit les argiles en les laissant tremper dans l'eau ; on les malaxe dans les mains, et, quand elles sont bien divisées, on les délaie par agitation dans une plus grande quantité d'eau ; on laisse reposer quelques minutes, et l'on jette le liquide encore trouble sur un tamis de soie. On verse une nouvelle quantité d'eau sur le résidu , et l'on continue d'opérer comme ci-dessus, à plusieurs reprises, jusqu'à ce que toute l'argile ait été enlevée ; on la laisse se déposer ; on décante le liquide qui la surnage, et on la met à égoutter sur une toile ; après quoi, on procède à sa dessication.

Pour l'accélérer, on réduit ordinairement la pâte encore molle en petits pains qui portent le nom de trochisques, et qui se dessèchent rapidement, parce qu'ils présentent à l'air une plus grande surface. Pour trochisquer, on remplit de pâte un entonnoir enchâssé sur un montant ; à celui-ci est adaptée une cheville qui dépasse un peu l'extrémité de l'entonnoir. Chaque fois que l'on veut faire des trochisques, on frappe légèrement la cheville, et, à chaque secousse, il tombe un peu de pâte que l'on reçoit sur du papier.

La chaleur est fréquemment un moyen de purification. C'est par elle que, dans les arts, on sépare le soufre des matières terreuses qu'il a pénétrées, ou que l'on isole le sulfure de plomb ou le sulfure d'antimoine de leur gangue. On s'en sert souvent aussi dans les laboratoires de chimie, pour purifier des corps volatils par la sublimation. Mais nous devons nous borner à examiner l'emploi de la chaleur comme moyen de purification des médicamens simples, lorsque ceux-ci ne sont pas livrés par le commerce, dans un état de pureté convenable. Tels sont les différens corps gras, comme la panne de porc, la moëlle de bœuf, le suif de mouton. Ils sont mélangés en proportion assez considérable de parties membraneuses ou fibreuses qu'il est important d'en séparer. Nous prendrons pour exemple la purification de la graisse de porc.

On prend de la panne de porc : c'est la graisse des flancs mêlée de tissu cellulaire, ou bien encore les portions graisseuses accumulées vers l'épiploon. On les coupe par morceaux, et on les pétrit dans l'eau froide, avec les mains, pour en séparer le sang. On met la matière dans un bassin, et on la fait fondre à une douce chaleur. On la passe au travers d'un linge serré, et, quand elle est figée, on la gratte pour en séparer des impuretés qui restent au fond. On la fait liquéfier de nouveau au bain-marie, et on la coule dans des pots que l'on a soin de couvrir, et de placer dans un lieu frais.

§ VI.

DE LA PULVÉRISATION.

La pulvérisation est une opération par laquelle on réduit les corps en particules plus ou moins tenues. On y procède par des moyens très-différens. La râpe, la lime, les meules sont mises en usage. Plus souvent, on se sert du pilon. Nous examinerons d'abord quelles sont les règles applicables à la pulvérisation des corps en général. Nous passerons ensuite en revue chaque mode particulier de pulvérisation pratiqué dans les officines, en indiquant successivement quels sont les corps qui doivent y être soumis.

Avant de pulvériser un corps, il est essentiel de le réduire à un grand degré de siccité. A cet effet, on le met dans une étuve, ou bien on l'expose au soleil jusqu'à ce qu'il ait perdu l'eau hygrométrique qu'il contient, et qu'il soit devenu cassant. Certains corps ont besoin de subir une division préalable. On râpe les bois ; on réduit les métaux ductiles en limaille ; les racines fibreuses sont coupées en tranches très-minces dans leur sens transversal, afin de diviser les fibres, que la pulvérisation se fasse plus aisément, et que la poudre ne soit pas mêlée de parties fibreuses non pulvérisées. Quelques matières doivent être préalablement lavées, tels sont le salep, les yeux d'écrevisses, le corail, les coquilles d'œufs. Pour laver le salep, on se contente de le tenir pendant quelque temps en contact avec de l'eau chaude ; on le retire, on le dessèche à l'étuve, et l'on procède à sa pulvérisation. Le lavage des autres substances ne se fait pas aussi aisément. Il doit être répété dans l'eau de 40 ou 50 degrés que l'on renouvelle plusieurs fois par jour jusqu'à ce que toute odeur et toute saveur aient disparu.

Les pierres siliceuses ne se pulvérisent bien qu'autant qu'on les a fait rougir au feu, et que, dans cet état, on les a plongées dans de l'eau froide. Sans doute que leur friabilité, après cette opération, est le résultat de l'état de la tension extraordinaire dans lequel se trouvent leurs molécules. La chaleur les écarte les unes des autres, et augmente le volume de la masse. Le refroidissement subit que produit le contact de l'eau froide contracte brusquement les parties les plus extérieures ; mais cet effet ne se fait pas sentir à l'intérieur où les molécules se refroidissent lentement, et restent dans un état d'écartement plus grand que ne le comporte leur température ; état contre nature et qui détermine la séparation des particules dès que l'équilibre qui existait dans la masse vient à être détruit.

Si l'on voulait pulvériser du riz, il faudrait l'humecter légèrement pour détruire son élasticité, qui empêcherait qu'il pût être attaqué par le pilon. Ordinairement, on ne pulvérise pas le riz dans les laboratoires. Les arts nous préparent sa farine, et elle se fait dans des moulins ordinaires.

A mesure que l'on pulvérise un corps, les portions qui ont été réduites en poudre s'élèvent dans l'atmosphère à chaque secousse qui est imprimée à la masse. Le moindre inconvénient qui en résulte est la déperdition d'une certaine quantité de matière. Il arrive aussi fréquemment que le pileur en est très-incommodé ; et souvent même il en résulterait pour lui des accidens fâcheux, s'il ne parvenait à se mettre à l'abri. Toutes les matières âcres, comme les gommes-résines, l'euphorbe, les cantharides, les racines de jalap, d'asarum, d'ipécacuanha, la bétoine, l'arnica, etc., peuvent produire ces effets. On évite le danger qui résulterait de leur action, en recouvrant le mortier d'un sac de peau en forme de cône qui est traversé par le pilon dans sa partie supérieure, et qui y est fortement attaché. La base du cône recouvre la bouche du mortier, et se trouve liée à ses bords, par une corde ou une courroie.

Il serait de toute impossibilité de pulvériser entièrement toute la matière que l'on met dans un
mortier. De temps en temps, on sépare les parties
les plus fines de celles qui n'ont pas encore été suffisamment divisées. On y parvient au moyen d'un
tamis. C'est un tissu tendu dans une portion de
cylindre en bois et au travers duquel les parties les
plus tenues trouvent seules un passage. On se sert
de tissus plus ou moins fins suivant que l'on veut
obtenir des poudres plus ou moins tenues. Quand
on veut avoir des poudres très-fines, on se sert d'un
tamis couvert. La pièce supérieure est appelée
couvercle, et la pièce inférieure tambour. Elles
sont toutes deux garnies en peau, et elles s'em-
boîtent sur le tamis, de manière à ce qu'il ne
puisse y avoir déperdition de poudre. On emploie
ces tamis couverts dans les mêmes circonstances et
pour les mêmes raisons que nous avons rapportées
plus haut en parlant de la déperdition pendant la
contusion des corps.

Pour faire passer les poudres à travers le tissu du
tamis, on se contente de remuer circulairement
celui-ci, en l'appuyant sur le mortier, ou au moins
de l'agiter dans les mains. Si on le frappait contre
le mortier, on forcerait à passer des parties qui
n'auraient pas encore acquis le degré de ténuité
convenable. Une matière fibreuse qui aurait été
tamisée de la sorte fournirait une poudre remplie
de fibres non pulvérisées.

Souvent les matières que l'on soumet à la pulvérisation sont composées de parties différemment

friables, ce qui donne le moyen de les séparer les unes des autres. On ne cherche pas à le faire quand les particules d'un corps sont toutes de même nature, ou qu'elles ont toutes des propriétés utiles, et aussi quand les différens principes qui composent un corps offrent peu de différence dans leur degré de friabilité. Ainsi, on pulvérise jusqu'à extinction les matières salines, le jalap, la rhubarbe, l'aunée, la gentiane, la cannelle, l'écorce de Winter, le cassialignea, les bois de Santal, d'aloës, de gayac, les cantharides, etc.

Lorsque les matériaux qui constituent un médicament sont très-différemment friables, et que l'un d'eux n'a pas ou n'a que très-peu de propriétés médicamenteuses, il est avantageux de le séparer. On y parvient, en grande partie, en fractionnant les produits de la pulvérisation. Si la partie active se pulvérise la dernière, on rejète la première poudre : si elle est plus friable que les parties inertes, on rejète au contraire les derniers produits. Dans le premier cas se trouvent le quinquina gris, la cascarelle, le salep, la gomme adragante. On rejètera donc les premiers produits de la pulvérisation du quinquina gris et de la cascarille, qui ne sont, en quelque sorte, formés que de parties fibreuses. Dans le salep, ils ne contiennent presque que la pellicule qui recouvre les bulbes d'orchis. La première poudre que fournit la gomme adragante contient toutes les matières étrangères plus friables que cette gomme.

Les corps dont les derniers produits de la pulvé-

risation sont sans vertu existent en plus grand nombre. Ce sont toutes les racines fibreuses, les feuilles
et les tiges dont la fibre végétale résiste plus à l'action du pilon que les matières extractives. On rejète le résidu qu'elles laissent, et qui est tout-à-
fait fibreux. Le quinquina calysaya est dans le
même cas. L'ipécacuanha se comporte de même;
mais, pour le réduire en poudre, on emploie un
procédé particulier. On le broie dans un mortier,
pour détacher la partie corticale du méditullium
ligneux , et on la pulvérise seule et en totalité.

Ce que nous venons de dire conduit à penser que,
dans un très-grand nombre de cas, les poudres ne
sont pas homogènes à différentes époques de la pulvérisation. Aussi, est-il essentiel de mélanger tous
les produits pour avoir un tout dont les propriétés
soient constantes dans toutes ses parties. Le mélange se fait en retournant toutes les poudres ensemble dans le fond d'un tamis ou sur un papier.
Pour que le mélange soit exact, il convient de les
forcer à passer de nouveau à travers un tamis dont
le tissu soit plus lâche que celui qu'elles ont traversé en premier lieu.

Les différens modes de pulvérisation mis en pratique dans les officines sont au nombre de sept, savoir :

La contusion,

La trituration,

La moûture,

La pulvérisation par frottement,

La pulvérisation par intermède,

La porphyrisation,

La lévigation.

Jetons un coup-d'œil sur chacune de ces sortes de pulvérisation.

CONTUSION.

La contusion consiste à mettre le corps que l'on veut réduire en poudre dans un mortier, et à le frapper fortement à coups de pilon, pour en diviser les parties. On s'en sert pour toutes les matières denses dont les molécules sont très-adhérentes entre elles, et ne sont pas susceptibles de se ramollir par la chaleur. Le plus grand nombre des parties des végétaux sont pulvérisées de cette manière, en se conformant d'ailleurs à toutes les précautions que nous avons déjà prescrites.

La nature du mortier doit être en rapport avec celle des corps que l'on réduit en poudre. Le plus souvent on se sert d'un mortier de fer. Un mortier de marbre doit être préféré pour les matières salines, à moins qu'elles ne soient acides, et alors on lui substitue un mortier en verre ou en agathe.

TRITURATION.

Quand une matière est fort tendre ou que ses parties sont susceptibles de se ramollir par la chaleur, il faut éviter de frapper avec le pilon. On se contente de le promener circulairement dans le mortier en écrasant la matière par une pression ménagée entre les parois du mortier et la tête du pilon. C'est ainsi que l'on prépare les poudres des résines et des gommes-résines. Quelques praticiens conseillent d'huiler légèrement le fond du mortier et le bout du pilon quand on pulvérise des résines, dans le but de les empêcher d'y adhérer. Mais l'huile, en rancissant, communique à la résine une odeur désagréable. Il est préférable de pulvériser les résines sans intermède. On doit choisir pour le faire un temps sec et froid.

MOUTURE.

La pulvérisation par mouture est peu usitée dans les officines françaises. On ne l'emploie guère que pour se procurer certaines poudres grossières. C'est ainsi que l'on pulvérise le café et le poivre, et les amandes destinées à fournir de l'huile. En Hollande, un assez grand nombre de pharmaciens ont chez eux un moulin composé de deux meules, l'une horizontale, l'autre verticale tournant sur la première. La poudre est emportée par un ventilateur, à mesure qu'elle est formée. Ce procédé est bien préférable à celui dont on se sert ordinairement. Il offre économie de temps et perfectionnement dans les produits, sans aucun danger pour l'opérateur.

M. Petit, pharmacien à Corbeil, a donné la description d'une machine à pulvériser qui a beaucoup de rapports avec celle dont on fait usage aux États-Unis d'Amérique, pour pulvériser les matériaux de la poudre à tirer. C'est un tonneau en chêne à parois épaisses, placé horizontalement, et traversé par un axe au moyen duquel on peut lui imprimer un mouvement de rotation. On introduit dans le tonneau, par une ouverture pratiquée à cet effet, la matière à pulvériser et des balles de fonte aigre, et l'on fait tourner jusqu'à ce que l'on juge que la pulvérisation est terminée. Alors, on verse la poudre sur un tamis, pour la séparer des balles. M. Henry avait fait établir à la pharmacie centrale un tonneau semblable, qui a été abandonné : on n'en avait jamais obtenu un bon résultat.

PULVÉRISATION PAR FROTTEMENT.

Il est des corps dont la poudre obstruerait les pores du tamis sans les traverser. On les pulvérise en usant d'un artifice particulier. On prend chaque morceau séparément, et on le frotte sur un tamis placé au-dessus d'une feuille de papier. C'est ainsi que doivent être pulvérisées la céruse et la magnésie. Ce procédé est encore applicable à la préparation de la poudre d'agaric ; mais comme, ainsi obtenue, elle a rarement le degré de ténuité convenable, M. Bataille a proposé le procédé suivant. On prend de l'agaric, on l'écrase légèrement dans un mortier, et l'on y ajoute les trois quarts de son poids d'eau. On pile jusqu'à ce que la matière paraisse bien divisée. On la fait sécher à une douce chaleur, on la triture ensuite dans un mortier couvert, et on la passe au tamis de soie. M. Boullay a fait remarquer que la poudre d'agaric ainsi préparée est moins amère que celle donnée par le procédé ordinaire, parce qu'en se servant de celui-ci, il reste sur le tamis des fibres inertes que l'on rejète. M. Boullay conseille de diviser d'abord l'agaric par frottement, et de le traiter ensuite par la méthode de M. Bataille.

Le Codex prescrit de se servir de l'intermède de la gomme adragante, comme nous allons l'indiquer dans le paragraphe suivant.

PULVÉRISATION PAR INTERMÈDES.

Quand une matière est sèche, tenace et membraneuse, elle résiste au pilon, et il est difficile de la réduire en poudre par contusion ou trituration. Tels sont l'agaric, la coloquinte, la chair de vipère. D'autres fois, la difficulté opposée à la pulvérisation dépend de l'état élastique des corps qui leur fait, en quelque sorte, repousser le pilon; par exemple, le camphre, le riz. Elle peut aussi provenir d'un état de mollesse qui détermine la formation d'une pâte, quand on cherche à diviser les parties, comme cela arrive avec la vanille. Enfin, la ductilité des corps est souvent aussi un obstacle à la pulvérisation, car elle permet à leurs particules de glisser les unes sur les autres avec la plus grande facilité sans se désunir. C'est ce que l'on peut observer avec tous les métaux ductiles qui s'étendent sous le pilon sans se briser. Dans toutes ces circonstances, il faut employer quelque intermède qui puisse diminuer la ténacité des uns, l'élasticité des autres, ou parer à la mollesse ou à la ductilité des derniers.

Pour obtenir la poudre de coloquinte, d'agaric ou de vipères, on prend une partie de gomme adragante, et on la convertit en mucilage par les procédés ordinaires. On mêle celui-ci dans un mortier avec huit parties de l'un des corps précédens, pour en faire une masse que l'on divise en tablettes que l'on fait sécher à l'étuve, et que l'on pulvérise à la manière ordinaire. Les anciens répétaient à plusieurs reprises la pulvérisation de la coloquinte avec la gomme ; après quoi ils donnaient à la masse la forme de grains d'avoine qu'ils désignaient sous le nom de trochisques alhandal.

Pour pulvériser le camphre, on l'arrose avec un peu d'alcool rectifié, et l'on triture. Par ce moyen, il se réduit en poudre avec facilité.

Pour avoir de la poudre de vanille, on la coupe avec des ciseaux en très-petites parties, on la mêle avec le double de son poids de sucre, et on la broie dans un mortier, jusqu'à ce que le tout soit réduit en poudre très-fine : on passe au tamis de soie. Il vaut mieux cependant, surtout si l'on opère sur une quantité un peu considérable de vanille, n'ajouter d'abord qu'une partie du sucre, et conserver le reste pour triturer le résidu qui est resté sur le tamis.

Pour pulvériser un métal ductile (l'or, l'argent, l'étain), on prend ce métal réduit en feuilles très-minces, et on le divise au moyen d'une substance qui facilite la séparation de ses particules, et dont la solubilité permette, plus tard, de l'enlever entièrement, par exemple : le miel, le sucre, le sel marin. On triturera donc le métal réduit en feuilles avec l'un de ces corps, pendant assez de temps pour le bien diviser ; on versera ensuite sur la masse de l'eau bouillante, qui dissoudra l'intermède, et laissera précipiter la poudre métallique. On recueillera celle-ci sur un filtre, et on la lavera à plusieurs reprises. Observons toutefois que l'étain en feuilles du commerce contient du plomb, et qu'il ne convient pas de s'en servir.

C'est peut-être à la pulvérisation par intermède que l'on doit rapporter celle des métaux ductiles, fusibles à une basse température, au moyen du calorique. On les fait fondre à la chaleur, et, quand ils sont fondus, on les verse dans une boîte sphérique de bois ou de fer à parois garnies d'aspérités, et blanchies de craie dans toute leur étendue. On agite sans interruption : les particules métalliques constamment agitées se condensent bientôt en se refroidissant, mais elles ne peuvent se réunir, et restent séparées les unes des autres. On passe au tamis de soie. On peut, par ce procédé, pulvériser l'étain, le plomb, le zinc, etc.

M. Henry fils a fait une heureuse application de l'intermède de l'eau, à la pulvérisation du mercure doux. L'appareil dont il se sert est composé de trois pièces : 1° une cornue de grès lutée, à col court et large, placée dans un fourneau de réverbère, et contenant le mercure doux ; 2° une cornue de verre, placée sur un fourneau, et contenant de l'eau ; 3° un ballon récipient à trois tubulures ; l'une, latérale, très-large et très-courte, qui reçoit le col de la cornue de grès ; la seconde, latérale, placée vis-à-vis de la première, et qui livre passage à l'extrémité du col de la cornue de verre ; enfin, la troisième tubulure, d'un diamètre assez grand, est située inférieurement, et elle est destinée à verser dans un flacon, qui la reçoit, le mercure doux et la vapeur d'eau qui se condensent dans le récipient. Ce flacon est muni d'un tube de sûreté, pour laisser dégager l'air. L'appareil étant ainsi disposé, et les jointures étant lutées, on chauffe en même temps la cornue de grès et la cornue de verre, pour volatiliser le mercure doux et l'eau. Le récipient doit être rempli de vapeurs d'eau au moment où la volatilisation du mercure doux se fait. Au lieu de mettre ce sel dans la cornue, il est préférable d'y placer le mélange propre à le produire ; la vapeur mercurielle arrive avec plus de lenteur dans le récipient ; elle s'y condense ; mais ses particules, séparées les unes des autres par l'interposition de l'eau, se déposent à l'état pulvérulent, et forment une poudre impalpable d'une excessive blancheur. On la recueille sur un filtre, on la lave, on la fait sécher, et on la passe au tamis.

Il est nécessaire, pour que le mercure doux ne se condense pas dans le col de la cornue, d'introduire des charbons par le dôme du fourneau, de manière à tenir toujours très-chaude la voûte de la cornue.

PORPHYRISATION.

La porphyrisation est une opération qui consiste à faire mouvoir une molette de matière très-dure sur une table de même matière, et que l'on a chargée de poudre.

Le nom de porphyrisation, donné à cette opération, lui vient de ce que l'on fait le plus fréquemment usage de tables de porphyre. Toute autre pierre dure peut lui être substituée ; quelquefois, l'on se sert de marbre : il faut toujours se laisser guider dans son choix par la dureté de la matière que l'on veut réduire en poudre. Il doit toujours exister une grande différence entre la dureté de la table et celle de la substance que l'on y pulvérise, sans quoi une partie de la pierre serait détachée, et altérerait la pureté du produit.

La molette doit être de même matière que la table, et n'être pas parfaitement plane, mais légèrement convexe. Sans cette disposition, la poudre ne pourrait s'engager entre elle et le plan de porphyre.

Avant de soumettre les corps à la porphyrisation, on commence par leur donner un certain degré de ténuité. Le fer est limé, pilé dans un mortier de fer, et tamisé. On pulvérise aussi les terres, les pierres, les sels.

Quand une matière peut être altérée par l'eau, on la porphyrise à sec. Tels sont beaucoup de sels, et surtout le fer, qui, même, ne doit être porphyrisé que par un temps sec. Quand les corps ne sont pas altérables par l'eau, on les réduit en pâte, au moyen de ce liquide, pour les pulvériser plus aisément. La porphyrisation en est plus prompte et plus facile, parce que la matière fuit plus difficilement sous la molette.

On porphyrise toutes les matières très-dures minérales que la contusion et le tamisage ne diviseraient pas assez. Tels sont les coquilles d'œufs, le sulfure d'antimoine, le verre d'antimoine, les os brûlés, les coraux, les métaux, les sels difficiles à broyer, comme le mercure doux, l'émétique, le sulfate de potasse.

Quelquefois, après qu'une matière a été porphyrisée à l'eau, on met la pâte qui en résulte dans un entonnoir approprié, et on la forme en trochisques, dans le but d'en faciliter la dessication, ainsi que nous avons eu occasion de le dire.

LÉVIGATION.

La nature nous offre certaines matières dans un grand état de division, et seulement mélangées avec des corps grossiers dont il est facile de les séparer, en profitant de leur différence de densité. Telle est la craie ; telles sont les terres bolaires : celles-ci sont les seules que l'on pulvérise dans les officines. L'opération à laquelle on les soumet est connue sous le nom de lévigation. Nous l'avons déjà décrite. Elle consiste à laisser tremper les matières argileuses dans l'eau, pendant un temps plus ou moins long, à délayer ensuite en agitant ; à laisser déposer quelques minutes, et à séparer par décantation la terre la plus fine restée en suspension du sable, plus lourd, qui se précipite d'abord.

La lévigation n'est pas, à proprement parler, un mode de pulvérisation ; mais elle s'y rapporte, en ce qu'elle permet de séparer les parties les plus fines de certains corps de celles qui n'ont pas acquis le même degré de finesse. Elle ne peut s'appliquer qu'à des substances minérales sur lesquelles l'eau n'a pas d'action.

On applique la lévigation à la préparation des poudres de sulfure d'antimoine, de sulfure de mercure, de pierre hématite; et, comme ces substances ne sont pas susceptibles de se délayer dans l'eau, à la manière des argiles, on les porphyrise préalablement, et l'on sépare par lévigation la poudre très-fine des parties les plus grossières que l'on porphyrise de nouveau.

On traitait de même la litharge, en se contentant toutefois de la piler sans la porphyriser; mais comme elle n'a jamais besoin d'être en poudre très-fine, cette pratique est inutile.

Tels sont les divers moyens pratiqués pour pulvériser les corps. Il nous reste encore à indiquer les précautions suivantes, applicables surtout à la conservation des matières pulvérisées.

On ne doit jamais préparer une grande quantité de poudre à la fois : les médicamens se conservent mieux dans leur entier. Cette règle est surtout applicable aux substances volatiles et aromatiques, et à celles qui attirent l'humidité de l'air. On peut seulement excepter quelques substances minérales.

On doit conserver les poudres végétales dans des vaisseaux fermés exactement. La lumière altère promptement leur couleur, ce qui annonce un commencement de détérioration. Il faut les garder dans des vases qui ne soient pas perméables aux rayons lumineux, comme des vaisseaux de terre ou des boéaux de verre recouverts de papier noir.

Parmentier a recommandé avec raison de sécher les poudres avant de les renfermer; car, par leur exposition à l'air, elles absorbent une certaine quantité d'humidité qui contribue à leur détérioration.

§ VII.

DES SUCS.

Toutes les parties qui composent les végétaux peuvent être considérées comme composées mécaniquement d'un réseau dont les mailles sont plus ou moins serrées, et dans les interstices desquelles se trouvent renfermés des liquides jouissant de propriétés diverses, en raison des végétaux et des organes qui les contiennent. Tantôt le tissu ne contient qu'une très-faible proportion de matières solides : c'est le cas des plantes dans leur jeunesse et des parties charnues qui nous sont fournies par quelques-unes; tantôt, au contraire la fibre végétale, durcie par le dépôt des molécules alimentaires, a pris plus de consistance, et les liquides sont devenus plus rares. Nous retrouvons ces caractères dans le bois, les écorces, enfin dans toutes les parties ligneuses des plantes.

Ces différens états du tissu végétal doivent apporter des modifications dans les procédés qui ont pour objet d'en extraire les sucs. Nous les retirons plus aisément et en plus grande abondance, des parties charnues que des parties ligneuses, et même après que l'individu a été séparé du sol, nous ne pouvons plus en extraire mécaniquement de ces dernières. Quand le végétal est sur pied, elles nous fournissent cependant des sucs précieux, mais c'est en leur ouvrant un passage à l'aide d'incisions; et alors ils ne sont plus fournis par un espace limité du bois ou de la racine; car la circulation les renouvelle sans cesse dans le point où on leur a livré passage.

Nous ne devons nous occuper ici que des sucs que le pharmacien prépare dans son laboratoire. Il les obtient en déchirant, par des moyens divers, les cellules qui les renferment. Aussi, ne peut-il les extraire avec avantage que des parties charnues.

Tout agent qui ouvrira les cellules du tissu végétal sera convenable pour l'extraction des sucs. La nature même du tissu nécessite l'emploi de tel ou tel moyen. La matière est-elle compacte, elle glisserait sous le pilon; on emploie la râpe pour la diviser: par exemple, les fruits charnus, les racines féculentes, etc. La contusion dans un mortier est le moyen dont on fait le plus souvent usage; il s'emploie pour toutes les parties herbacées des plantes. Le broyage sous des meules est encore très-bon, mais on ne s'en sert que dans des opérations en grand: en Suisse, par exemple, pour extraire le suc de la surelle, et en Languedoc, pour écraser les olives. Tous ces moyens sont bien éloignés de la perfection, l'expérience ayant prouvé qu'une grande partie des cellules reste intacte, et ne donne pas les sucs qui y sont enfermés.

Quand les matières sont extrêmement succulentes, et que le tissu en est très-lâche et très-tendre, il suffit de les exprimer légèrement pour en faire couler le suc. Les citrons, les oranges, les groseilles, les raisins, sont très-convenablement exprimés de cette manière.

Il est encore un autre mode qui consiste à faire rompre, par le secours du calorique, les vésicules qui renferment le suc. A cet effet, on expose les matières à l'action d'une douce chaleur. Le suc échauffé augmente de volume, et brise les enveloppes qui le retenaient. Ce procédé ne peut être employé que dans quelques circonstances particulières. Nous y reviendrons plus loin.

Quand une matière a été réduite en pâte à l'aide du pilon ou de la râpe, il s'agit d'en faire sortir la partie liquide. Si elle est très-abondante, très-fluide, rien n'est aussi simple. On expose la matière à une pression qui détermine l'écoulement du suc. Nous ferons observer que, lorsque la matière est simplement charnue, surtout quand le parenchyme a été très-divisé, il est avantageux de mêler à la pâte un corps qui, en isolant ses parties, ne leur permette pas de se tasser les unes sur les autres, et donne de la porosité à la masse. Sans cette précaution, celle-ci prendrait trop de compacité, et il pourrait rester dans l'intérieur une portion de suc qui ne s'écoule-

rait pas à cause de l'obstacle que la croûte extérieure opposerait à son passage. De la paille coupée
et lavée avec soin remplit parfaitement ce but. Il
est inutile de s'en servir quand on opère sur des matières riches en fibres, parce que celles-ci remplissent le même objet que la paille.

S'il arrive que la plante soit peu succulente, ou
que le suc qu'elle contient soit épais ou visqueux,
on en retirerait à peine par expression, dans le
premier cas, à raison de sa rareté, et dans le deuxième, à cause de son peu de fluidité. Il faut ajouter un peu d'eau ; elle divise le suc et aide à sa sortie. L'extraction du suc des labiées et des borragi-
nées peut nous servir d'exemple.

Enfin, dans quelques circonstances, on laisse les
sucs en contact avec leur parenchyme pendant
quelque temps ; c'est quand on a pour but d'y produire quelques changemens chimiques. Nous en
verrons bientôt des exemples.

Avant d'extraire le suc d'une plante ou d'un
organe séparé d'une plante, il faut souvent en retrancher quelques parties qui nuiraient à l'opération en s'emparant d'une certaine quantité de suc,
ou en lui communiquant quelque propriété nouvelle. Il n'est pas besoin de dire que toutes les parties malsaines doivent être retranchées. Nous ajou-
terons que l'on sépare les nucules des fruits à
noyaux, l'écorce du fruit des hespéridées, les pépins et l'endocarpe des pomacées, la râfle des
fruits en grappes, ou du moins, pour ces derniers,
quand la séparation du suc ne s'en fait pas immé-

diatement. Quelquefois la minutie de l'opération la fait négliger. On la rend inutile par quelques précautions particulières ; ainsi, en n'exprimant qu'avec la main les fruits de la groseille et du nerprun, on évite d'écraser les semences qui pourraient altérer la saveur et les propriétés du suc.

On divise les sucs en quatre classes : les sucs aqueux, les sucs laiteux, les sucs huileux, et les sucs résineux. Nous ne devons traiter ici ni des sucs laiteux, ni des sucs résineux, que l'on n'extrait, pour ainsi dire, jamais dans le laboratoire du pharmacien, et nous ne parlerons des sucs huileux que plus tard, vu que leur extraction et leur mode de conservation présentent de grandes différences.

Les sucs aqueux sont subdivisés en quatre séries qui ont toutes entre elles ce caractère commun de ne contenir que des matériaux solubles dans l'eau. Les différences qu'ils présentent entre eux sont plutôt fondées sur quelques circonstances physiques que sur leur nature chimique ; car, sous ce point de vue, il serait bien difficile de les classer convenablement. Leur composition est trop compliquée et trop imparfaitement connue, pour que l'on puisse en tirer parti pour une classification.

Les quatre séries de sucs aqueux que les pharmacologistes admettent généralement sont les suivantes :

Sucs aqueux proprement dits,
Sucs mucilagineux,
Sucs antiscorbutiques,

Sucs acides.

Après avoir traité de leur extraction, nous dirons comment on les clarifie et par quels moyens on parvient à les conserver.

SUCS AQUEUX.

Les sucs aqueux proprement dits s'obtiennent aisément. Il suffit de piler la plante dans un mortier et d'exprimer à la presse. Ils sont assez fluides pour qu'il ne soit pas nécessaire de se servir d'eau pour en faciliter l'écoulement. Du moins, cela n'a lieu que dans quelques circonstances rares, et dépend bien moins de la viscosité du suc que de sa rareté. On ajoute un peu d'eau à l'ortie, à la chicorée et surtout aux labiées, qui d'ordinaire sont beaucoup trop sèches.

Il faut rapporter à cette première série les sucs de ciguë, de pissenlit, de cerfeuil, de laitue, de belladone, de carottes, de betteraves, et en général tous les sucs aqueux qui ne sont ni acides, ni mucilagineux, ou qui ne proviennent pas des plantes antiscorbutiques.

SUCS MUCILAGINEUX.

Ces sucs, qui forment la seconde série, sont très-remarquables par leur viscosité, qu'ils doivent à une abondance de mucilage. Aucun d'eux ne peut être extrait sans l'intermède de l'eau. La bourrache, la buglosse, la pulmonaire nous serviront d'exemples. Après les avoir pilées, on ajoute un seizième de leur poids d'eau, on mêle bien, et l'on exprime fortement.

On doit rapporter aux sucs mucilagineux ceux des racines de consoude et d'aunée. On râpe ces racines, car elles glissent sous le pilon, et ne peuvent être réduites en pulpe par simple contusion.

SUCS ANTISCORBUTIQUES.

Ces sucs sont caractérisés par leur odeur, qui appartient, à différens degrés, à toutes les crucifères et qui est le résultat de la présence d'une huile volatile particulière. Les crucifères sont généralement des plantes assez succulentes dont il est facile d'avoir le suc par simple contusion et expression. Quelques-unes de leurs parties, telles que les racines du raifort, donnent peu de suc; mais, comme on ne les emploie jamais seules, on les coupe par morceaux, et on les pile avec les autres plantes dont le suc se charge de leurs parties actives.

Ces plantes laissent dégager, quand on les pile, une grande quantité de principe âcre qui irrite vivement les yeux et les membranes nazales, et dont il est bon de se mettre à l'abri. On se place en avant d'un courant d'air qui emporte les émanations, ou mieux on recouvre le mortier. On évite par là la déperdition d'une assez grande quantité de principes actifs.

SUCS AQUEUX.

Ils remplissent la dernière section des sucs aqueux. Ils nous sont principalement fournis par les fruits. On en retire cependant de quelques autres parties. Leur saveur suffit pour les caractériser : elle est due à des acides libres ou à des sels avec excès d'acide. Aussi, lorsqu'on prépare ces sucs par contusion, il faut se servir de mortier de bois ou de porphyre. Le marbre ou les métaux seraient attaqués, et une partie de leur substance se dissoudrait dans le suc. C'est ainsi que l'on prépare les sucs d'oseille et de surelle.

Il suffit, pour les citrons et les oranges, de les dépouiller de leur écorce supérieure, et de les écraser dans la main, ou mieux dans une petite presse à main. Les fruits charnus comme pommes, poires, coings, sont râpés ; on frotte ces fruits contre une râpe, de manière à ne laisser que les loges cartilagineuses. On mêle la pulpe ainsi obtenue avec de la paille hachée et lavée, et l'on soumet à la presse. On sépare préalablement le duvet qui recouvre les coings en les frottant dans un torchon rude.

On enlève les noyaux des prunes, des cerises, des abricots, etc.

Pour les sucs de groseilles, de nerprun, de mûres, de verjus, d'épine-vinette, après les avoir écrasés séparés de leurs pédoncules, on les laisse en contact avec leur parenchyme pendant quelque temps, jusqu'à ce que la liqueur se soit éclaircie. On la tire à clair, et on la filtre.

M. Henry conseille de faire le suc de groseilles en exprimant de suite, passant à travers un linge, mettant en bouteille, et clarifiant par le procédé d'Appert (*Voy.* plus loin). Le suc ainsi préparé est peu coloré.

Enfin, il est un troisième procédé peu en usage : il consiste à extraire les sucs par l'intermède de la chaleur. On ne l'emploie jamais que pour les fruits d'un volume peu considérable ou dont les parties succulentes sont seulement extérieures. La groseille, la mûre, la framboise sont dans ce cas. Les sucs extraits de cette manière sont moins mucilagineux, et se conservent mieux; mais ils sont un peu moins aromatiques. Comment agit la chaleur? Est-ce en coagulant le ferment? Serait-ce en coagulant de l'albumine végétale?

Les sucs obtenus ainsi que nous venons de le dire, quelle que soit d'ailleurs leur nature, tiennent en suspension des matières étrangères dont il faut les débarrasser. Nous allons reprendre successivement chaque classe de sucs, en décrivant les procédés de dépuration que l'on doit appliquer à chacun d'eux.

SUCS AQUEUX.

Le dépôt et la filtration sont toujours le procédé préférable. Dans quelques cas, on se sert d'un intermède pour hâter la clarification.

La chaleur facilite la dépuration des sucs. On ne doit l'appliquer qu'avec modération, et éviter de le faire autant que possible aux sucs aromatiques. Les sucs inodores perdent moins par son application. L'albumine végétale se coagule, et entraîne avec elle la chlorophylle et les débris fibreux que le suc tenait en suspension. Elle sépare en outre, par son affinité chimique, des principes qui étaient en dissolution. S'il n'en était pas ainsi, la couleur du suc devrait être également foncée, qu'il ait été filtré à froid ou après avoir été chauffé ; or, l'expérience prouve qu'il en est tout autrement. Les sucs filtrés à froid sont beaucoup plus colorés ; ce qu'on ne peut attribuer à la présence de l'albumine végétale, qui, par elle-même, est incolore. Aussi, doit-on donner la préférence à la clarification des sucs par simple filtration à froid.

Si l'on voulait clarifier un suc aromatique par la chaleur, il faudrait le mettre dans un matras, boucher celui-ci avec un parchemin percé de quelques trous d'épingles, et tremper, à plusieurs reprises, le matras dans l'eau bouillante, pour coaguler l'albumine. On laisserait refroidir entièrement avant de filtrer.

On ajoute quelquefois des acides aux sucs pour en faciliter la dépuration. C'est ainsi que le suc des oranges aigres facilite la clarification des sucs antiscorbutiques. On sait qu'en ajoutant de l'oseille aux plantes destinées à faire un suc d'herbes, il est infiniment moins coloré. On doit croire que les acides forment avec l'albumine végétale des sucs un composé insoluble qui ramasse, en se concrétant, toutes les parties qui n'étaient que suspendues, et une partie de celles qui étaient dissoutes.

SUCS ANTISCORBUTIQUES.

On les clarifie toujours par simple filtration à froid. Si on voulait employer la chaleur, ce devrait être avec les précautions indiquées plus haut pour les sucs aromatiques.

SUCS MUCILAGINEUX.

Après avoir été étendus avec un peu d'eau, comme il a été dit en traitant de leur extraction, ils peuvent être filtrés à froid. Il n'y aurait pas grand inconvénient à les chauffer modérément au bain-marie.

SUCS ACIDES.

Quand ils ont été extraits des feuilles des plantes, ils contiennent, ainsi que les sucs aqueux, une certaine quantité d'albumine végétale, et il est convenable de les filtrer à froid, pour ne rien changer à leurs propriétés. C'est ce que l'on fera pour le suc de l'oseille et celui de la surelle.

Si les sucs acides ont été séparés des fruits par simple expression, comme ceux de pommes, de coings, de grenades, de citrons, d'oranges, on les abandonne à eux-mêmes pendant quelque temps. Ils subissent un léger mouvement de fermentation qui détermine la précipitation d'une portion de matière mucilagineuse, et ils peuvent ensuite être filtrés avec facilité.

Mais quand les sucs, avant d'être exprimés, ont été laissés en contact avec leur parenchyme pour fermenter, la clarification s'opère pendant la fermentation même, et les phénomènes qui se produisent sont assez importans pour nous arrêter un moment. Tous les fruits que l'on traite par ce procédé contiennent, en proportions diverses, de l'eau, du sucre, une matière azotée qui joue le rôle de ferment, et une matière colorante de nature variable.

Dès que les vésicules des fruits ont été brisées, le suc s'écoule, et la matière azotée absorbe de l'oxigène. Elle acquiert par là la propriété de déterminer la fermentation alcoolique, c'est-à-dire la transformation du sucre en acide carbonique et en alcool. L'action est d'abord très-lente ; mais elle va en augmentant de plus en plus, parce que l'un des produits de la décomposition de la matière azotée est un ferment beaucoup plus énergique qu'elle, et qui agit à mesure qu'il est formé pour hâter la réaction des élémens du sucre les uns sur les autres ; et, en outre, parce que la température s'élève par le fait même des combinaisons chimiques qui s'opèrent dans la masse.

L'acide carbonique, à mesure qu'il se forme, soulève le parenchyme, et l'élève à la surface. Bientôt, il se dégage en presque totalité. L'alcool reste dans la liqueur, et y opère des changemens remarquables ; il dissout la matière colorante, qui souvent est par elle-même insoluble dans l'eau ; il précipite, en outre, les parties mucilagineuses, et fermente ; ce qui nous explique pourquoi la fermentation qui avait d'abord été en croissant, diminue au contraire progressivement d'activité, au bout de quelque temps.

Tels sont les phénomènes généraux que nous présente la fermentation des sucs sucrés et acides.

Pour les avoir transparens, il suffit de les filtrer quand la fermentation est terminée, ce dont on s'aperçoit à la limpidité que le suc a acquise.

Toutefois, la nature des sucs sur lesquels on opère peut donner lieu à quelques phénomènes particuliers. Ainsi, le suc des groseilles, qui est riche en acide pectique, se prend en une masse gélatineuse, parce que l'alcool qui s'est formé suffit pour déterminer la précipitation de cet acide. Dans le suc de nerprun, il se fait peu d'alcool, et la quantité d'acide acétique qui existait primitivement est de beaucoup augmentée, probablement parce qu'une partie de l'alcool est acidifiée par le fait de la présence de l'acide acétique au moment de la réaction, circonstance que M. Dubrunfaut a vu déterminer la décomposion d'une partie de l'alcool, et augmenter la proportion d'acide acétique. Presque tout le mucilage du nerprun (peut-être est-ce de l'acide pectique) est précipité. Un peu de matière résineuse se dissout à la faveur de l'alcool ou de l'acide acétique. La matière colorante soluble dans l'eau se retrouve dans le produit; mais elle y a pris une couleur pourpre, par l'influence de l'acide acétique. Cette matière, qui paraît être naturellement verte, est déjà devenue pourpre dans le fruit par l'action de l'acide acétique qu'il contient quand il est bien mûr (le suc en est alors d'un rouge-brun ; plus tôt, il était vert); et l'intensité de sa couleur augmente avec la fermentation, qui développe une nouvelle quantité d'acide.

Quelques praticiens conseillent, pour préparer

le suc de groseilles, de le séparer par expression, et d'y ajouter le quart de son poids de suc de cerises. Il se forme une masse de gelée, que l'on sépare au moyen du filtre. Cette gelée est de l'acide pectique uni à de la matière colorante. Ce qui est fort remarquable, c'est que le suc de groseilles abandonné à lui-même n'a rien précipité au bout de quelques heures. Le suc de cerises, dans la même circonstance, forme un léger dépôt mucilagineux ; d'où il suit que la matière mucilagineuse qui tend à se précipiter du jus de cerises immédiatement après qu'il est exprimé entraîne dans sa précipitation toute la gelée contenue dans le suc de groseilles (Braconot).

M. Robinet assure que le suc ainsi préparé n'a ni la couleur, ni la saveur des groseilles. Il conseille de faire crever les groseilles sur un feu doux, et de les pulper. Le suc chaud est mêlé avec les cinq centièmes de son poids de suc de cerises rouges. On porte à la cave. Au bout de trente-six heures, on divise le caillot qui s'est formé, et l'on verse sur des toiles.

M. Henry fait exprimer les groseilles, passer le suc à travers un linge, le fait renfermer dans des bouteilles que l'on bouche bien, et on le traite par le procédé d'Appert.

Il convient mieux encore d'écraser les groseilles égrainées avec le dixième de leur poids de cerises, d'abandonner le suc avec son marc pendant vingt-quatre heures, dans un lieu frais, et de passer avec expression. On obtient un suc très-coloré et trèsodorant, dont le principe gélatineux a été séparé en grande partie, et avec lequel on fait un fort bon sirop de groseilles qui ne se coagule pas dans les bouteilles où on le conserve.

CONSERVATION DES SUCS.

Les sucs aqueux, mucilagineux, et antiscorbutiques sont magistraux. Ils se détériorent bientôt après leur préparation.

La conservation des sucs acides devra seule nous occuper. Pour y réussir, rappelons-nous quelle est leur nature, et quels moyens nous avons de les soustraire à la décomposition. Ils contiennent tous du sucre et, entre autres principes, une matière fermentescible azotée. M. Gay-Lussac nous a parfaitement prouvé que la matière fermentescible des sucs sucrés ne peut déterminer la fermentation qu'autant qu'elle a eu le contact de l'air, et qu'il suffit d'une bulle d'oxigène pour que la décomposition s'établisse. De ces faits, il résulte que, si nous pouvions extraire les sucs, par un moyen quelconque, sans leur donner le contact de l'air, ils ne pourraient pas fermenter. C'est ce que l'expérience a pleinement confirmé. Mais comme économiquement ce moyen n'est pas praticable, il a fallu en trouver un qui remédiât à son insuffisance. Les expériences de M. Colin nous ont appris que l'un des résultats de la décomposition des sucs sucrés est un ferment insoluble analogue et probablement identique au ferment de bierre, et qui, comme lui, détermine la fermentation des sucs, sans avoir besoin de la présence de l'air. Nous savons aussi, d'après les observations de ce chimiste, que la chaleur de l'ébullition arrête la fermentation déterminée par le ferment insoluble, et qu'elle ne peut plus se reproduire sans le contact de l'air. La chaleur agit en augmentant la cohésion des parties insolubles de la levure.

Il résulte de tous ces faits que l'on pourra soustraire un suc à la décomposition, en le privant du contact de l'air, après qu'il aura été préparé, pour arrêter l'oxigénation du ferment soluble, et en le chauffant, pour suspendre l'action destructive du ferment insoluble qui s'est produit.

Le procédé de M. Appert remplit parfaitement ces conditions. Voici comment on le pratique. On met le suc dans des bouteilles, on les bouche, et l'on assujétit le bouchon avec du fil de fer. On les place ensuite dans une cucurbite avec de la paille, pour qu'elles ne se choquent pas entre elles; on fait bouillir l'eau pendant quelques minutes; on laisse refroidir, et l'on porte les bouteilles à la cave. La chaleur contracte le ferment insoluble, et le rend impropre à déterminer la fermentation; et, le suc se trouvant en même temps privé du contact de l'air, la portion du ferment soluble qu'il contient encore ne peut absorber l'oxigène. Il s'empare, à la vérité, de la petite quantité de ce gaz qui se trouve dans le goulot de la bouteille, où l'on ne retrouve plus que de l'azote; mais il est ensuite coagulé pendant l'ébullition.

Le mutisme est employé pour la conservation des sucs de pommes, de coings, de poires, etc. Il consiste à mettre dans les bouteilles de la vapeur sulfureuse ou mieux encore à ajouter par pinte de suc quinze grains de·sulfite de chaux. Les acides de suc s'emparent de la chaux, et l'acide sulfureux se trouve en présence du ferment. La manière d'agir de cet acide est mal connue. Quelques chimistes voyant le ferment soluble fournir du ferment insoluble, après qu'il a absorbé l'oxigène, ont supposé que l'acide sulfureux agit en désoxigénant le·ferment insoluble, et le ramenant à l'état de ferment soluble, incapable de déterminer la fermentation sans le contact de l'air. Cette application, qui paraît, au premier aperçu, assez naturelle, ne peut être admise; car, il est bien loin d'être prouvé qu'il n'y ait d'autre différence qu'un simple changement dans la proportion d'oxigène entre les deux espèces de ferment.

L'ancien procédé employé pour la conservation des sucs consiste dans la soustraction du contact de l'air opérée par une légère couche d'huile. Il importe de ne pas se servir d'une huile qui rancisse facilement. Elle pourrait communiquer au suc une odeur et une saveur désagréables. L'huile d'olives et l'huile d'œillettes sont préférées. On objecte contre la première la facilité avec laquelle elle se fige. On croit qu'en cet état elle ne défend plus le suc du contact de l'air; mais, quand bien même elle serait figée, elle suffirait encore pour prévenir la fermentation.

Ce procédé de conservation, d'un emploi général, et qui long-temps a été le seul usité, peut suffire pour les sucs qui contiennent peu de principe sucré ou pour ceux qui sont, en quelque sorte, devenus vineux. Il serait insuffisant pour conserver des liquides très-chargés de sucre.

§ VIII.

DES HUILES.

Les chimistes distinguent deux sortes d'huiles, les huiles volatiles et les huiles fixes : les premières peuvent être distillées seules sans décomposition, ou du moins elles passent à la distillation avec l'eau ou l'alcool, car les huiles de cannelle et de grains ne sont pas assez volatiles pour être distillées sans intermèdes. Les huiles fixes se décomposent avant d'entrer en ébullition, et ne passent pas à la distillation avec l'eau et l'alcool. Cependant, comme ces distinctions, dans la volatilité, ne sont pas très-marquées, il serait plus convenable de distinguer les huiles essentielles et les huiles grasses ; les premières, caractérisées par leur odeur et leur âcreté, et les secondes, par leur onctuosité et leur saveur douce.

Les huiles grasses constituent les sucs huileux. On les extrait des plantes par l'expression, mais on modifie le procédé en raison du degré de consi stance de l'huile, et de la nature des corps qui l'accompagnent.

On peut distinguer trois circonstances différentes dans l'état naturel des huiles dans les végétaux.
L'huile est solide ou elle est liquide; dans ce dernier cas, elle peut être engagée au milieu d'une
masse abondante de mucilage.

Quand une huile est fluide, et qu'elle ne se trouve
pas engagée dans un parenchyme trop mucilagineux, il suffit, pour l'extraire, de diviser les cellules qui la renferment, et d'exprimer : c'est ainsi
qu'on se procure les huiles d'amandes, de ricin,
de pavot blanc, de semences froides, de noix, etc.
Prenons pour exemple l'huile d'amandes douces.
On monde les amandes, pour en séparer les pierres
et les fragmens de coques ligneuses; cela fait, on
les frotte dans un sac rude, et on les crible : c'est
pour détacher une poussière écailleuse qui est à
leur surface, et qui absorberait en pure perte une
partie de l'huile.

On réduit les amandes en poudre dans un mortier, ou mieux dans un moulin, et on les soumet à
une pression graduée dans une toile forte de coutil
ou de crin. Si, au lieu d'exprimer les amandes en
poudre, on les broyait de manière à en former
une pâte, l'huile entraînerait avec elle beaucoup
de mucilage, et serait disposée à rancir.

Quand on a ainsi obtenu l'huile par expression,
on la laisse déposer, ou mieux encore on la filtre,
pour l'avoir pure et transparente.

Quelquefois, afin d'obtenir un tourteau d'aman

des plus blanc, on fait tremper les amandes pendant quelques instans dans l'eau bouillante, pour ramollir leur pellicule, qui s'enlève ensuite aisément, en faisant glisser les amandes entre les doigts. Ce procédé doit être exclu du laboratoire du pharmacien, parce que la chaleur à laquelle les amandes sont exposées les dispose à rancir plus vite.

Les amandes amères fournissent, par l'expression à froid, une huile tout-à-fait semblable à celle des amandes douces, et qui n'a comme elle ni odeur ni saveur forte. Mais, si on a mondé les semences de leur pellicule, par l'eau bouillante, l'huile obtenue a une forte odeur d'amandes amères. Ce résultat paraît être produit par la réaction que la chaleur détermine entre les élémens qui composent l'huile volatile d'amandes amères.

Lorsqu'une huile se trouve alliée à un parenchyme très-mucilagineux, on doit préalablement, par une pratique particulière, diviser ou détruire le mucilage, pour faciliter l'écoulement de l'huile. C'est ainsi qu'on extrait les huiles de lin, d'anis, de carvi, d'aneth : on pulvérise ces matières ; on les expose pendant un demi-quart d'heure à la vapeur de l'eau bouillante, sur un tamis au-dessus d'une chaudière, puis on les exprime promptement entre deux plaques de fer chauffées. Par ce procédé, on retire de la semence de lin, une huile fort douce, et bien différente de celle dont on fait usage dans les arts. Celle-ci est extraite par un autre moyen : on commence par torréfier la graine ;

la chaleur rend la gomme extrêmement soluble, de sorte que l'eau la divise complètement, et que l'huile s'écoule avec facilité ; mais elle contracte une odeur et une saveur désagréables, provenant de l'altération causée par l'élévation de température.

L'huile, dans le jaune d'œuf, forme, avec l'albumine, une sorte de combinaison qu'il faut détruire pour que l'huile puisse s'écouler. Le meilleur moyen d'y parvenir est celui que nous a donné M. Henry. On prend des jaunes d'œufs récens, on les fait évaporer dans un poëlon d'argent, en agitant sans cesse, jusqu'à ce qu'en exprimant entre les doigts on voie l'huile ressortir. Alors, on enferme dans un sac de coutil, et l'on exprime promptement entre des plaques chauffées. On filtre à chaud.

L'huile ainsi préparée est très-douce. Comme elle rancit très-facilement, on la renferme dans des bouteilles d'une petite capacité, que l'on bouche exactement, et que l'on tient à la cave.

Morelot avait proposé de délayer les jaunes d'œufs dans un peu d'eau, et d'y ajouter une suffisante quantité d'alcool, qui précipite l'albumine, et sépare l'huile, qui vient surnager. Mais il est de fait que l'huile reste mêlée à l'albumine, et que ce procédé n'est pas praticable.

M. Chaussier a donné la méthode suivante. On prend cinq cents grammes de jaunes d'œufs crus, et le double de leur poids d'alcool à 33° ; on délaie les jaunes dans l'alcool ; on chauffe pendant une demi-heure à 50° ou 60° ; on filtre ; on sépare, par la distillation, les trois quarts de l'alcool, et on chauffe le résidu pour chasser le reste de l'alcool.

M. Henry a reconnu que le mélange d'alcool d'huile et d'albumine forme un magma qu'on ne peut filtrer. Il faut mettre à la presse, et l'albumine retient de l'huile.

Lorsqu'une huile est solide, comme celles du cacao, du laurier, de la muscade, etc., on l'extrait par l'intermède de la chaleur. Cet agent, en la fluidifiant, la met dans les mêmes conditions qu'une huile naturellement liquide. Le moyen d'appliquer la chaleur n'est pas toujours le même, ainsi que nous allons le voir.

La première condition à remplir est de diviser suffisamment la substance qui renferme l'huile. À cet effet, quand elle n'est pas mêlée à des corps étrangers, on la pile dans un mortier échauffé, pour ramollir le corps gras, et former une pâte, que l'on achève de broyer sur une pierre à chocolat chaude. Le cacao reçoit une opération préliminaire. C'est une torréfaction qui dessèche, altère et détache l'enveloppe, en même temps qu'il se produit d'autres changemens dans l'intérieur. On torréfie le cacao dans un brûloir à café ou dans une poële de fer. On le verse sur une table, et on le froisse avec un rouleau pour détacher l'épisperme, que l'on sépare au moyen d'un van. On choisit de préférence le cacao des îles, qui est à un prix plus bas dans le commerce. Il fournit plus d'huile que le cacao caraque, et elle est d'aussi bonne qualité.

Le procédé le plus simple pour l'extraction des huiles solides consiste, après que la matière a été réduite en pâte, à l'exprimer promptement entre des plaques de fer étamées échauffées dans l'eau bouillante. On obtient cependant peu de produit, parce qu'une partie du corps gras reste engagée dans la masse. On facilite sa sortie en mêlant à la pâte une certaine quantité d'eau bouillante. C'est le procédé de Josse, pour extraire le beurre de cacao. Demachy conseillait d'exposer le cacao à la vapeur de l'eau, comme on le fait pour l'huile de lin, et d'exprimer entre des plaques chauffées. MM. Henry et Guibourt ont fait voir que le procédé de Josse donne un produit plus abondant.

On peut encore, après avoir broyé les matières, les faire bouillir avec de l'eau. Le corps gras vient nager à la surface. On laisse refroidir, et on le sépare. C'est ainsi qu'on se procurait autrefois l'huile de laurier, et que l'on extrait la cire du myrica, et l'huile de palme.

Quand une huile solide a été extraite par l'un des procédés ci-dessus, il est nécessaire de la séparer des matières étrangères qu'elle a entraînées. On peut la tenir fondue au bain-marie, pour laisser déposer les fèces. On préfère ordinairement la filtrer à travers un papier, dans un entonnoir à double fond, échauffé par la vapeur ou l'eau bouillante.

Nous terminerons ce que nous avons à dire sur l'extraction des huiles par quelques mots sur l'huile de ricin. Le meilleur mode de préparation est l'expression à froid des ricins réduits en pâte, et placés dans une toile de coutil. L'huile coule, il est vrai, avec lenteur, mais elle est douce et incolore. On la filtre dans une étuve.

On a proposé successivement plusieurs procédés.

On torréfie les ricins dans un moulin à café, jusqu'à ce qu'ils soient assez chauds pour qu'on ne puisse les tenir dans la main ; on sépare l'enveloppe ; on les réduit en poudre, et on exprime dans des sacs de coutil. L'huile ne coule que lentement, mais elle est peu colorée. On y ajoute un peu d'eau, et on la fait bouillir dans une bassine jusqu'à consomption de l'humidité. On la passe à travers une chausse de laine, et on la conserve dans des vases bien bouchés. L'ébullition avait pour objet de dissiper un principe âcre volatile qui existe, dit-on, dans les ricins. La chaleur, pendant la torréfaction et pendant l'évaporation, altère l'huile, et l'on doit rejeter cette méthode.

Un autre procédé semblable à l'un de ceux par lesquels nous avons extrait les huiles solides, en employant l'intermède de l'eau. Après avoir mondé les ricins, on les met en pâte, et on les fait chauffer dans une bassine étamée, avec beaucoup d'eau, jusqu'à ce que la matière entre en ébullition. Alors, on laisse tomber le feu, et bientôt on sépare une écume blanchâtre qui s'est formée à la surface. On porte de nouveau à l'ébullition, en agitant jusqu'à ce qu'elle ait lieu. On laisse tomber le feu, et l'on écume encore. On renouvelle cette opération jusqu'à ce qu'il ne se forme plus d'écume. Celle-ci est formée d'eau, d'huile et d'albumine ; on la met dans une bassine d'argent, et on fait bouillir jusqu'à consomption de l'humidité ; on passe à travers une chausse pour séparer l'albumine coagulée, et les débris du parenchyme.

Par un autre procédé, on réduit en pâte les ricins séparés de leur enveloppe. On y mêle quatre onces d'alcool à 36 degrés, par livre, et l'on exprime. On retire, par distillation au bain-marie, la moitié de l'alcool dont on s'est servi ; on lave l'huile à plusieurs eaux, et on la fait sécher, dans une bassine, sur un feu doux. Ce procédé, que nous devons à M. Faguer, est bon et expéditif. L'alcool, en se mêlant à l'huile, augmente sa fluidité, et facilite son écoulement. On doit préférer, cependant, l'expression simple, qui donne l'huile dans toute sa pureté.

Les huiles doivent être conservées dans un lieu frais, et surtout à l'abri du contact de l'air. Les observations de M. de Saussure nous ont appris qu'elles absorbent l'oxigène de l'air, s'épaississent, et prennent une saveur et une odeur désagréables. On dit alors qu'elles ont ranci, et il faut les rejeter de l'emploi médical.

Il est bon de ne préparer les huiles qu'à mesure du besoin, et de les conserver dans des vases bien remplis et qui ferment exactement.

Les huiles solides se conservent bien par le procédé de MM. Henry et Guibourt. On les coule dans des fioles à médecine, que l'on en remplit entière-

ment, et où elles se congèlent ; on bouche ces
fioles, et on les conserve à la cave.

§ IX.

DES FÉCULES.

La fécule amylacée est un principe immédiat
des végétaux dont les propriétés sont toujours à
peu près les mêmes. C'est un corps d'une structure
cristalline, incolore, insipide, inodore, insoluble
dans l'eau froide, se réduisant, au moyen de l'eau
bouillante, en une gelée qui se dissout dans une plus
grande quantité d'eau. La fécule est isolée dans
les plantes ; on la sépare en déchirant les cellules
qui la renferment ; on la trouve principalement
dans les semences des graminées, celles des légu-
mineuses et les racines tubéreuses.

La fécule entraîne souvent avec elle d'autres
principes qui lui communiquent des propriétés
étrangères. Quelquefois elles sont applicables à
l'art de guérir, et l'on doit les conserver ; d'autres
fois il est important d'en priver la fécule. On y
parvient ordinairement par des lavages multipliés.

Après avoir donné le procédé par lequel on retire la fécule des corps qui la contiennent, nous
verrons comment on prépare les fécules médicinales d'arum, de bryone et de marron d'Inde.

Les autres fécules en usage en médecine sont l'amidon des céréales, celui de la pomme de terre; l'arrow-root ou arrom-rout ou fécule du maranta indica; le tapioka, fourni par la racine du jatropha manihot; le sagou, fécule en partie modifiée de différens palmiers; le salep, qui est de l'amidon uni aux fibrilles de la racine des différens orchis, et mêlé d'un peu de mucilage et de matière extractive. Toutes ces fécules nous sont fournies par les arts ou le commerce. Nous décrirons cependant le procédé par lequel on peut procéder à l'extraction de l'amidon des pommes de terre.

Prenez des pommes de terre; enlevez-en l'épiderme (dans les arts on se contente de les laver); réduisez-les en pulpe au moyen d'une râpe; délayez dans l'eau, et passez au tamis. La fécule se dépose; on la lave à plusieurs eaux pour la purifier, et on la fait sécher à l'ombre.

Pour retirer les fécules médicinales de la bryone, de l'arum ou du marron d'Inde, on râpe ces corps pour les réduire en pulpe, et on les exprime dans un sac de toile. On verse le suc qui s'est écoulé, sur un tamis, pour en séparer quelques débris grossiers, puis on l'abandonne au repos. La fécule se précipite; on décante, et l'on fait sécher le précipité à l'ombre. Enfin, on le pulvérise, et on le conserve dans des vases bien fermés.

Le marc retient encore de la fécule. On peut l'en séparer en délayant dans l'eau; mais le produit que l'on obtient ne peut être employé comme fécule médicinale, le lavage lui ayant fait perdre

la majeure partie de ses vertus. On devrait utiliser
le suc d'où s'est déposé la première portion de fécule, en y délayant le marc resté à la presse et l'exprimant de nouveau. On obtiendrait ainsi un nouveau produit entièrement semblable au premier.

Toutes ces fécules médicinales ont été, avec raison, bannies de la pratique. On ne pouvait jamais
savoir en quelle proportion elles contenaient le principe actif. Celle d'arum, préparée par le procédé
que nous avons décrit, n'a pas d'âcreté. M. Du-
long, pharmacien à Astafort, a remarqué que telle
est la volatilité du principe actif de l'arum, qu'il
disparaît par le seul acte de la division et de l'expression des racines.

∞∞∞∞∞∞∞∞

§ X.

DES PULPES.

Une pulpe est le parenchyme d'un végétal ou
d'une partie d'un végétal, mêlé avec le suc qu'il
renfermait, mais divisé, passé au travers d'un tamis de crin, et en consistance de pâte molle.

Le procédé le plus simple consiste à broyer les
corps dans un mortier, et à faire passer la pâte qui
en résulte à travers le tissu d'un tamis de crin, à
l'aide d'une spatule élargie d'un seul côté, et qui a
reçu le nom de pulpoir. Les racines et les fruits

dont le parenchyme est plus ferme se réduisent plus aisément en pulpe au moyen de la râpe ; on passe ensuite au tamis.

Quand on agit sur des corps peu succulens ou secs, il convient de leur ajouter une suffisante quantité d'eau, tantôt par simple mélange, tantôt par coction, pour les ramollir, et pouvoir les pulper. Ce procédé, dans quelques circonstances, est également employé pour des parties molles. Il fournit un produit plus lié, plus homogène que les pulpes obtenues sans l'intermède du feu. Bientôt, dans celles-ci, les élémens se séparent ; le parenchyme se précipite, et le suc le surnage. La cuisson paraît opérer une sorte de combinaison entre l'eau et les matières végétales. Dans un grand nombre de cas, la présence de l'amidon peut nous rendre raison de ces phénomènes ; mais il en est beaucoup d'autres où l'on ne peut raisonnablement lui attribuer les résultats.

Quel que soit le procédé dont on s'est servi, si la pulpe est trop liquide, il faut l'évaporer à une chaleur douce au bain-marie. Sa consistance doit être celle d'un électuaire un peu mou.

Les pulpes sont des médicamens magistraux que l'on ne prépare qu'à mesure du besoin.

PULPES PRÉPARÉES SANS COCTION.

Le nombre des pulpes préparées à froid était autrefois considérable. On employait souvent les plantes, sous cette forme, pour en faire des cataplasmes ; elles servaient aussi à la confection des conserves. Les seules que l'on prépare maintenant de cette manière sont les pulpes de casse, de tamarins et de cynorrhodons.

PULPE DE CASSE.

On appuie la casse sur un corps solide ; on frappe légèrement sur l'une de ses sutures longitudinales. Elle se fend en deux parties ; on extrait, à l'aide d'une spatule, la pulpe, les semences et les cloisons, et on les sépare en pulpant à travers un tamis de crin. Si la casse était trop sèche, il faudrait en ramollir la pulpe avec un peu d'eau chaude.

PULPE DE TAMARIN.

On laisse digérer le tamarin du commerce sur les cendres chaudes, avec un peu d'eau, dans un vase d'argent ; quand il est suffisamment ramolli, on le pulpe à la manière ordinaire, pour en séparer les noyaux et les filamens qui s'y trouvent mêlés.

PULPE DE CYNORRHODONS.

Les cynorrhodons sont les fruits des *rosa canina, arvensis, sepium.* Ils sont formés par le calice persistant et devenu charnu. Dans son intérieur sont de petites carcérules, disposées en rayons, qui sont les véritables fruits ; ils sont mêlés de poils roides.

On prend des cynorrhodons un peu avant leur

maturité; on en sépare les lobes subsistans du calice et le pédoncule, y compris le petit renflement qui est à son sommet. On ouvre le fruit et
l'on rejète les carcérules et les poils qui les accompagnent ; cela fait, on arrose les cynorrhodons avec un peu de vin blanc, et on les abandonne dans un lieu frais, jusqu'à ce qu'ils soient
ramollis, en ayant l'attention de les remuer de
temps en temps ; quand ces fruits ont suffisamment blessi, on les écrase dans un mortier, et on
les pulpe par le procédé ordinaire.

PULPES PRÉPARÉES PAR COCTION.

Le nombre des pulpes préparées par coction
est plus grand que celui des précédentes. Nous
dirons quels sont les procédés opératoires les plus
généralement adoptés, en prenant un exemple
pour chacun d'eux, et nous y rapporterons la préparation de toutes les autres pulpes.

PULPE DE SCILLE.

On enveloppe les bulbes de scille dans du papier, et on les fait cuire, sous la cendre chaude ;
cela fait, on sépare toutes les squammes brûlées,
et l'on pulpe le reste.

On pourrait également envelopper les bulbes,
d'une pâte de farine, et les faire cuire au four.

On prépare de même que la pulpe de scille,
celles des oignons ordinaires, des oignons de lys ;
ils contiennent de la fécule qui se gonfle dans

l'eau de végétation, et rend la pulpe homogène et consistante. La chaleur modifie les propriétés de la scille, en volatilisant son principe âcre, et change totalement celles de l'oignon, qui n'est plus qu'émollient, tandis qu'il était très-excitant avant d'avoir perdu son huile volatile.

On préfère faire cuire les fruits charnus, comme les pommes, les poires, en les exposant à la chaleur du four. On pourrait les envelopper de pâte, comme il a été dit ci-dessus.

PULPE DE PRUNEAUX.

On fait cuire les pruneaux dans l'eau, de manière qu'il ne reste qu'une très-petite quantité de décoction ; on les pulpe sur un tamis, en ayant soin d'ajouter de temps en temps un peu de décoction pour ramollir la pulpe, et pour qu'elle passe plus facilement à travers le tissu du tamis.

C'est par le même procédé que l'on obtient les pulpes de dattes, de raisins et de jujubes.

PULPE DE PLANTES ÉMOLLIENTES.

On fait bouillir les plantes dans une suffisante quantité d'eau, et quand elles sont bien cuites, on les fait passer au travers d'un tamis; on évapore la pulpe au bain-marie, pour lui donner la consistance convenable. Ainsi obtenue, cette pulpe est homogène, et préférable à celle que l'on se procurait, en pilant et pulpant les plantes, sans les faire cuire.

§ XI.

EAUX DISTILLÉES.

On donne le nom d'eaux distillées à l'eau qui a été chargée par la distillation des principes volatils des végétaux. Tous les matériaux susceptibles de se volatiliser, et qui sont contenus dans les plantes, passent avec l'eau pendant la distillation. C'est principalement l'huile volatile ; mais il s'élève d'autres corps qui compliquent la composition des eaux distillées. Ils nous sont mal connus. L'analyse ne nous a rien appris sur leur nature : leur présence dans les eaux distillées peut, dans le plus grand nombre de cas, être considérée comme accessoire, et nous les voyons souvent nuire à leur conservation, sans y reconnaître aucune propriété médicale. Toutefois, les eaux distillées ne sont pas de simples solutions d'huiles essentielles. On a cherché à les préparer artificiellement en agitant de l'eau distillée simple avec quelques gouttes d'huile essentielle ; mais ce procédé, fort économique, ne remplit pas le but qu'on s'était proposé. L'odeur et la saveur ne sont plus les mêmes, et le produit s'altère très-rapidement. Au reste, la nature chimique des huiles essentielles nous est si mal connue, et nous avons tant de raisons de les considérer, pour la plupart, comme des corps complexes, que nous ne pouvons rien offrir que des conjectures sur la composition des eaux distillées.

Comment expliquer le passage des huiles volatiles à la distillation en même temps que l'eau? Nous savons qu'elles n'entrent en ébullition que bien au-dessus de 100 degrés, et que, par conséquent, elles sont encore éloignées de leur terme d'ébullition à la température à laquelle on les distille : mais rappelons-nous qu'à toute espèce de température, les liquides et mêmes les solides ont la propriété de former une certaine quantité de vapeur; que la quantité de vapeur qui peut se former dans un espace circonscrit et à une température constante, est toujours la même, et que la proportion en est d'autant plus considérable que la température est plus élevée. De ces lois, découlera naturellement cette conséquence qu'en rendant infini, c'est-à-dire, sans limite, l'espace dans lequel se trouve un liquide, on le vaporisera entièrement quelle que soit la température ; mais que sa vaporisation complète exigera d'autant moins d'espace que la température sera plus élevée.

Il est facile de faire l'application de ces principes à la préparation des eaux distillées. L'huile volatile, à la chaleur ordinaire de l'atmosphère, formerait de la vapeur. Il s'en produit plus encore à — 100°, température à laquelle la distillation a lieu : de sorte qu'en même temps qu'il se produit de la vapeur d'eau, il se fait une quantité proportionnelle de vapeur d'essence ; si bien qu'au bout d'un certain temps, celle-ci aura passé tout entière dans le récipient. Elle s'est trouvée dans les mêmes conditions que si l'espace eût été infini, puisque l'atmosphère de vapeur aqueuse qui remplissait l'alambic, après s'être saturée d'huile, était condensée à mesure de sa formation, et remplacée par de nouvelle vapeur aqueuse qui, à son tour, se chargeait d'huile essentielle, et, qui, en repassant à l'état liquide, livrait l'espace à un nouveau mélange.

Puisque la quantité de vapeur que peut contenir un espace est plus considérable à mesure que la température est plus élevée, on pourra faciliter la distillation de l'huile essentielle, en ajoutant à l'eau des corps qui retardent son ébullition. Nous verrons que l'on a utilisé cette observation dans l'extraction de certaines huiles volatiles.

Les anciens pharmacologistes distinguaient deux espèces d'eaux distillées ; les eaux essentielles et les eaux distillées proprement dites. Les premières sont tout-à-fait rejetées de la pratique médicale. On les obtenait en distillant au bain-marie les parties charnues de certains végétaux ou des plantes entières assez riches d'eau de végétation pour fournir à l'opération, et retenir les principes odorans et volatils. On traitait, de cette manière, plusieurs crucifères, tels que le cresson, le raifort, le cochléaria. Les fleurs fournissaient peu de ces eaux essentielles, mais on en retirait abondamment de plusieurs fruits.

Celles de fraises, de framboises, de groseilles, de prunes, de pêches, sont très-agréables, et peut-être pourrait-on les utiliser dans la préparation des liqueurs.

Les eaux distillées ont ordinairement l'odeur des plantes qui les ont fournies. Certaines plantes ne contiennent que peu ou point d'huile volatile, et ce n'est que par une pratique particulière que l'on peut charger l'eau de leur principe odorant; de là, la division des eaux distillées en eaux distillées des plantes inodores, et eaux distillées des plantes odorantes. Les premières ont une odeur herbacée, toujours à peu près la même, et l'on a cru long-temps qu'elles n'avaient aucune propriété. Cela est vrai, ou peu s'en faut, quand on s'est contenté d'une seule distillation ; mais MM. Deyeux et Clarion ont fait voir que, lorsqu'elles étaient bien préparées, elles méritaient plus de confiance, et que, pour obtenir des plantes inodores tous les principes qu'elles peuvent céder à l'eau par la distillation, il faut recohober trois ou quatre fois le produit sur de nouvelles plantes; c'est-à-dire, reverser à trois ou quatre reprises la liqueur distillée sur des plantes nouvelles, et procéder, à chaque fois, à une nouvelle opération.

Par ce procédé, l'eau de laitue devient calmante, l'eau de centaurée se recouvre d'une huile épaisse ayant une saveur âcre et très mordicante. M. Brossat a préparé, avec la fleur du tilleul, une eau distillée d'un effet très-marqué sur l'économie animale. Elle cause une sorte d'ivresse et d'hilarité qui est suivie de sommeil. Les observations suivantes, que nous devons à un pharmacien allemand, nous confirment, dans cette opinion, que les eaux distillées des plantes inodores sont bien loin d'être identiques entre elles. Il a vu qu'elles se congèlent à des températures différentes ; l'eau de laitue et celle de pourpier, plutôt que l'eau de pavot ; celles-ci avant l'eau de plantain ou de chicorée. On ne peut expliquer ces phénomènes que par des différences dans la nature des principes qui sont en dissolution.

Il est des règles générales auxquelles on doit s'assujétir dans la préparation des eaux distillées. Nous allons les passer successivement en revue :

1° On doit employer les parties des végétaux qui sont les plus riches en principes aromatiques. C'est ainsi que l'on préfère les racines des amomées, les écorces et les fruits des laurinées : on ne se sert que des fleurs de l'oranger, du rosier, du sureau, du tilleul. Dans les labiées, toutes les parties sont aromatiques, et on les emploie indifféremment. Cependant, comme l'huile volatile abonde surtout dans le calice, il serait avantageux de donner la préférence aux sommités fleuries. On s'astreindra, d'ailleurs, à toutes les règles que nous avons données en parlant de l'élection en général ;

2° Plus généralement on emploie des végétaux frais à la séparation des eaux distillées. Ils donnent un produit plus odorant. Le contraire a lieu pour certaines labiées comme le serpolet et l'origan. Il en est de même du sureau et du tilleul. Au reste, l'eau distillée de ces plantes fraîches est d'aussi bonne qualité.

3° Avant de soumettre les végétaux ou les parties de végétaux à la distillation, il faut les diviser convenablement. On râpe les bois, on concasse les racines et les écorces, on brise les feuilles ; on peut même piler les plantes inodores, mais les plantes aromatiques doivent être employées entières, pour qu'il ne se perde aucune portion de leur principe odorant.

Les matières sèches doivent être laissées en macération avant qu'il ne soit procédé à leur distillation, et celle-ci doit être d'autant plus prolongée que leur tissu est plus dense. Ici la macération a pour objet de pénétrer le tissu des corps, et de le ramollir pour faciliter la sortie des matériaux immédiats qu'ils renferment.

4° La proportion d'eau ne peut être fixée. Il faut en mettre assez pour que les plantes en soient encore baignées convenablement après la distillation, sans quoi, elles acquièrent une odeur et une saveur empyrameutique désagréable. On fait en sorte que les plantes ne puissent s'attacher à la cucurbite, et y brûler ; on y parvient en prenant une quantité d'eau suffisante, et en plaçant les plantes sur un châssis de bois qui les empêche de toucher le fond de la cucurbite. On se sert avec plus d'avantage encore d'un double fond percé de trous, qui s'enfonce dans la cucurbite, et qui laisse les plantes exposées à toute l'action du liquide sans qu'elles risquent d'être décomposées par la chaleur. A la pharmacie centrale des hôpitaux, on emploie pour faire l'eau de fleur d'oranger, un bain-marie en cuivre étamé percé à son fond de trous assez larges, et sur lequel on met la fleur. Ce bain-marie pénètre dans la cucurbite, mais il ne s'y enfonce pas assez pour plonger dans le liquide ; par ce moyen, les fleurs sont exposées seulement à l'action de la vapeur d'eau, le produit est plus suave, et l'huile essentielle est mieux combinée ; aussi s'en sépare-t-il à peine. Ce procédé est applicable à la préparation de toutes les eaux distillées.

5° On retire ordinairement un poids d'eau distillée double de celui de la plante qui la fournit.

Les matières exotiques très-riches en huile essentielle, comme la cascarille, le sassafras, les girofles, donneraient un produit trop chargé. On en retire quatre fois autant que l'on a employé de matière aromatique.

Le premier produit qui passe à la distillation est très-suave ; le second est plus chargé d'huile, mais son odeur est moins agréable ; enfin les derniers produits sont très-faibles, et commencent à avoir une odeur désagréable. C'est celle que prennent toutes les plantes par une coction prolongée ; elle se perd au bout de quelques temps ; on peut la détruire sur-le-champ en plongeant les eaux distillées dans un bain de glace. M. le professeur Nachet a remarqué en outre qu'elles acquièrent par ce moyen une odeur plus forte, et qu'elles se conservent mieux.

Les derniers produits de la distillation contiennent l'acide acétique que les plantes recèlent souvent à l'état libre. M. Boullay a observé, entre autres , que la fleur d'oranger en contient une quantité notable, et qu'il passe à la distillation à mesure que celle-ci avance, de telle sorte que la première eau que l'on recueille n'est pas acide, et qu'elle le devient ensuite de plus en plus. Il est possible toutefois de se procurer de l'eau de fleur d'oranger qui ne soit pas acide. Il faut, suivant le conseil de M. Boullay, mettre dans la cucurbite deux gros de magnésie par livre de fleurs. La potasse ou la soude employées au même usage altéreraient l'huile essentielle.

6° Les eaux distillées doivent être préparées promptement, car le séjour trop prolongé des plantes sur le feu diminue la proportion d'huile essentielle. Il semblerait qu'elle s'est altérée ou qu'elle a formé quelque nouvelle combinaison. Une chaleur trop forte donne des résultats semblables. Bucholz a remarqué que les eaux distillées contiennent moins d'huile volatile quand la distillation s'est faite brusquement. Il conviendra de se servir autant que possible du procédé que M. Boullay a recommandé pour l'eau de fleurs d'oranger. Il consiste à porter l'eau à l'ébullition avant de mettre la fleur, à introduire celle-ci, et à achever la distillation. On se trouverait bien d'appliquer cette méthode à tous les corps dont le tissu peu serré est aisément pénétré par l'eau.

7° Les eaux distillées entraînent souvent avec elles un excès d'huile volatile qui vient nager à leur surface. Il faut avoir l'attention de les en débarrasser par la filtration. A cet effet, on place un filtre de papier dans un entonnoir, on l'humecte préalablement avec de l'eau, et l'on verse ensuite dessus l'eau distillée. Elle traverse les pores du filtre sans que celui-ci livre passage à l'huile. On conçoit quel effet fâcheux pourrait être produit par ces huiles essentielles, toutes ayant beaucoup d'âcreté, et quelques-unes étant vénéneuses, par exemple, les essences de laurier-cerise, de pêcher, d'amandes amères.

8º Les eaux distillées s'altèrent très-vite, et il faut les renouveler souvent. Leur décomposition est surtout rapide quand elles sont exposées à la lumière. Elles perdent leur odeur, laissent précipiter des flocons, et passent à la putréfaction. Les eaux distillées des plantes inodores sont principalement sujètes à ce genre d'altération ; elles ne peuvent même pas être conservées quand on les a cohobées un grand nombre de fois.

L'eau de bourrache, qui est acide quand elle vient d'être préparée, devient ammoniacale au bout de quelques jours. On observe qu'elle se conserve mieux quand elle a été faite avec les fleurs.

Les eaux distillées aromatiques résistent mieux à la décomposition. On remarque qu'en général elle est plus prompte quand les eaux ont été distillées plus brusquement ; et Bucholz l'attribue à ce qu'elles sont moins chargées d'huile volatile.

Les changemens qui se produisent dans les eaux distillées pendant leur décomposition ne sont pas connus ; quelques chimistes pensent que l'huile se transforme en mucilage ; ce qu'il y a de certain , c'est que Banhoff ayant fait dissoudre dans l'eau distillée des huiles de citron, de valériane, de menthe et de fenouil, et les ayant abandonnées dans des vases bien bouchés, y trouva au bout de quelques semaines un dépôt mucilagineux.

L'un des produits constans de la décomposition des eaux distillées est l'acide acétique. Les distillateurs des provinces méridionales sont dans l'usage de conserver et d'expédier l'eau de fleurs d'oranger dans des estagnons en cuivre. Plusieurs fois l'acide acétique existant naturellement dans cette eau, joint à celui qui s'y développe à la longue, a rendu l'eau de fleurs d'oranger fort insalubre.

Pour parer à la décomposition des eaux distillées, on les conserve dans des vases opaques ou dans des lieux obscurs, et on les place au frais. Il faut les filtrer de temps en temps, et ne les boucher qu'imparfaitement; un simple bouchon en papier suffit. Malgré ces précautions, elles s'altèrent promptement, et il est nécessaire de les renouveler tous les ans.

§ XII.

DES HUILES ESSENTIELLES.

Nous avons déjà dit quels caractères différencient les huiles fixes et les huiles essentielles.

Nous ne devons plus nous occuper ici de ces derniers corps, que sous le point de vue pharmaceutique, et étudier successivement leur préparation , et la manière la plus convenable de les conserver. Nous laisserons de côté tout ce qui a rapport aux huiles volatiles du commerce; la manière de reconnaître leur pureté doit trouver sa place dans un traité de matière médicale, et ne s'applique, d'ailleurs, qu'à celles qu'il est impossible au pharmacien de préparer lui-même; toutes les autres doivent être extraites dans son laboratoire.

Le mode de préparation des huiles volatiles est à peu près le même que celui des eaux distillées; la théorie en est absolument semblable , et il est inutile d'y revenir. Nous ferons observer seulement que les huiles volatiles retirées des plantes fraîches sont plus suaves et plus légères que celles qui ont été fournies par des plantes sèches. La manière de procéder à la distillation est celle que nous avons indiquée en parlant des eaux distillées; dans quelques cas, la nature du récipient a besoin d'être modifiée , ainsi que nous le dirons plus bas.

Les huiles volatiles sont tantôt plus légères, et tantôt plus pesantes que l'eau. On remarque que leur volatilité est en raison inverse de leur pesanteur; de telle sorte que les plus denses sont les moins volatiles. Les huiles denses sont contenues dans certaines substances qui croissent dans des climats très-chauds ; les essences indigènes sont toujours plus légères que l'eau.

Ces différences dans la volatilité et dans la pesanteur des huiles exigent des changemens dans le mode de distillation, et dans la nature du récipient. Examinons séparément chaque manière de distiller.

PRÉPARATION DES HUILES VOLATILES PLUS LÉGÈRES QUE L'EAU.

On distille à la manière ordinaire. Le récipient dont on se sert est un vase en forme de carafe dont le col va en se rétrécissant vers le sommet (*Voy.* planche 2, fig. 10) ; à la base, se trouve un bec, qui s'élève le long du corps principal du récipient, mais qui ne monte pas aussi haut que son col. Par cette construction, l'huile plus légère que l'eau se rassemble dans le col, et l'eau sort par l'extrémité du bec, à mesure que la distillation avance. On appelle ce récipient, *récipient florentin.*

Il est avantageux de se servir pour distiller, d'une eau déjà saturée d'huile essentielle par une première opération ; elle ne dissout plus aucune portion de l'huile fournie par la plante, et qui passe en même temps qu'elle dans le récipient ; celle-ci se sépare tout entière, et vient nager à la surface de l'eau.

Observons que, lorsque les huiles volatiles sont solides, à la température ordinaire de l'atmosphère, comme celles d'anis et de roses, etc., il faut

tenir le serpentin tiède, pendant tout le temps
que dure la distillation, afin qu'elles ne se soli-
difient pas, et qu'elles ne restent pas adhérentes à
ses parois internes.

PRÉPARATION DES HUILES VOLATILES PLUS PESANTES QUE L'EAU.

Prenez, par exemple, cannelle concassée, cinquante parties; sel marin, cinq parties ; eau commune, cent parties. Faites macérer pendant deux
jours, et distillez jusqu'à ce que le produit ne
soit plus laiteux, ce qui annonce qu'il ne passe
plus que très-peu d'huile ; laissez déposer l'huile
essentielle, et reversez dans l'alambic l'eau qui
urnage ; redistillez de nouveau, comme ci-dessus. La même manipulation doit être réitérée
trois ou quatre fois ; c'est par ce procédé que l'on
se procure les essences de cannelle de Chine , de
cannelle de Ceylan, de girofles, de sassafras, etc.

Rappelons-nous que l'addition du sel a pour
objet de retarder le terme de l'ébullition de l'eau,
de manière à ce que la liqueur, dans l'alambic ,
n'entre en ébullition qu'au-dessus de cent degrés,
et, à ce que, dans un temps donné , il se vaporise une plus forte proportion d'huile essentielle.

HUILES VOLATILES PAR EXPRESSION.

Ce procédé est rarement employé. On ne s'en
sert jamais que pour extraire les huiles contenues

dans l'écorce du fruit des hespéridées; on râpe
leur partie jaune extérieure, et on l'exprime dans
un sac de crin, entre deux glaces, pour perdre
par imbibition le moins d'essence possible; on
obtient un liquide très-coloré, que l'on abandonne
à lui-même; il se sépare en deux couches, l'une
aqueuse inférieure, l'autre supérieure, composée
presque entièrement d'huile volatile; elle laisse
déposer, par le repos, les fèces qui troublaient sa
transparence.

Ainsi obtenue, l'huile est bien plus suave que
celle préparée par la distillation, mais elle est
moins pure; elle est mélangée d'autres principes
immédiats, entre autres de mucilage et de matière colorante; aussi, elle fait tache sur la soie,
et ne se dissout qu'imparfaitement dans l'alcool.

Les huiles volatiles doivent être conservées
dans des vases bien bouchés; au bout de quelque
temps, elles absorbent l'oxigène de l'air, et se
rapprochent de l'état de résine; il est même dangereux de conserver dans un endroit peu aéré des
quantités considérables d'huile volatile. Quand les
vases qui les renferment ne bouchent pas parfaitement, l'oxigène est absorbé, et l'air est vicié,
au point de devenir dangereux. L'on a des exemples d'asphyxies instantanées produites par une
pareille atmosphère. Il ne paraît pas cependant
que le manque d'oxigène ait été la cause de la
mort des individus, car l'analyse a fait retrouver,
dans cet air, plus d'oxigène qu'il n'en faut pour
qu'il soit propre à la respiration.

Quand une huile a été ainsi altérée, on peut, par la distillation, séparer la matière résinifiée de celle qui n'a pas éprouvé d'altération. On y procède de deux manières :

1° On rectifie par la distillation au bain-marie ;

2° On redistille les huiles, avec des plantes fraîches. On pourrait se contenter de les distiller, à l'eau seulement ; cependant, comme leur odeur est devenue moins suave, l'addition de nouvelles plantes ne peut qu'être avantageux.

La lumière concourt aussi à l'altération des huiles volatiles ; elle hâte leur épaississement, et, souvent elle change leur couleur. Il faut les garder dans des lieux obscurs, et dans des flacons couverts de papier noir.

§ XIII.

DES ALCOOLATS.

On nomme alcoolat de l'alcool qui a été chargé, au moyen de la distillation, des parties aromatiques des végétaux. Les alcoolats étaient désignés autrefois sous une foule de dénominations. On les appelait esprits, gouttes, baumes, eaux, etc. On y substitua, plus tard, le mot alcool que l'on fit suivre du nom de la plante qui lui fournissait ses principes médicamenteux. Le Codex a nommé toutes ces préparations alcoolats.

Les matières propres à fournir des alcoolats sont celles qui contiennent des parties volatiles qui peuvent passer avec l'alcool à la distillation, et rester en dissolution dans ce véhicule. L'huile essentielle est le principe immédiat qui s'y trouve le plus fréquemment. Quand sa proportion est considérable comme, par exemple, dans l'eau de Cologne, l'esprit de citrons, l'alcoolat blanchit lors de son mélange avec l'eau. La liqueur conserve sa transparence si l'huile volatile n'y existe qu'en très-petite quantité.

Les alcoolats sont simples ou composés; simples, quand il n'entre qu'une seule substance dans leur préparation; composés, quand on a distillé l'alcool sur plusieurs substances.

On emploie à la préparation des alcoolats, tantôt des matières fraîches, et tantôt des substances sèches. Ces dernières doivent macérer quelque temps dans l'alcool, avant que l'on ne procède à la distillation; il est même convenable de ne pas distiller de suite quand on se sert de substances fraîches. La macération facilite la dissolution des matières huileuses dans l'alcool, et elles passent plus facilement à la distillation.

Les matières qui doivent servir à la préparation des alcoolats ont besoin d'être divisées convenablement pour que l'alcool les pénètre plus aisément et plus complètement. Quelquefois cette division des substances serait nuisible, par exemple, pour les fruits, qui donneraient un produit moins suave. Cette précaution est applicable, en particulier, aux polachènes des ombellifères, dont l'huile volatile réside à la surface.

Comme l'alcool est très-volatil, on fait la distillation au bain-marie ; on évite ainsi de donner au produit une odeur empyreumatique. Il n'a cependant jamais, au moment où il vient d'être distillé, toute la suavité qu'il est susceptible d'acquérir plus tard. Il semble qu'avec le temps l'alcool et les principes aromatiques éprouvent, en quelque sorte, une combinaison plus intime. On peut produire cet effet, presque instantanément, en plongeant les alcoolats, pendant quelques heures, dans un bain de glace.

Dans la préparation des alcoolats, on ne se sert pas toujours d'alcool au même degré. Le Codex prescrit, pour tous les alcoolats simples, de prendre de l'alcool à 32 degrés, et de retirer, par la distillation, à peu près autant de produit que l'on a employé d'alcool ; en outre, on a l'attention d'ajouter un peu d'eau dans le bain-marie, de manière à ce que, au moment où l'on cesse le feu, les matières soient encore humectées. On fait une exception pour les alcoolats de roses et de framboises que l'on distille jusqu'à siccité ; car les derniers produits sont les plus odorans.

Pour la préparation des alcoolats composés, le degré de l'alcool varie davantage. On se sert d'alcool à 22°, pour l'eau de mélisse et l'eau vulnéraire ; d'alcool à 32°, pour l'esprit de cochléaria et le baume de Fioraventi ; d'alcool à 36°, pour l'eau de Cologne. .

Quelquefois on ajoute aux matières à distiller une eau aromatique : c'est l'eau de cannelle, dans l'alcool carminatif de Sylvius ; c'est l'eau de fleurs d'oranger, dans l'alcoolat pour l'élixir de Garus.

D'autres fois on emploie des plantes fraîches dont l'eau de végétation remplit le même effet qu'une addition d'eau distillée ; par exemple, pour l'esprit de cochléaria.

Enfin, dans un grand nombre de cas, on ne retire pas, à la distillation, tout l'alcool que l'on a mis dans le vase distillatoire. C'est ce que l'on fait pour l'alcoolat de Garus, l'eau de mélisse, l'eau vulnéraire, le baume de Fioraventi. Toutes ces diverses pratiques ont toujours pour effet de ne pas laisser à sec les matières dans la cucurbite, afin d'obtenir des produits plus suaves.

Il est des fleurs, telles que le jasmin, la tubéreuse, dont l'odeur fugace ne pourrait être communiquée à l'alcool par le procédé ordinaire. On place ces fleurs couches par couches, que l'on sépare les unes des autres avec des morceaux d'étoffes de laine empreignés d'huile d'olives ou de Ben, et l'on comprime légèrement le tout. Toutes les vingt-quatre heures, on renouvelle les fleurs, jusqu'à ce que l'huile fixe soit suffisamment chargée de l'arôme des fleurs ; alors, on lave l'étoffe de laine dans l'alcool, et l'on procède à la distillation par les procédés ordinaires.

Ce que nous venons de dire suffit à la préparation des alcoolats simples.

Nous allons rapporter les formules, sans entrer dans plus de détails sur leur préparation.

Alcoolat d'écorces d'oranges.

♃ Ecorces récentes d'oranges. . . . . . .   1.

  Alcool à 32 degrés. . . . .   4.

  Eau. . . . .   2.

Retirez 4 de produit.

On prépare de même l'alcoolat de citrons.

Alcoolat de cochléaria.

♃ Feuilles récentes de cochléaria. . . . .   18.

  Alcool à 32°. . . . .   12.

Retirez 10 de produit.

Alcoolat de romarin.

♃ Sommités récentes de romarin. . . . .   12.

  Alcool à 32°. . . . .   36.

  Eau distillée de romarin. . . . . . .   12.

Pour 30 d'alcoolat.

On prépare de même les alcoolats de mélisse, de menthe, de lavande, etc.

ALCOOLATS COMPOSÉS.

Alcoolat vulnéraire

(Eau vulnéraire spiritueuse).

℞ Sauge. . . . .
Angélique. . . . .
Tanaisie. . . . .
Absinthe. . . . .
Fenouil. . . . .
Menthe. . . . .
Hyssope. . . . . } ana 1 part.
Thym. . . . .
Camomille romaine. . . . .
Origan. . . . .
Marjolaine. . . . .
Mélisse. . . . .
Lavande. . . . .
Alcool. . . . . 180.

Pour 150 d'alcoolat.

Alcoolat carminatif de Sylvius.

℞ Racine d'angélique. . . . . 4.
— d'impératoire. . . . . }
— de galanga. . . . . } ana 6.
Feuilles de romarin. . . . .
— de marjolaine. . . . .
— de rue. . . . . } ana 48.
— de basilic. . . . .
Baies de laurier. . . . . 12.

Semences d'angélique. . . . .⎫
— de livèche. . . . . ⎬ ana 16.
— d'anis. . . . . ⎭
Gingembre. . . . . ⎫
Noix muscade. . . . . ⎬ ana 6.
Cannelle. . . . .   12.
Girofles. . . . . ⎫
Ecorces de citrons. . . . . ⎬ ana 4.
Alcool à 32°. . . . .   1,500.
Pour 1000 d'alcoolat.

Alcoolat de cochléaria.

♃ Feuilles récentes de cochléaria. . . . .   150.
Racines fraîches de raifort. . . . . . .   32.
Alcool à 32°. . . . .   300.
Pour 250 d'alcoolat.

Alcoolat de safran composé.

♃ Aloës succotrin. . . . .   320.
Myrrhe. . . . .   64.
Safran. . . . .   32.
Cannelle. . . . . ⎫
Girofles. . . . . ⎬ ana 16.
Noix muscades. . . . . ⎭
Alcool à 22°. . . . .   8000.
Eau de fleurs d'oranger. . . . .   500.
Pour 4000 d'alcoolat.

En mêlant à cet alcoolat 5000 de sirop capillaire on a l'elixir de Garus.

Alcoolat aromatique ammonical
(Esprit volatil aromatique huileux).

℞ Zestes récens d'oranges. . . . .
 — — de citrons. . . . . } aa 2,
Vanille. . . . . 8.
Girofles. 2
Cannelle. 4
Muriate d'ammoniaque. . . . . . . }
Eau de cannelle. . . . . } aa 128.
Alcool à 32°. . . . . }

Après trois jours de macération dans une cornue, ajou-
tez :
Carbonate de potasse. . . . . 128.
Distillez, pour retirer 128 de produit.

Dans cette opération, l'hydrochlorate d'ammoniaque et le carbonate de potasse échangent leurs
bases, et il se fait de l'hydrochlorate de potasse,
qui reste dans la cornue, et du carbonate qui se
volatilise ; il passe le premier à la distillation : l'alcool passe à son tour, chargé d'huile volatile, et
d'une nouvelle quantité de carbonate. Il redissout
celui qui l'avait précédé dans le récipient, et il s'en
sature : une portion de carbonate d'ammoniaque
chargé d'huiles essentielles s'attache au col de la
cornue.

La liqueur est incolore au moment où elle vient
d'être préparée ; elle se colore peu à peu à la lumière. Pour retarder cet effet, autant que possible,
on conserve cet alcoolat dans des vases recouverts
de papier noir.

Alcoolat de lavande ammoniacal.
(Gouttes anglaises céphaliques).

℞ Esprit volatil ammoniacal, retiré par la distillation de la soie ou de toute autre matière animale. . . . .   128.
Huile essentielle de lavande. . . . . .   4.
Alcool à 32°. . . . .   16.

Distillez, en ayant soin d'arrêter la distillation dès que
des gouttes d'huile volatile nagent à la surface du produit.

Alcoolat de térébenthine composé.
(Baume de Fioraventi).

℞ Térébenthine. . . . .   116.
Résine élémi. . . . . ⎫
Tacamahaca. . . . . ⎬
Succin. . . . . ⎬ ana 96.
Galbanum. . . . . ⎬
Myrrhe. . . . . ⎭
Styrax liquide. . . . .   64.
Aloës. . . . .   32.
Baies de laurier. . . . .   128.
Galanga. . . . . ⎫
Zédoaire. . . . . ⎬
Gingembre. . . . . ⎬
Cannelle. . . . . ⎬ ana 48.
Girofles. . . . . ⎬
Noix muscades. . . . . ⎭
Feuilles d'origan. . . . .   32.
Alcool à 32°. . . . .   3000.
Pour 2,500 d'alcoolat.

Le résidu distillé dans une cornue au bain de sable donne un produit de couleur citrine qui ne contient pas d'alcool, mais des huiles volatiles un peu épaisses. On le nommait baume de Fioraventi huileux. En poussant davantage le feu, on obtient une liqueur noire contenant de l'eau et de l'huile brune. Celle-ci est le baume de Fioraventi noir. Il n'est plus d'usage, non plus que le baume huileux. Ce dernier est formé d'huiles volatiles déjà altérées; l'autre est presque entièrement composé d'huile empyreumatique.

Alcoolat de mélisse composé.
(Eau de mélisse des Carmes).

On prépare séparément des alcoolats simples avec :

Alcool à 22°. . . . . 1000.

De chacune des matières qui doivent entrer dans l'alcoolat composé. . . . . 96.

On fait un premier mélange avec :

Alcoolat de cannelle. . . . . } ana 350.
— de coriandre. . . . . }

— de girofles. . . . . } ana 300.
— de muscades. . . . . }

— d'anis. . . . . 200.

— d'écorces de citrons. . . . . 25.

On fait un second mélange de,

Alcoolat d'angélique.. . . . . 1000.

— de romarin. . . . . 600.

— d'hyssope. . . . . 800.

— de marjolaine. . . . . } ana 700.
— de thym. . . . . }

— de sauge. . . . . 1,550.

On réunit dans la cucurbite d'un alambic 5oo parties du premier mélange, 5oo parties du second, et 5oo parties d'alcoolat simple de mélisse. On y ajoute le dixième de leur totalité d'eau et un huitième de sucre (lequel, au reste, est inutile), et l'on retire les quatre cinquièmes par la distillation.

Alcoolat de citrons composé.
(Eau de Cologne).

℞ Huile essentielle de bergamotte. . . . . . ⎫
— de citrons. . . . . ⎬ ana 100.
— de cédrat. . . . . ⎭
— de romarin. . . . . ⎫
— de fleurs d'oranger. . . . . ⎬ ana 5o.
— de lavande. . . . . ⎭
— de cannelle. . . . . 25.
Alcool à 36°. . . . . 12,000.
Alcoolat de mélisse composé. . . . . 1,5oo.
— de romarin. . . . . 1,000.

On distille, après une dixaine de jours, pour retirer les quatre cinquièmes d'alcoolat composé.

ᴑᴄᴐᴅᴑᴄᴑᴄᴑᴄᴑᴄᴑᴄᴑᴄᴑᴄᴑ

§ XIV.

DES TISANES.

Une tisane est une boisson peu chargée de principes médicamenteux qui sert de boisson ordinaire aux malades.

Comme le malade est obligé d'y revenir souvent,

il faut que les tisanes soient légères et le moins désagréables possible. On peut les édulcorer à volonté. Avant de les administrer, on les clarifie par
le repos, plus rarement par la filtration.

La manière de préparer les tisanes est extrêmement variée, et dépend non-seulement de la nature des substances qui leur servent de base, mais
encore des parties que l'on veut en extraire. La
prescription des tisanes exige du médecin qui la fait
une connaissance exacte de la nature chimique de
chaque substance. C'est la seule base rationnelle
sur laquelle il puisse appuyer ses formules. Nous
allons indiquer, autant que la matière le permet,
les règles générales applicables à leur préparation.

1°. On prépare des tisanes par simple solution:
c'est quand les substances qui doivent les compo-
ser ont été prélablement isolées et séparées de tout
corps étranger. Ainsi, on fait l'hydromel simple en
fondant le miel dans l'eau, l'oxicrat en substituant
l'oximel simple au miel, la limonade sulfurique en
acidulant de l'eau par l'acide sulfurique, et en y
ajoutant la quantité de sucre convenable.

La tisane de gomme, celle de cachou, ne sont
également que de simples solutions. Celle de
gomme est souvent préparée avec la gomme en
poudre; il est préférable de se servir de gomme
entière; la dessication et la pulvérisation faisant
développer dans la gomme une matière âcre et
acide. La gomme est d'abord lavée pour isoler une
matière amère qui réside à sa surface; on verse

ensuite dessus de l'eau froide, et l'on facilite la dissolution en agitant de temps en temps.

L'eau de chaux, l'eau camphrée, l'eau chargée d'huile animale de Dippel ou d'huiles essentielles, sont encore de véritables tisanes préparées par solution. On obtient toutes les solutions d'huiles en agitant avec de l'eau un excès de chacune de ces substances dans la proportion prescrite, jusqu'à ce que la saturation soit opérée ; puis l'on filtre.

Pour faciliter la dissolution du camphre, on le prend précipité de sa dissolution alcoolique. A cet effet, après avoir dissout du camphre dans l'alcool, on mêle la liqueur avec de l'eau ; le camphre se sépare dans un état de division qui permet à l'eau de l'attaquer plus aisément.

Pour avoir de l'eau de chaux, on prend de la chaux éteinte (hydrate de chaux), et on en met un excès en contact avec de l'eau. Au bout de vingt-quatre heures, on filtre ; on ajoute de nouvelle eau sur le marc qui peut ainsi fournir successivement de nouveaux produits. L'eau de chaux doit être conservée dans des vases fermés, car l'acide carbonique de l'air se combine à la chaux, et la transforme en carbonate. C'est ce sel qui forme la pellicule qui se montre à la surface de l'eau de chaux qui est restée exposée à l'air.

On doit rejeter la première solution de chaux. Elle est plus alcaline que les autres, parce que le carbonate de potasse provenant des cendres qui salissent toujours la chaux du commerce, est décomposé et transformé en alcali caustique, qui se

dissout le premier : voilà pourquoi on prescrit ordinairement l'eau de chaux seconde. Ce médicament ne cesse plus d'être toujours identique, une
fois que la potasse a été soustraite.

C'est peut-être encore dans les tisanes faites par
simple solution que doit rentrer l'eau de goudron.
Disons toutefois que l'on ignore si toute la substance du goudron se dissout. On sait seulement que
pendant fort long-temps le même goudron fournit
un médicament qui ne paraît pas varier dans sa
nature. Rien n'est plus simple que la préparation
de l'eau de goudron : on met dans une cruche du
bon goudron, et l'on verse dessus environ trente
fois son poids d'eau, on agite de temps en temps,
et au bout de huit jours on passe au filtre. On peut
un grand nombre de fois jeter sur le marc de nouvelle eau qui se saturera à son tour. L'eau de goudron est odorante et un peu acide ; elle ne contient
pas plus d'un quart de grain de principe soluble
par once, cependant, on est souvent obligé de l'é-
tendre d'une nouvelle quantité d'eau pour l'administrer aux malades.

2° Quand une substance est formée tout entière (sauf le tissu végétal) de principes solubles
dans l'eau, on les extrait par macération, par infusion ou par décoction.

On fait rarement usage de la macération, bien
qu'on pourrait s'en servir dans un grand nombre
de cas.

On fait par infusion les tisanes avec les corps
qui cèdent facilement leurs principes solubles à

l'eau à raison de la finesse de leur tissu, ou qui contiennent des principes volatiles qu'une chaleur prolongée dissiperait. Ainsi, on traite par infusion les fleurs et les feuilles des végétaux, les fruits des ombellifères, la racine de sassafras, l'écorce de cannelle, etc.

La décoction est employée quand on a affaire à des matières très-denses ou qui ne se dissolvent que par l'action prolongée de la chaleur. L'ébullition est soutenue plus ou moins de temps suivant la nature diverse des corps qui sont soumis à son action : ainsi, une décoction légère suffira pour les racines d'asperge, de canne, l'écorce de simarouba, le bois de Surinam, etc.; on devra la prolonger long-temps pour l'orge et le riz. En effet, les fruits des céréales sont formés presque entièrement d'amidon enveloppé dans un réseau organique qui le défend de l'action de l'eau; aussi celle-ci n'agit-elle efficacement comme élément de dissolution, que lorsque l'humidité et la chaleur ont pénétré le grain, et en déchirant ses cellules, ont livré la fécule à la force dissolvante du liquide.

3° Lorsqu'une substance outre des principes solubles contient de l'amidon, il est à propos de la concasser et de la traiter à froid ou seulement par infusion pour ne pas dissoudre la fécule, qui ne ferait qu'épaissir la tisane et la rendre plus désagréable sans ajouter à ses propriétés. En se conformant à cette règle, on ne soumettra pas à l'ébullition les racines de colombo, de tormentille, de bardane, d'aunée, de rhubarbe, de bistorte, de

salseparcille, de patience, etc. Cependant, quand
la proportion d'amidon sera peu considérable, on
pourra faire bouillir; c'est ainsi, par exemple,
qu'on prépare par décoction la tisane de ratanhia, il se précipite par le refroidissement une petite quantité d'un composé insoluble de l'écule et
de tannin, mais la quantité en est si faible qu'on
peut sans inconvénient la négliger.

Voici, d'après M. Robert, un tableau de racines
amylacées, et d'autres qui ne le sont pas. Il sera
utile à consulter dans la pratique.

RACINES AMYLACÉES.

Jalap.
Rhubarbe.
Rhapontic.
Pivoine.
Ellébore blanc.
Valériane.
Aristoloche.
Fougère mâle.
Galanga.
Iris.
Fraisier.
Nénuphar.
Chou.
Oseille.
Benoîte.
Gingembre.
Turbith.
Ipécacuanha.

Zédoaire.
Colombo.
Calamus aromaticus.
Iris nostras.
Persil.
Ortie.
Belladone.
Serpentaire de Virginie.
Carotte.
Capucine.
Patience.
Tulipe.
Mauve.
Réglisse.
Raifort.
Guimauve.
Squine.
Salsepareille.
Sassafras.
Houblon.
Arrête-bœuf.

RACINES NON AMYLACÉES.

Consoude.
Bourrache.
Chicorée.
Pissenlit.
Aunée.
Angélique.
Oignon.
Scille.
Moutarde.

4° La chaleur doit encore être très-modérée, quand aux principes solubles et médicamenteux se trouvent joints d'autres principes que l'on a intérêt à rejeter. Ainsi, pour préparer la tisane de casse, on se contente de délayer la pulpe dans l'eau froide, et de passer ; par ce moyen, on ne dissout rien du principe astringent contenu dans le parenchyme. La racine de réglisse donne par infusion une tisane sucrée et agréable ; la décoction entraine une portion de l'huile âcre qui est contenue dans la racine, et altère la qualité du produit.

5° Il arrive que la partie la plus active d'un médicament est insoluble dans l'eau, et ne peut s'y trouver qu'à la faveur d'autres principes, et en quelque sorte en opposition avec ses propriétés propres ; on doit alors soumettre les corps à une décoction prolongée. C'est par elle seulement que l'on parviendra à dissoudre quelques parcelles de principes médicamenteux. En ayant égard à leur composition chimique, on soumettra à la décoction les racines de polygala, de jalap, de serpentaire, le bois de gayac, etc., bien entendu que les corps qui sont chargés de parties volatiles, comme, par exemple, la serpentaire et la valériane, devront être traités en vases clos.

6° Outre les principes que nous venons d'énoncer, il est des précautions particulières à prendre, dépendantes de la nature des corps que l'on emploie. Aussi, on rejètera la première décoction de l'orge entière, qui a de l'âcreté, parce que l'eau dissout une matière âcre et extractive qui réside dans le péricarpe ; on fera de même pour le chiendent, après une première décoction, on l'écrasera dans un mortier de marbre, et on le fera bouillir de nouveau.

7° Enfin, la nature chimique des corps ne suffira pas toujours pour guider sur la manière la plus convenable de préparer une tisane. L'indication thérapeutique pourra souvent faire modifier le procédé de préparation , tout en s'appuyant encore sur la nature chimique de la matière médicamenteuse. En effet, pour les substances qui contiennent en même temps des principes solubles à des températures différentes, il sera possible de les obtenir isolés ou réunis suivant que l'indication morbide le demandera, et que l'on opérera de telle ou de telle manière. Que l'on traite de la racine de colombo par infusion, on en retirera un principe amer sans astriction qui sera employé avec succès comme tonique, mais dont l'emploi contre les diarrhées sera presque toujours contre-indiqué : qu'au contraire, on fasse une forte décoction de colombo, la liqueur contiendra encore le même principe amer, mais il sera enveloppé dans une masse de mucilage, et il ne sera plus qu'un auxiliaire puissant qui pourra seconder merveilleusement les effets du principe émollient.

Si l'on fait une légère décoction ou une infusion de lichen d'Islande, la tisane sera très-amère et peu mucilagineuse. Si, au contraire, on prolonge beaucoup l'ébullition, la tisane sera moins amère et très-mucilagineuse, 1° parce qu'une partie du principe amer aura été détruit, suivant l'observation de M. Berzelius ; 2° parce que toute la fécule du lichen se sera dissoute, ainsi que la gomme, et même une portion du squelette amylacé. On pourra même, en rejetant la première décoction du lichen, avoir un médicament purement gélatineux. On y parviendrait plus sûrement encore en faisant macérer, suivant le procédé de MM. Berzelius et Westrumb, le lichen pendant vingtquatre heures dans de l'eau chargée de carbonate de soude ou de potasse, et en le lavant bien avant de le soumettre à l'action de l'eau. Cet exemple fait voir comment les propriétés d'un médicament peuvent varier suivant la manière dont il est administré.

Que l'on traite du quinquina par l'eau froide, elle dissoudra le kinate de chaux, la matière colorante rouge soluble, la matière colorante jaune et à peine des traces de rouge cinchonique, et des sels à base alcaline végétale. Une forte décoction dissoudra, outre les principes précédens, beaucoup de rouge cinchonique, les sels de quinine et de cinchonine, et l'amidon. La liqueur se troublera par le refroidissement, parce que l'amidon forme un composé insoluble avec une partie du tannin, et surtout, parce que le rouge cinchonique, beaucoup moins soluble à froid qu'à chaud, se précipite en presque totalité.

On pourrait citer encore un grand nombre d'exemples de ce genre. Ainsi, la racine de guimauve cède à l'eau par infusion, un mucilage jaunâtre, et la tisane est limpide et agréable. Une forte décoction dissout l'amidon, et le produit est épais, louche, et ne convient plus que pour les usages extérieurs. Ainsi, l'absinthe fournit par infusion un médicament excitant. La décoction prolongée en volatilisant l'huile volatile, ne laisse plus qu'une matière amère et tonique.

8° Lorsque dans une tisane on fait entrer des sels, des acides, des sirops, il est convenable de ne les ajouter qu'après que la liqueur a été passée. Ces additions ne doivent pas contrarier la nature chimique connue des principes médicamenteux. Ainsi, l'acétate de plomb précipitera presque tous les principes immédiats des végétaux; il en sera de même de la plupart des sels métalliques. L'addition d'un acide facilitera la dissolution des principes actifs du quinquina; un alcali en séparerait les bases alcalines végétales. L'emploi de l'acide acétique, dans la décoction de ratanhia, proposé par le docteur Hurtado, est nuisible en cela, que cet acide précipite une partie de matière tannante en un composé insoluble. Les considérations de ce genre doivent être soigneusement pesées par le médecin : l'oubli des réactions chimiques, l'exposerait à annuler entièrement les effets des médicamens sur lesquels il aurait cru pouvoir compter.

9° Si souvent on ne fait entrer qu'un seul corps dans la composition d'une tisane, il arrive assez fréquemment qu'on en emploie plusieurs à la fois. Il faudra se conformer de même aux règles indiquées ci-dessus; c'est ainsi que dans toutes les tisanes édulcorées avec la racine de réglisse, après avoir traité, par décoction, les matières qui résistent davantage à l'action de l'eau, on fait seulement infuser cette racine ; il est inutile que nous nous étendions davantage sur ce sujet. Ce que nous avons dit des tisanes simples doit suffire pour servir de règles dans la préparation des tisanes plus composées.

A la suite des tisanes, se trouve naturellement placé le petit lait, qui n'a pu rentrer dans les diverses séries que nous avons tracées, à cause de la manipulation particulière employée pour sa préparation. L'objet que l'on se propose en préparant le petit lait est de séparer du lait la matière caséeuse et la matière butyreuse, pour n'y conserver que le sucre de lait, ainsi que les sels et les acides qui l'accompagnent dans le sérum. A cet effet, on verse sur le lait chaud un acide qui forme une combinaison insoluble avec la matière caséeuse. Ce nouveau composé se sépare en entraînant la matière butyreuse du lait. Peu importe quel acide on emploie pour la coagulation ; car il n'en reste pas dans la liqueur, à moins que l'on en ait mis un excès ; et c'est parce qu'il est presque impossible d'atteindre le point justement convenable que l'on a donné la préférence à l'acide acétique ; il y a en effet peu d'inconvéniens à ce qu'il en reste dans la liqueur.

Quand ce petit lait artificiel a été bien préparé, il est préférable au petit lait naturel, c'est-à-dire, à celui qui s'est formé par la coagulation spontanée du lait, en ce qu'il est moins acide.

(159)

Pour faire du petit lait, on porte le lait à l'ébullition, et l'on y ajoute la quantité de vinaigre suffisante pour le faire tourner. On y arrive assez exactement en n'employant pas d'abord toute la quantité
de vinaigre, et l'ajoutant petit à petit jusqu'à ce
que le coagulum soit bien tranché, et qu'il nage
dans une liqueur claire. Un excès d'acide s'opposerait à la clarification, en dissolvant imparfaitement une portion de matière caséeuse.

Le lait étant coagulé, on le passe sans expression à travers une étamine claire.

D'autre part, on bat, dans un poëlon, un blanc
d'œuf avec un peu d'eau froide, de manière à le
dissoudre; on y mêle, portions par portions, le
sérum, et l'on porte à l'ébullition, pour coaguler
l'albumine. Elle entraîne avec elles toutes les
parties de fromage qui étaient tenues en suspension. On jète, sur le liquide bouillant, un filet
d'eau froide pour faciliter la séparation de l'albumine; on passe à travers un papier non collé.

Le filtre doit avoir été lavé à l'eau bouillante,
pour lui faire perdre quelques principes solubles
qui communiqueraient au petit lait une saveur
désagréable.

§ XV.

DES APOZÈMES.

On désigne sous le nom d'apozèmes des boissons
médicinales qui diffèrent des tisanes en ce qu'elles

contiennent plus de principes médicamenteux, et qu'elles ne servent jamais de boisson ordinaire aux malades.

Ce que nous avons dit sur la préparation des tisanes est applicable, sans exceptions, à celle des apozèmes. Nous nous contenterons d'en citer quelques exemples parmi les plus connus.

Décoction blanche de Sydenham.

℞ Corne de cerf calcinée et porphyrisée.. .   ℥ ij.
  Mie de pain blanc. . . . .   ℥ vj.
  Sucre. . . . .   ℥ j.
  Eau. . . . .   ℔ j.
  Eau de cannelle. . . . .   ℥ ij.
  ou de fleurs d'oranger. . . . .   ℥ ß.

On triture ensemble, dans un mortier, le sucre, la mie de pain et la corne de cerf; on fait bouillir pendant un quart-d'heure; on passe, en exprimant légèrement à travers une étamine de laine peu serrée; on aromatise avec l'eau de cannelle ou l'eau de fleurs d'oranger.

Quelques praticiens substituent la gomme arabique à la mie de pain, dont la nature est variable; mais, ainsi préparée, la décoction blanche est moins épaisse. La mie de pain, par l'acide qu'elle contient, dissout une partie de phosphate de chaux qui n'est peut-être pas sans influence sur les propriétés médicamenteuses de ce remède. S'il est avantageux d'employer la gomme, c'est en petite quantité, et sans retrancher la mie de pain. On l'ajoute avant de passer : la boisson en est plus blanche, et dépose plus difficilement.

Tisane de Feltz.

℞ Racine de salsepareille. . . . .   ℥ ij.
— de squine. . . . .   ℥ j.
Ecorces de buis. . . . . ⎫
— de lierre. . . . . ⎭ ana ℥ j ß.
Colle de poisson. . . . .   ℥ vj.
Eau. . . . .   6 litres.

On fait bouillir toutes ces substances, jusqu'à réduction de moitié ; on passe, et on laisse déposer. Le sulfure d'antimoine doit être renfermé dans un nouet. On ajoute à volonté du sublimé corrosif.

On a dit que le sulfure d'antimoine qui n'est pas soluble dans l'eau, cède à ce véhicule une petite quantité d'arsenic, dont l'antimoine du commerce est rarement exempt. Cette assertion aurait besoin d'être confirmée.

Tisane royale.

℞ Séné. . . . . ⎫
Sulfate de soude. . . . . ⎬ ana ʒ iv.
Anis. . . . . ⎭
Coriandre. . . . .   ʒ ij.
Cerfeuil récent. . . . . ⎫
Pimprenelle. . . . . ⎭ ana ʒ iv.
Eau tiède. . . . .   ℔ ij.
Citron coupé par tranches. . . . . . .   N° j.

Faites macérer pendant vingt-quatre heures ; passez avec expression, et filtrez.

——————

A la suite des apozèmes, et par appendice, nous placerons des boissons que l'on prend ordinairement en une seule verrée, et qui se préparent de la même manière que les tisanes. Le Codex les désigne spécialement par le mot latin *haustus*. On les appelle vulgairement *médecines*. Donnons pour exemple la préparation d'un purgatif ordinaire.

Purgatif ordinaire.

℞ Séné. ℥ ij.
Sulfate de soude. . . . . ℥ iv.
Manne. . . . . ℥ ij.
Rhubarbe. . . . . ℥ j.

On fait d'abord infuser, sur les cendres chaudes, le séné et la rhubarbe ; on ajoute le sel et la manne ; quand ils sont fondus, on passe ; on laisse déposer, et l'on décante. Quand on fait entrer du tamarin dans une potion de ce genre, il faut éviter d'y mettre, en même temps des tartrates neutres, et même d'autres sels neutres. L'acide tartarique du tamarin et l'acide citrique détermineraient une précipitation abondante de crême de tartre.

Quand on clarifie une médecine au blanc d'œuf, il faut augmenter d'un tiers la dose de chaque ingrédient.

§ XVI.

BOUILLONS.

On donne le nom de bouillons, à des boissons qui ont pour base les substances animales.

Tout ce que nous avons dit sur la préparation des tisanes peut être appliqué à celle des bouillons; nous ne ferons qu'indiquer quelques précautions particulières à ce genre de médicamens.

On divise les bouillons en alimentaires et médicinaux : les premiers, sont faits avec des viandes d'animaux arrivés à l'âge de puberté, appartenant à la grande famille des mammifères ; les seconds sont préparés avec les viandes peu faites du veau ou du poulet, avec la chair des vipères, des grenouilles, des tortues, quelquefois avec des escargots ou des écrevisses.

Le bœuf et le mouton sont ordinairement employés à la fabrication des bouillons médicinaux. Leur chair est composée de fibrine, d'albumine , d'osmazôme, de différens sels, et d'une matière propre à se transformer en gélatine, par l'action prolongée de l'eau bouillante; l'eau se charge de la gélatine de l'osmazôme et des sels ; l'albumine est coagulée par la chaleur ; le fibrine subit une altération, et il est probable qu'elle contribue en quelque chose à la confection du bouillon.

On doit préparer les bouillons alimentaires dans des vases de terre ; comme ils sont mauvais conducteurs du calorique, le liquide y entre plus tard en ébullition, ce qui est un premier avantage ; et une fois qu'ils sont échauffés, il faut à peine du feu pour les entretenir à la même température ; si l'on faisait bouillir trop promptement le liquide, il ne se dissoudrait qu'une très-petite quantité d'albumine , qui serait insuffisante pour clarifier le bouillon. Une fois l'ébullition produite, on l'entretient jusqu'à ce qu'il ne se forme plus d'écumes; on croit que l'addition du sel marin, avant cette époque, facilite la séparation de l'albumine et sa coagulation.

La spumation étant faite, on ajoute les légumes, et l'on entretient un degré de chaleur, tel que le liquide ne fasse que frémir : c'est la température la plus convenable.

Les bouillons médicinaux sont toujours faits avec des viandes fades, qui donnent peu de sapidité au produit. Deux heures de chaleur suffisent ordinairement; on fait les bouillons médicinaux au bain-marie, dans un vase d'étain, quand il entre dans leur composition des plantes aromatiques. Autrement, la coction dans un vase de terre est préférable ; on ajoute les plantes plus ou moins tard, suivant qu'elles cèdent leurs principes solubles à l'eau, avec plus ou moins de facilité.

Il est essentiel de passer les bouillons médicinaux, après qu'ils sont refroidis, pour séparer la graisse qui s'est coagulée à leur surface.

On coupe la tête des vipères, et on a le soin de l'écraser ou de la jeter immédiatement dans le feu, car la morsure serait encore à craindre ; on sépare les intestins, on conserve le cœur et le foie, et l'on coupe le corps par tronçons.

On sépare les colimaçons de leurs coquilles, et on les lave avant de s'en servir.

On coupe la tête aux grenouilles, avec des ci-

seaux, et on leur fend la peau sur le dos, on
les écorche, on les vide, et on les fait cuire.

On sépare la carapace et le plastron des tortues;
on détache la chair, que l'on coupe par morceaux.

Les écrevisses doivent être pilées; on lave le mou
de veau; on sépare le col, les intestins et les
parties graisseuses du poulet.

Bouillon de vipères.

℞ Chair de vipère. . . . . ℥ iv.
   Eau commune. . . . . ℥ xij.
F. s. a.

On prépare, dans les mêmes proportions, les bouillons
d'écrevisses, de poulet, de tortue, de veau, de grenouilles, etc. On y ajoute des plantes suivant le besoin.

Bouillon de limaçons.

℞ Limaçons de vigne. . . . . N° xx.
   Ecrevisses. . . . . ℥ j.
   Eau. . . . . ℔ ij.
F. s. a.

§ XVII.

ÉMULSIONS.

On donne le nom d'émulsion à un liquide d'apparence laiteuse, préparé avec des semences huileuses et de l'eau.

L'émulsion est formée d'huile tenue en suspension dans l'eau, à l'aide d'une matière muqueuse dont la nature n'est pas bien connue, et qui peut, d'ailleurs, n'être pas toujours la même. Si nous examinons quelle est la composition des amandes douces, qui servent le plus souvent à la préparation des émulsions, nous verrons, avec M. Boullay, que le sucre et la gomme y sont en trop petite proportion, pour qu'on puisse raisonnablement leur attribuer la division de l'huile, et, comme nous y retrouvons en abondance l'albumine végétale, il est hors de doute que c'est ce principe qui tient l'huile en suspension; dans quelques semences très-mucilagineuses, par exemple, celles de lin, on conçoit que le mucilage concourt à produire le même effet.

L'émulsion se sépare, quelque temps après qu'elle a été préparée. Le parenchyme des amandes, qui a été divisé pendant la trituration, et qui est resté suspendu, vient nager à la surface en même temps qu'une portion d'huile. Plus tard, le liquide passe à la fermentation et s'aigrit, et le coagulum augmente par la séparation plus complète du parenchyme et de l'huile, et, sans doute aussi, par la solidification progressive de l'albumine végétale, opérée par l'acide qui s'est produit pendant la fermentation.

Pour faire une émulsion, on se sert d'amandes mondées de leur pellicule; on l'enlève aisément, en faisant tremper pendant quelques instans les amandes dans de l'eau bouillante. Leur peau se

ramollit, et se détache, en faisant glisser les amandes entre deux doigts. On les fait tomber dans de
l'eau froide pour les raffermir, après quoi on les
essuie, et on les fait sécher.

La soustraction de la pellicule des amandes est
nécessaire en cela, que cette pellicule contient
une matière tannante qui nuirait à la blancheur
de l'émulsion, en même temps qu'elle pourrait
altérer sa saveur.

Les amandes étant mondées, on les pile dans
un mortier de marbre, en ajoutant un peu d'eau,
pour empêcher la séparation de l'huile ; s'il doit
entrer du sucre dans le lait d'amandes, on l'ajoute
d'abord ; quand le tout est réduit en une pâte bien
fine, on délaie dans l'eau, et l'on passe avec expression à travers une étamine.

Il est important de ne pas ajouter à une émulsion des liqueurs acides ou alcooliques, qui la
coaguleraient ; les premières, en formant avec
l'albumine végétale un composé insoluble, et
les secondes en s'emparant de l'eau.

On fait quelquefois de fausses émulsions, en
délayant des huiles, des résines, des gommes-résines dans l'eau, à l'aide d'un mucilage ou d'un
jaune d'œuf : nous y reviendrons en parlant des
potions.

Emulsion simple ou *lait d'amandes.*

℞ Amandes. . . . . ℥ j.
Sucre. . . . . ℥ j.

Eau. . . . . ℔ j.

Eau de fleurs d'oranger. . . . . ℥ ß.

F. s. a.

On prépare de même les émulsions de semences froides, de pignons doux, de pistaches, etc.

———————

§ XVIII.

DES POTIONS.

Une potion est un médicament liquide destiné à être pris par cuillerées.

La nature des potions est extrêmement variable. On peut distinguer les juleps, les loochs et les potions proprement dites ; mais ces distinctions ne sont que conventionnelles, et il n'existe aucune limite bien tranchée entre ces diverses espèces de médicamens.

Un julep est une potion ordinairement composée de sirops et d'eaux distillées. On y fait entrer quelquefois des mucilages, des acides, mais jamais de poudres ou de substances huileuses qui puissent troubler sa transparence.

Les loochs sont des potions dont la consistance est plus épaisse que celle des sirops ; leur base est presque toujours un mucilage, souvent on y fait entrer des huiles ou des médicamens plus actifs.

Quatre loochs sont indiqués par le Codex de Paris; leur préparation servira d'exemple pour tous les autres médicamens de ce genre. On pourra d'ailleurs leur appliquer toutes les règles dont il sera fait mention en parlant des potions.

Looch ·blanc.

℞ Amandes douces. . . . . N° xvj.
Amandes amères. . . . . N° ij.
Sucre. . . . . ℥ vj.
Poudre de gomme adragante. . . . . gr. xvj.
Huile d'amandes douces. . . . . ℥ iv.
Eau de fleurs d'oranger. . . . . ℥ ij.
Eau commune. . . . . ℥ iv.

On pile les amandes mondées de leur pellicule avec une partie du sucre et un peu d'eau, pour faire une pâte bien divisée que l'on délaie avec le reste du liquide : on passe , avec expression, au travers d'une étamine; d'autre part, on triture la gomme adragante avec le reste du sucre, et on ajoute un peu d'émulsion pour faire un mucilage dans lequel on divise l'huile par une trituration prolongée ; on ajoute petit à petit le reste de l'émulsion. On aromatise avec l'eau de fleurs d'oranger.

Looch vert.

℞ Pistaches récentes. . . . . N° xiv.
Sirop de violettes. . . . . ℥ j.
Huile d'amandes douces. . . . . . . ℥ iv.
Gomme adragante. . . . . gr. xvj.
Teinture de safran. . . . . gr. xx.
Eau de fleurs d'oranger. . . . . ℥ ij.
— commune. . . . . ℥ iv.
F. s. a.

Comme il est souvent difficile de se procurer les pistaches récentes, on leur substitue des amandes douces. Le mélange de sirop de violettes et de safran suffit pour donner au looch la couleur verte qu'il doit avoir.

Looch d'œufs.

℞ Jaune d'œuf. . . . . No j.
Huile d'amandes douces. . . . . ℥ j ß.
Sirop de guimauve. . . . . ℥ j.
Eau de fleurs d'oranger. . . . . ℥ j.
— de coquelicots. . . . . ℥ ij.

On bat, dans un mortier de marbre, l'huile d'amandes douces avec le jaune d'œuf, préalablement un peu délayé ; on ajoute peu à peu les eaux distillées et le sirop.

Looch sans amandes.

℞ Gomme adragante. . . . . gr. xvj.
Huile d'amandes douces. . . . . ℥ iv.
Sucre. . . . . ℥ j.
Eau. . . . . ℥ iij.
Eau de fleurs d'oranger. . . . . ℥ ij.
F. s. a.

Nous désignerons sous le nom spécial de potions toutes celles qui ne sont ni des loochs ni des juleps. Nous les diviserons en deux séries. La première comprendra les potions qui ne contiennent que des matières solubles qui ne peuvent en troubler la transparence ; dans la seconde , seront les potions dans lesquelles on fait entrer des corps qui ne peuvent se dissoudre, et qui restent en suspension.

Nous n'avons presque rien à dire sur le mode de préparation des potions de la première série. Elles consistent, pour ainsi dire, en de simples solutions ; nous ferons observer seulement que lorsqu'au nombre de leurs composans se trouvent des corps volatils, il faut avoir le soin de ne les ajouter qu'en dernier, afin d'éviter autant que possible leur déperdition. Il serait cependant plus avantageux de mêler l'éther au sirop, en se fondant sur cette observation de M. Boullay, que le sucre et l'éther ont la plus grande affinité l'un pour l'autre, si bien que des cristaux retirés du sirop d'éther conservent leur odeur après être restés exposés assez long-temps à une chaleur de 40 degrés.

Les substances qui, introduites dans une potion, peuvent en troubler la transparence, sont : les résines, les gommes-résines, les huiles fixes et volatiles, le camphre, les teintures alcooliques ou éthérées, les poudres, les extraits, les électuaires. Recherchons par quels moyens on peut parvenir à diviser ces corps de manière à ce qu'ils restent unis au liquide le plus de temps possible.

Quand on voudra incorporer une résine ou une gomme-résine à une potion, on commencera par la réduire en poudre très-fine par la trituration ; cela fait, on délaiera la poudre avec un jaune d'œuf ; on ne mettra le liquide que lorsque la gomme-résine ou la résine sera parfaitement divisée. Faisons observer que toutes les fois qu'on se sert de jaune d'œuf pour préparer une potion, il est avantageux de commencer par y ajouter une petite quantité d'eau.

Quelquefois on substitue au jaune d'œuf une gomme réduite en mucilage ; mais la division des résines et des gommes-résines s'y fait moins bien.

Souvent dans les potions où l'on fait entrer de la gomme ammoniaque, on met en même temps de l'oximel scillique ; il faut le triturer long-temps avec la gomme-résine avant d'ajouter le jaune d'œuf, et même, quand la dose de gomme ammoniaque n'est que de quelques grains, le jaune d'œuf devient inutile.

On divise les huiles fixes à l'aide d'un jaune d'œuf ou d'un mucilage ; on préfère généralement ce dernier parce que les huiles s'y divisent parfaitement, et qu'il ne change pas la couleur du composé. Cependant, lorsque l'huile est naturellement consistante, comme celle des ricins, il faut préférer le jaune d'œuf, qui épaissit moins la potion.

Les huiles volatiles, quand elles sont en petites doses, sont mêlées au sirop, ou triturées avec du sucre ; on forme ainsi un éléosaccharum miscible à l'eau. Quand la proportion d'huile essentielle est très-forte, on la divise à l'aide d'un jaune d'œuf.

Le camphre est d'abord pulvérisé au moyen de quelques gouttes d'alcool ; on le divise ensuite à l'aide d'un mucilage de gomme ou du jaune d'œuf. Quand il se trouve avec des teintures, on le triture avec elles pour le dissoudre, et on mêle la dissolution aux sirops.

Quelques praticiens ont proposé de diviser le camphre avec la magnésie (4 parties de camphre, 1 partie de magnésie). Mais après avoir délayé le tout, on laisse déposer, et l'on décante. Ce procédé est défectueux en ce que la magnésie retient du camphre, et, si on laisse la magnésie dans la potion, elle contribue par son insolubilité à la rendre plus désagréable au malade; il faut donner la préférence à l'intermède du mucilage.

Un certain nombre de teintures alcooliques, et principalement les teintures gommo-résineuses, quand on vient à les mêler avec l'eau, abandonnent les matières qu'elles tenaient en dissolution, et celles-ci se séparent en grumeaux. Pour éviter cet inconvénient, il faut triturer ces teintures avec le sirop ou avec du sucre avant de les mêler aux potions.

Cette précaution est inutile quand l'alcool tient en dissolution des principes solubles dans l'eau ou qui se précipitent dans un grand état de division quand elles ont le contact du liquide. Mais elle est indispensable pour les teintures chargées de gommes-résines ou de matières grasses, comme la teinture d'assa-fœtida, celle de castoréum, etc.

Les poudres que l'on fait entrer dans les potions doivent avoir un grand degré de ténuité. On les délaie préalablement dans le sirop pour les avoir

plus divisées ; on ajoute ensuite le reste du liquide.

On délaie les électuaires par simple trituration.

Les extraits doivent être triturés dans un mortier jusqu'à ce qu'ils soient divisés. Ce procédé est
préférable à celui qui consiste dans leur dissolution
à chaud ; de cette manière, ils sont infiniment
moins divisés. Les parties extractives qui ont perdu
leur solubilité par l'action du feu, ou les parties insolubles dans l'eau qui ne s'étaient dissoutes qu'à
la faveur d'autres corps, et qui se sont séparées lors
de la concentration des liqueurs, formeraient des
parties grossières en suspension ; on pourrait les
séparer par la filtration, mais comme dans un
grand nombre de cas elles ont des vertus médicamenteuses bien prononcées, il vaut beaucoup
mieux les laisser dans la potion, en ayant le soin
de les atténuer le plus possible.

EXEMPLES DE POTIONS PAR SIMPLES SOLUTIONS.

Potion diurétique.

℞ Oximel scillitique. . . . . ℥ iv.
Eau de pariétaire. . . . . ℥ iv.
— de menthe. . . . . ℥ j.
Alcool nitrique. . . . . ℥ ß.
Mêlez.

Potion antispasmodique.

℞ Sirop de fleurs d'oranger. . . . . ℥ j.
Eau distillée de tilleul. . . . . ℥ ij.

Eau distillée de fleurs d'oranger. . . . $\mathfrak{Z}$ ij.
Ether sulfurique. . . . . $\mathfrak{Z}$ j.
Mêlez.

EXEMPLES DE POTIONS AVEC DES MATIÈRES EN SUSPENSION.

Potion anthystérique.

℟ Sirop d'armoise composé. . . . . . . $\mathfrak{Z}$ j.
Teinture de castoréum *ou* d'assa-fœtida. . gr. xxiv.
Eau distillée de valériane. . . . . . . $\mathfrak{Z}$ ij.
— de fleur d'oranger. . . . . . . $\mathfrak{Z}$ ij.
Ether sulfurique. . . . . $\mathfrak{Z}$ ij.
F. s. a.

Potion incisive.

℟ Infusum d'hyssope. . . . . $\mathfrak{Z}$ iv.
Oximel scillitique. . . . . $\mathfrak{Z}$ j.
Gomme ammoniaque. . . . . gr. xij.
F. s. a.

Potion antiseptique.

℟ Infusum de $\mathfrak{Z}$ ij. serpentaire de Virginie. $\mathfrak{Z}$ iv.
Sirop de quinquina. . . . . $\mathfrak{Z}$ ij.
Camphre. . . . . gr. xij.
Acétate d'ammoniaque liquide. . . . . $\mathfrak{Z}$ j.
F. s. a.

§ XIX.

VINS MÉDICINAUX.

On nomme vin médicinal un vin qui tient en dissolution un ou plusieurs principes médicamenteux.

Tous les vins contiennent, outre l'eau et l'alcool, du tartre, de la matière colorante, du tannin et quelques sels. Tous ces élémens ont une action différente qui est modifiée et par leur proportion relative et par la nature particulière des matières sur lesquelles elle s'exerce.

L'eau et l'alcool sont les deux principaux agens de dissolution du vin. C'est à leur faveur qu'il se charge des matières que l'on met en contact avec lui. L'eau lui donne la propriété de dissoudre les matières salines, gommeuses et extractives ; c'est par l'alcool qu'il dissout les parties huileuses et résineuses. Les autres principes constituans du vin ont souvent aussi une grande influence sur son mode d'action. Ainsi, le vin extrait de la scille des principes dont l'alcool ne se chargerait pas. C'est par son tannin qu'il produit sa propre décoloration lors de son contact avec le quinquina. Enfin, dans la préparation du vin chalybé et du vin émétique, c'est par ses parties acides que le vin dissout le fer et l'antimoine.

On emploie à la préparation des vins médicinaux, des vins blancs ou rouges, secs ou sucrés. Il

faut qu'ils soient de bonne qualité ; car, en agissant sur les matières organiques, ils sont disposés
à subir une altération dans leurs principes constituans, laquelle est d'autant plus prononcée que le
vin est moins généreux.

Il n'est pas indifférent de se servir de tel ou tel
vin. On est conduit nécessairement à donner la
préférence à l'un sur les autres, suivant la nature
des substances sur lesquelles on doit agir. Ainsi,
les vins de liqueur seront choisis pour les substances riches en principes éminemment altérables,
comme la scille, l'opium ou le safran. On n'emploiera pas le vin rouge à la préparation du vin
chalybé ; le tannin qu'il contient ayant la propriété de précipiter le fer de sa dissolution. On
lui donnera la préférence quand il s'agira de dissoudre des principes toniques ou astringens, parce
que les propriétés propres au vin se trouveront en
parfait accord avec celles des matériaux médicamenteux. C'est pour le même motif que l'on se servira du vin blanc pour préparer le vin diurétique.
Disons toutefois que l'usage ou le caprice des in-
venteurs a souvent été la véritable cause de la préférence donnée à tel vin. Il est toutefois certaines
circonstances tellement impérieuses qu'elles ne
laissent pas à l'opérateur la liberté du choix. Il
doit, sous peine d'avoir un médicament de mauvaise qualité, ne se laisser guider que par les observations chimiques. Ainsi, le vin blanc ordinaire
donnerait un vin scillitique vomitif; les vins, très-
chargés du Midi, précipiteraient en grande partie,

le principe actif du quinquina. Les vins généreux à peine chargés de tartre ne pourraient servir à la préparation des vins chalybé et émétique, qui ne contiennent le fer et l'antimoine qu'à la faveur des acides.

Il faut employer sèches les matières destinées à la fabrication des vins médicinaux. Les substances fraîches, en affaiblissant le vin, augmentent les chances de détérioration. Ce n'est qu'autant que les corps perdraient leurs propriétés par la dessication, qu'on devrait les prendre fraîches, par exemple, les végétaux antiscorbutiques; mais l'inconvénient est moins grand avec eux qu'avec tous autres. On a remarqué que le vin qui est chargé de leurs principes ne s'altère pas beaucoup plus facilement.

On se sert de trois procédés différens pour préparer les vins médicinaux, savoir : la fermentation, la macération, et les teintures alcooliques.

La fermentation est un procédé entièrement abandonné, et avec juste raison. Nous nous contenterons d'en faire mention : il consistait à mettre des substances médicamenteuses avec le moût de raisin, et à faire le vin à la manière ordinaire; mais la fermentation détruit une partie des propriétés des corps, et en quantité variable; et l'on ne saurait compter sur la nature du produit.

Le second mode de préparation des vins médicinaux est la macération. C'est le plus employé, et presque toujours le meilleur. Quand le vin est de bonne qualité, il éprouve peu d'altération par son contact à froid avec les corps. Il n'en serait pas de même, si on élevait la température. Après avoir prolongé le contact plus ou moins de temps, à raison de la densité des matières, on passe avec légère expression, et l'on filtre. Est-il nécessaire de rappeler que les matières doivent être convenablement divisées pour aider à la propriété dissolvante du vin ?

On a remarqué que les vins médicinaux s'altéraient souvent peu après leur préparation. Pour y parer, Parmentier a proposé de les faire à mesure du besoin, en mêlant à du vin une teinture alcoolique. Ce procédé est fort bon lorsque les principes que l'on veut dissoudre sont également solubles dans l'alcool étendu, et dans le vin ; mais il arriverait souvent que la nature du médicament ne serait plus la même. Les vins scillitique et antiscorbutique en sont des exemples ; préparés avec des teintures, ils seraient bien différens de ce qu'ils sont quand on a fait agir directement le vin sur la scille ou sur les végétaux antiscorbutiques.

L'on a proposé plus récemment un mode de manipulation qui a tous les avantages de l'emploi des teintures, sans en avoir les défauts : il consiste à faire tremper préalablement les corps, pendant quelques jours, dans un peu d'alcool à 22°. On ajoute le vin, et l'on continue la macération. Je ne vois pas que l'on puisse rien objecter contre ce procédé.

Quand un vin médicinal a été filtré, on doit le

renfermer dans des bouteilles que l'on bouche bien, et que l'on place dans une cave.

Ce que nous avons dit doit suffire pour la préparation des vins médicinaux simples. Les mêmes règles sont applicables aux vins composés.

Nous allons maintenant passer en revue les vins médicinaux les plus généralement usités, pour faire connaître ce que peut offrir de particulier la préparation de chacun d'entre eux, et surtout pour étudier les phénomènes chimiques que nous présente leur préparation. Nous dirons quelles sont les observations particulières auxquelles ils ont donné lieu.

Vin de quinquina.

℞ Quinquina gris. . . . . 250.
Alcool à 22°. . . . . 500.
Vin rouge. . . . . 3000.
F. s. a.

En agissant sur le quinquina, le vin dissout les sels de quinine et de cinchonine, la matière colorante jaune, la gomme, un peu de matière grasse, le tannin et le rouge cinchonique.

Il faut se servir de vin de Bourgogne, car, suivant l'observation de M. Henry, les vins très-colorés du Midi précipitent une portion de quinine et de cinchonine, en formant avec ces bases, par leur tannin, un composé insoluble et insipide.

L'intermède de l'alcool est extrêmement utile dans la préparation du vin de quinquina. Il facilite beaucoup la dissolution des principes médicamen-teux.

Vin d'absinthe.

℞ Feuilles sèches de grande absinthe. . . . .⎫
  — de petite absinthe. . . . .⎬ ana 24.
  Vin blanc généreux. . . . . 2000.
F. s. a.

On peut, sans inconvénient, se servir de la teinture.

M. Boudet conseille le procédé suivant, qui donne un produit de fort bonne qualité, et qui se conserve long-temps :

On triture les sommités sèches d'absinthe (une once), dans un mortier de marbre, avec du vin blanc (une livre), pendant une demi-heure; on passe avec expression, et l'on filtre.

L'absinthe cède au vin, outre quelques sels, de l'huile volatile, de la résine, du tannin amer, et une matière extractive amère.

Vin scillitique.

℞ Scille sèche. . . . . 32.
  Vin de Malaga. . . . . 500.
F. s. a.

Ce vin contient la scillitine, la gomme, le tan-nin et la matière sucrée de la scille.

Préparé avec le vin blanc ordinaire, il serait émétique.

Vin colchique.

℞ Bulbes secs de colchique. . . . . . 32.
  Vin de Malaga. . . . . 500.
F. s. a.

Il contient le gallate de vératrine, la matière colorante, la gomme et, sans doute, un peu de matière grasse.

L'amidon, l'inuline et le fibre ne sont pas attaqués.

Vin chalybé.

℞ Limaille de fer. . . . . 3ɔ.

Vin blanc. . . . . 1000.

F. s. a.

A la faveur des acides malique et tartrique, il y a décomposition de l'eau, dégagement d'hydrogène et oxidation de fer au minimum. L'oxide formé s'unit aux acides : il en résulte du malate et du tartrate de fer, qui restent en dissolution, le premier, à raison de sa solubilité propre, et le second, parce qu'il forme un sel double soluble avec le tartrate de potasse. On conçoit que la proportion de fer dissoute sera d'autant plus grande qu'on se sera servi d'un vin plus acide, et les effets ne seront pas constans ; aussi, pour avoir un vin toujours identique, Parmentier a-t-il proposé, avec juste raison, de faire le vin chalybé, en ajoutant à du vin ordinaire de la teinture de Mars tartarisée.

Vin émétique.

℞ Vin blanc. . . . . 1000.

Foie d'antimoine. . . . . 125.

Tout ce que nous venons de dire sur le vin chalybé peut être appliqué au vin émétique préparé avec le vin blanc et le foie d'antimoine. Celui-ci

ıǝt un mélange de protoxide d'antimoine, de sulfure d'antimoine, de silice et d'oxide de fer. Le
vin dissout l'oxide d'antimoine, mais en proportion
d'autant plus forte que le bistartrate de potasse y
est plus abondant.

C'est pour cette raison que l'on préfère ajouter,
à mesure du besoin, de l'émétique au vin, à la
dose de trente-six grains par litre. Il est remarquable que, même préparé de cette manière, le vin
ne se conserve pas, si on ne s'est pas servi d'un vin
très-alcoolique.

Vin antiscorbutique.

℞ Racine récente de raifort. . . . .   32.
    Feuilles de cochléaria. . . . . ⎫
    — de cresson. . . . . ⎪
    — de ményanthe. . . . . ⎬ ana 16.
    Semences de moutarde. . . . . . . ⎭
    Muriate d'ammoniaque. . . . .   8.
    Vin blanc. . . . . 1000.
    Alcoolat de cochléaria. . . . .   16.

On coupe la racine de raifort en tranches très-minces ;
on incise, et on pile légèrement les feuilles ; on concasse les
semences de moutarde et le sel ammoniac, et l'on fait macérer pendant une huitaine de jours ; on passe avec une légère expression, et l'on filtre.

On ajoute, dans chaque bouteille, l'esprit de cochléaria :
il serait préférable de le mettre pendant la macération ; il
aiderait, ainsi, à la dissolution de l'huile volatile, à laquelle
les plantes antiscorbutiques doivent leurs vertus.

On a dit que les semences de moutarde ne devaient pas être concassées, parce que l'huile fixe

qu'elles contiennent troublerait le vin. Des expériences faites à la pharmacie centrale ont fait voir que le vin préparé avec les semences concassées est au moins aussi clair. Il est possible que la coagulation de l'albumine végétale concourre à sa clarification.

Vin d'opium composé.
(Laudanum liquide de Sydenham).

℞ Opium. . . . . 64.
  Safran. . . . . 32.
  Cannelle. . . . . ⎫
  Girofles. . . . . ⎬ ana 4.
  Vin de Malaga. . . . . 500.
  F. s. a.

L'opium cède au vin de la narcotine, le méconate de morphine, la résine, l'arôme, beaucoup de matière colorante, et peut-être aussi de la matière végéto-animale. Ces matières se trouvent unies au tannin, à la matière colorante et aux huiles volatiles de la cannelle, du safran et du girofle.

Au bout de quelque temps, il se fait un dépôt assez abondant dans le laudanum. On avait cru que c'était la polychroïte qui se séparait; M. Henry a reconnu que c'est de la matière colorante pure : elle abandonne l'huile volatile, à laquelle elle est unie dans la polychroïte de MM. Bouillon-Lagrange et Vogel. Comme cette huile reste en dissolution, et que c'est à elle que le safran doit ses propriétés médicinales, le laudanum ne perd rien de ses vertus, bien qu'il soit en partie décoloré.

Vin d'opium par la fermentation.
(Laudanum de l'abbé Rousseau).

℞ Miel blanc. . . . .   375.
Eau chaude. . . . .   1500.
Opium. . . . .   128.
Alcool à 32°. . . . .   128.

On délaie le miel dans l'eau chaude, et l'opium dans 384 d'eau ; on mêle le tout, et on fait fermenter pendant un mois à une température de 30°. On filtre la liqueur, on l'évapore jusqu'à ce qu'il en reste 320 ; on y ajoute l'alcool, de sorte que cette préparation serait tout aussi bien classée parmi les teintures.

L'abbé Rousseau retirait, par la distillation, une partie de l'alcool produit pendant la fermentation, et s'en servait pour préparer la teinture. Comme cet alcool n'a aucune vertu particulière, on peut tout aussi bien en ajouter d'autre.

Le laudanum de Rousseau, quoique très-actif, est cependant très-calmant, et paraît, en grande partie, dépouillé du principe vireux et stupéfiant de l'opium.

M. Pelletier avait pensé qu'il pourrait bien ne pas contenir de narcotine, et il se basait sur ce que celle-ci, qui est à peine soluble dans l'eau froide, ne se trouve dans la dissolution d'opium qu'à la faveur des autres principes qui l'accompagnent, et l'entraînent avec eux, et sur ce que la fermentation détruit une partie de ces principes. Mais, ce qu'il y a de certain, c'est que le laudanum de Rous-

seau contient de la narcotine, et, d'ailleurs, les
expériences de M. Bally ont prouvé que cette narcotine si redoutée est une substance presque inerte.
Reste à savoir quel degré de confiance on peut ac-
corder aux observations médicales faites sur l'opium
de Rousseau.

Vin de quinquina composé.

℞ Quinquina. . . . . 250.
Quassia amara. . . . .⎫
Ecorce de Winter. . . . .⎬ ana 16.
Ecorces sèches d'oranges amères. . . . .⎭
Alcool à 22°. . . . . 500.
Vin rouge. . . . . 3000.
F. s. a.

Vin médicinal avec des extraits.
(Elixir viscéral d'Hoffmann).

℞ Ecorces d'oranges fraîches. . . . . . . 16.
Extraits de chardon-bénit. . . . .⎫
— de cascarille. . . . .⎪
— de petite centaurée. . . . .⎬ ana 8.
— de gentiane. . . . .⎪
— de myrrhe aqueux. . . . .⎭
Vin d'Espagne. . . . . 1000.
F. s. a.

Vin diurétique amer de la Charité.

℞ Quinquina. . . . .⎫ ana 16.
Ecorce de Winter. . . . .⎭

Ecorces de citrons. . . . .⎞
Racine de dompte-venin. . . . .⎥
Squammes de scille. . . . .⎥
Tiges d'angélique. . . . .⎬ ana 16.
Baies de genièvre. . . . .⎥
Macis. . . . .⎠
Feuilles d'absinthe. . . . .⎫
— de mélisse. . . . .⎬ ana 32.
Vin blanc. . . . .   4000.

F. s. a.

Vin aromatique.

℞ Espèces aromatiques. . . . .   128.
Vin rouge. . . . .   1000.

F. s. a.

§ XX.

VINAIGRES MÉDICINAUX.

Le vinaigre peut se charger de divers principes médicamenteux, par macération ou par distillation. Ce sont là les deux modes de préparation, applicables à la confection des vinaigres médicinaux.

Le vinaigre ordinaire est composé d'eau, d'acide acétique, et de bitartrate de potasse; il contient souvent aussi quelques parcelles d'alcool, et toujours un peu de matière végéto-animale, et de principe colorant. Il agit sur les corps par l'eau et l'acide acétique, à titre de dissolvant ; souvent, il modifie en outre la nature de quelques substances ; ainsi, il corrige, dit-on, la propriété vireuse de l'opium et l'âcreté de la scille et du colchique.

Le vinaigre de vin doit servir à la préparation des vinaigres médicinaux par macération. On préfère généralement au vinaigre rouge le vinaigre blanc, qui se conserve mieux.

On s'abstient de remplacer le vinaigre par un mélange d'acide pyro-acétique et d'eau, qui ne représente pas exactement le vinaigre, puisqu'on n'y retrouve ni le tartre, ni la matière colorante, matériaux dont l'influence est bien marquée.

Ce que nous avons dit sur la préparation des vins par macération est applicable à celle des vinaigres médicinaux ; ainsi, les matières devront être divisées de manière à être plus exactement attaquées par le vinaigre. On se servira de la macération, la chaleur ayant pour objet de faciliter l'altération des élémens du vinaigre ; on emploiera des matières sèches, et l'on ne devra se permettre de faire autrement, qu'autant que la nature même des corps s'y opposerait.

On a proposé d'ajouter aux vinaigres de l'alcool, pour qu'ils se conservent mieux ; il est bien préférable de le remplacer par l'acide acétique.

Les seuls vinaigres simples qui soient d'usage dans la pratique médicale sont ceux de roses rouges, de sureau, de scille, et le vinaigre de framboises ; celui-ci est réservé pour la préparation du vinaigre frambroisé. On laisse les framboises entières, et l'on retire le vinaigre, après quatre jours de macération.

Un seul vinaigre composé est usité, c'est le vinaigre anti-septique ou des quatre-voleurs; il se fait par simple macération. On observe qu'il se conserve très-long-temps sans altération ; ce qu'il faut attribuer au camphre et aux huiles volatiles dont il est chargé.

Les vinaigres distillés sont peu employés en médecine, si on en excepte le vinaigre distillé simple. Pour l'obtenir, on place dans la cucurbite étamée d'un alambic, de bon vinaigre blanc ou rouge, et l'on distille de manière à retirer en produit les trois quarts du vinaigre dont on s'est servi. Si on poussait davantage le feu, on brûlerait la matière restée dans la cucurbite.

Le premier produit qui passe à la distillation est peu acide, mais très-suave. Il contient, dit-on, un peu d'éther acétique, provenant de la réaction de l'acide acétique sur l'alcool que contient le vinaigre. A mesure que l'opération avance, les produits deviennent plus acides, et, sur la fin, ils ont une odeur empyreumatique désagréable qu'ils perdent à la longue; on peut les en priver tout à coup, en les exposant au froid.

La distillation du vinaigre présente les mêmes phénomènes que nous avons déjà étudiés, en nous occupant des eaux distillées, savoir la vaporisation simultanée de deux liquides d'une volatilité différente. L'acide acétique, plus fixe que l'eau, distille en plus petite quantité; mais sa proportion augmente à mesure que l'opération avance, parce que le liquide, dans la cucurbite, devient de plus en plus concentré.

Les vinaigres distillés aromatiques sont au vinaigre distillé simple, ce que les eaux distillées aromatiques sont à l'eau pure, et on les prépare de même; seulement il est convenable de se servir de matières sèches, pour ne pas affaiblir le vinaigre. On recommande de distiller au bain-marie; mais il serait préférable d'opérer dans la cucurbite, à feu nu, en ayant la précaution de ne retirer au plus que les trois quarts du liquide, et de mettre les substances végétales dans un bain-marie percé. On obtiendrait un produit bien plus riche en acide acétique. On peut faire sur sa nature, à différentes époques de la distillation, les mêmes observations que nous avons déjà faites sur le vinaigre distillé simple.

Il serait préférable de préparer ces vinaigres en mêlant un alcoolat à du vinaigre distillé. On observe dans quelques cas que le mélange des deux liqueurs blanchit, ce qui est le résultat de la séparation de l'huile essentielle; mais, au bout de quelques jours, la dissolution s'est opérée, et le vinaigre a repris sa transparence.

Vinaigre rosat.

♃ Roses de Provins sèches.	250.
Vinaigre rouge.	4000.
F. s. a.	

On prépare de même les vinaigres de sureau, de romarin, de sauge, d'œillet, de lavande, etc.

Vinaigre scillitique.

℞ Scille sèche. . . . . 250.
Vinaigre rouge. . . . . 3000.
Alcool à 22°. . . . . 32.

F. s. a.

Vinaigre de framboises.

℞ Framboises récentes entières. . . . . . . 3000.
Vinaigre rouge. . . . . 2000.

F. s. a.

Vinaigre antiseptique ou des quatre-voleurs.

℞ Sommités sèches de grande absinthe. . . .
— de petite absinthe. . . . .
Romarin. . . . .
Sauge. . . . . ⎫ ana 64.
Menthe. . . . . ⎬
Rue. . . . . ⎭
Fleurs de lavande. . . . .
Ail. . . . .
Racines d'acorus. . . . . ⎫
Cannelle. . . . . ⎬ ana 8.
Girofles. . . . .
Poivre . . . . ⎭
Muscades. . . . .
Vinaigre rouge. . . . . 4000.
Camphre dissous dans l'alcool. . . . . . 16.
Acide acétique à 10°. . . . . 16.

F. s. a.

§ XXI.

BIÈRES MÉDICAMENTEUSES.

C'est de la bière qui a été chargée de principes médicamenteux.

La bière agit principalement sur les corps, par l'eau et l'alcool qu'elle contient. Comme elle est elle-même très-altérable, elle forme des médicamens très-prompts à se détériorer ; aussi, ne doit-on les préparer, qu'au fur et à mesure du besoin.

Tantôt on fait les bières médicinales par fermentation. Ce procédé a tous les inconvéniens que nous avons signalés en parlant des vins ; il est préférable de les faire par macération , et celle-ci ne doit jamais être prolongée long-temps.

On n'emploie en médecine que deux bières médicinales :

Bière de quinquina simple.

℞ Quinquina gris. . . . . 3₂.
Bière. . . . . 1000.
F. s. a.

Bière antiscorbutique ou *sapinette.*

℞ Feuilles récentes de cochléaria. . . . . . . 3₂.
Racines récentes de raifort. . . . . . 64.
Bourgeons secs de sapin. . . . . 3₂.
Bière. . . . . 2000.
F. s. a.

§ XXII.

TEINTURES ALCOOLIQUES.

On nomme teintures alcooliques des solutions préparées par digestion ou par macération des corps dans l'alcool, et qui peuvent contenir des matières très-différentes. L'alcool agit différemment sur les corps suivant son état de concentration ; sa partie spiritueuse dissout les huiles et les substances résineuses et extracto-résineuses ; sa partie aqueuse se charge des matières mucilagineuses, des matières extractives et des sels. Plus l'alcool est concentré, plus les premiers principes sont abondans dans la dissolution ; les seconds se dissolvent d'autant plus aisément que l'alcool est moins déphlegmé.

Les substances que l'on soumet à l'action de l'alcool doivent être sèches et divisées : divisées pour qu'il les attaque plus facilement ; sèches, pour qu'il ne soit pas affaibli par leur eau de végétation. On prolonge le contact davantage lorsque les corps cèdent leurs principes avec plus de difficulté.

La meilleure manière de préparer une teinture serait, sans contredit, de diviser l'alcool en deux parties ; on ferait avec la moitié une première teinture, et l'on verserait le reste de l'alcool sur le résidu pour avoir un nouveau produit, que l'on mêlerait au premier. Si la quantité d'alcool était plus considérable, il vaudrait encore mieux augmenter le nombre des opérations : et, en effet, les derniers

produits étant moins chargés que les premiers, et
la quantité d'alcool retenue par la capillarité étant
toujours la même , il y aurait plus de matières en
dissolution, et il en resterait moins dans le résidu ;
il est à observer que ce résidu contient encore des
parties solubles, quoique la teinture ne soit pas saturée.

Lorsque l'on soumet en même temps plusieurs
corps à l'action dissolvante de l'alcool, il est préférable de les mettre successivement en contact
avec lui, et suivant l'ordre de leur moindre solubilité; sans cela les matières les plus solubles satu-
reraient d'abord le liquide , et le rendraient moins
apte à agir sur les autres corps. C'est ainsi que
dans la préparation du baume du commandeur de
Permes, on fait d'abord une teinture avec l'angélique et l'hypéricum; on passe avec expression;
on ajoute la myrrhe et l'encens, et quelques jours
après seulement, le storax, le benjoin et l'aloës.

L'alcool qui sert à la préparation des teintures
médecinales ne doit pas avoir toujours le même
degré de concentration. On conçoit que, lorsqu'il
doit agir sur des matières insolubles dans l'eau, il
a besoin d'être concentré ; si, au contraire, on dé-
sire le charger de principes solubles en même
temps dans l'eau et l'alcool, ou solubles dans l'eau
et insolubles dans l'alcool rectifié, il faudra se servir d'alcool plus ou moins étendu. Le Codex a réduit à trois les degrés de l'alcool destiné aux teintures médicinales. C'est 22°, 32° et 36° de l'aréomètre de Baumé.

On se sert de l'alcool rectifié du commerce, et on le ramène avec de l'eau au degré voulu. Comme il n'est pas nécessaire que ce menstrue ait la saveur agréable des alcools faibles obtenus par de premières distillations, on se servira d'alcool convenablement étendu, ce qui est plus économique.

La température la plus convenable pour préparer les teintures alcooliques médicinales est celle de 28° à 30° R. On entretient la digestion pendant cinq ou six jours ; si on opérait à froid, il faudrait prolonger le contact pendant plus long-temps.

L'addition de matières alcalines à l'alcool pour la préparation des teintures n'est pas aussi utile pour faciliter la dissolution des principes solubles que l'ont pensé quelques praticiens ; elle n'est avantageuse qu'autant que ces alcalis ont par eux-mêmes une action médicamenteuse. L'expérience a montré qu'en se servant d'ammoniaque, la résine de gayac et la valériane ne donnent pas des teintures plus chargées. Si on emploie le succin, la proportion des principes dissous est moins grande que par l'alcool pur, etc.

Quand on ajoute un alcali à une teinture, et que la matière contient un sel à base végétale, celle-ci se trouve séparée de son acide, et cependant les propriétés du médicament ne sont pas détruites, parce que toutes ces matières alcalines sont solubles dans l'alcool.

Les teintures alcooliques sont dites simples ou composées, suivant que l'on a fait agir l'alcool sur une ou sur plusieurs substances.

On prépare avec de l'alcool à 36° les teintures,

De gommes-résines,

— succin,

— baumes,

— térébenthines,

— résines.

L'alcool à 32° sert à la préparation des teintures,

De gommes-résines,

— cascarille,

— contrayerva,

— digitale,

— girofles,

— safran,

— musc,

— ambre,

— noix vomique,

— castoréum.

C'est avec l'alcool à 22° que le Codex prescrit de faire les teintures,

De quinquina,

— gayac,

— jalap,

— valériane,

— aunée,

— gentiane,

— scille,

— cachou,

— camphre,

— extrait d'opium,

— cannelle,

— ipécacuanha.

Le Codex prescrit un rapport de un à quatre dans la proportion des matières médicamenteuses et de l'alcool dans toutes les teintures simples ; il en excepte seulement la teinture de succin, où il n'entre que pour un seizième ; la teinture de cantharides, pour laquelle on ne prend que le huitième de l'alcool ; la teinture d'extrait d'opium, où l'extrait n'est que le douzième du véhicule, et l'alcool camphré, qui est une solution d'une partie de camphre dans cinquante parties d'alcool à 22°.

L'analyse a déterminé la composition de quelques-unes de ces teintures. Les térébenthines, les baumes, les résines, le succin, se dissolvent en totalité dans l'alcool. Les cantharides lui abandonnent leur principe vésicant (cantharidine), l'huile grasse jaune, l'huile verte et, sans doute, l'osmazôme, des acides et de la matière noire.

La teinture de girofles contient le tannin, la gomme, la résine, l'huile volatile et, sans doute, une partie de la matière extractive peu soluble.

La teinture de safran préparée avec de l'alcool à 32° a plus de fixité dans sa couleur que celle fournie par un alcool plus étendu. Elle tient en dissolution l'huile fixe concrète du safran, l'huile volatile, en laquelle paraissent résider les propriétés de cette substance, et la matière colorante. Celle-ci se dépose, en partie, avec le temps, sans entraîner avec elle d'huile essentielle.

La teinture de musc contient de la stéarine, de la cholestérine, l'huile volatile et quelques sels.

Dans la teinture de noix vomique se trouvent

l'igasurate de strychnine, l'huile concrète, la matière colorante jaune, et peut-être un peu de
gomme.

L'alcool, en agissant sur le castoréum, se charge
de l'huile volatile, de l'acide benzoïque, de la résine, de la matière adipocireuse, de la matière colorante et des parties salines.

La teinture de quinquina devrait être préparée,
de préférence, avec de l'alcool fort; car il dissout
mieux la partie résinoïde, en laquelle réside la
vertu du quinquina. La teinture se trouve chargée
de kinate de quinine et de cinchonine, d'un peu
de gomme, de matière grasse verte, et de matières
colorantes, savoir: la matière colorante jaune, la
matière colorante rouge soluble, et le rouge cinchonique.

Dans la teinture de valériane se trouvent de
l'extractif, de la gomme, de la résine et de l'huile
volatile.

L'alcool sépare du jalap, la résine et la matière
extractive; dans le résidu sont l'amidon, l'albumine végétale et le ligneux.

L'alcool, mis en contact avec l'aunée, dissout
la matière blanche cristalline, l'huile volatile, la
résine, les sels. Le résidu est formé d'inuline, d'albumine végétale et de fibres ligneuses.

La gentiane cède à l'alcool une partie de son
principe odorant huileux, le sucre, la gomme, la
matière colorante et la gentianine.

La scille donne une solution de scillitine d'extrait sucré et de tannin.

La teinture alcoolique de cachou est une solution alcoolique de tannin, d'extractif, et sans doute d'un peu de mucilage.

La teinture d'extrait d'opium est chargée de méconate de morphine, de narcotine en petite quantité, de matière colorante, de résine et d'un peu de gomme.

L'alcool, en agissant sur la cannelle, dissout l'huile, le tannin, la matière colorante, un peu de mucilage et l'acide benzoïque.

L'alcool sépare de la racine d'ipécacuanha l'émétine, la gomme, la matière colorante, et un peu de matière grasse. Le résidu est formé des fibres végétales, de matière grasse, de la cire et de l'amidon.

TEINTURES ALCOOLIQUES COMPOSÉES.

Teinture d'absinthe composée.

℞ Grande absinthe. . . . .⎫
Petite absinthe. . . . .⎬ ana 16.
Girofles. . . . .⎭
Sucre blanc. . . . . 8.
Alcool à 32°. . . . . 150.

F. s. a.

Teinture balsamique.
(Baume du Commandeur de Permes).

℞ Fleurs d'hypéricum. . . . . 32.
Racine d'angélique. . . . . 16.

Myrrhe. . . . . }
Oliban. . . . . } ana 16.
Aloës. . . . . }

Benjoin. . . . . }
Baume du Pérou. . . . . } ana 96.

Ambre gris. . . . . gr. 6.

F. s. a.

Teinture aromatique.
(Eau de Bonferme).

℞ Noix muscades. . . . . }
Girofles. . . . . } ana 64.
Cannelle. . . . . }
Fleurs de grenades. . . . . 80.
Alcool à 32°. . . . . 1000.
— à 22°. . . . . 1000.

Faites successivement deux teintures avec chaque dose d'alcool, en commençant par le plus fort, et mêlez les produits.

Eau vulnéraire spiritueuse.
(Eau rouge).

℞ Feuilles de sauge. . . . . }
— de romarin. . . . . }
— de sarriette. . . . . }
— d'origan. . . . . }
— de marjolaine. . . . . } ana 32.
— de thym. . . . . }
— de serpolet. . . . . }
— d'hyssope. . . . . }

Feuilles de mélisse. . . . .
— de calament. . . . .
— de basilic. . . . .
— de menthe aquatique. . . . .
— de fenouil. . . . .
— d'angélique. . . . .
— d'absinthe. . . . .
— de rue. . . . .
Sommités fleuries de lavande. . . . . .
— d'hypéricum. . . . .
} ana 32.

Alcool à 22°. . . . . 1000.

F. s. a.

Teinture fébrifuge d'Huxam.

℞ Quinquina rouge. . . . . 64.
Ecorces d'oranges amères. . . . . 48.
Serpentaire de Virginie. . . . . 12.
Safran. . . . . 4.
Cochenille. . . . . 25.
Alcool à 32°. . . . . 1000.

F. s. a.

Elixir antiscrophuleux.

℞ Gentiane. . . . . 32.
Carbonate d'ammoniaque. . . . . 8.
Alcool à 22°. . . . . 1000.

F. s. a.

Elixir de Périlhe.

℞ Gentiane. . . . . 32.
Carbonate de soude. . . . . 12.

Alcool à 22°. . . . . 1000.

F. s. a.

Elixir antiseptique du docteur Chaussier.

℞ Quiquina gris. . . . . 64.
Cascarille. . . . . 16.
Cannelle. . . . . 12.
Safran. . . . . 2.
Sucre. . . . . 150.
Vin d'Espagne *ou* vin muscat. . . . . . 500.
Alcool à 26°. . . . . 500.

Faites une teinture ; ajoutez :

Ether sulfurique. . . . . 6.

Agitez pendant quelques minutes, et conservez pour l'usage.

Eau-de-vie allemande.

℞ Jalap. . . . . 250.
Turbith. . . . . 32.
Scammonée d'Alep. . . . . 64.
Alcool à 32°. . . . . 3000.

F. s. a.

Teinture amère.
(Elixir de Stougton).

℞ Sommités sèches d'absinthe. . . . . . ⎫
— de chamœdrys. . . . . ⎬ ana 24.
Gentiane. . . . . ⎪
Ecorces d'oranges amères. . . . . . ⎭
Cascarille. . . . . 4.

Rhubarbe. . . . . 16.
Aloës. . . . . 4.
Alcool à 22°. . . . . 1000.

F. s. a.

Teinture d'aloës composée.
(Elixir de longue vie).

℞ Aloës succotrin. . . . . 36.
Gentiane. . . . . ⎫
Safran. . . . . ⎪
Rhubarbe. . . . . ⎬ ana 4.
Agaric. . . . . ⎪
                            ⎭
Thériaque. . . . . 8.
Sucre. . . . . 32.
Cannelle. . . . . 4.
Alcool à 22°. . . . . 2000.

Faites successivement deux teintures que vous mêlerez.

Elixir vitriolique de Mynsicht.

℞ Calamus aromaticus. . . . . ⎫ ana 32.
Galanga. . . . . ⎭
Camomille romaine. . . . . ⎫
Sauge. . . . . ⎪
Absinthe. . . . . ⎬ ana 16.
Menthe. . . . . ⎭
Girofles. . . . . ⎫
Cannelle. . . . . ⎪
Cubèbes. . . . . ⎬ ana 12.
Muscades. . . . . ⎪
Gingembre. . . . . ⎭

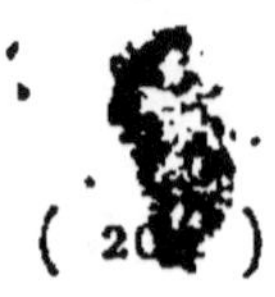

Bois d'aloës. . . . . } ana 4.
Ecorces de citrons. . . . .}
Sucre. . . . . 96.
Alcool. . . . . 1000.
Acide sulfurique. . . . . 125.

D'abord, on pulvérise grossièrement les matières végétales, et on les délaie dans 150 parties d'alcool ; on ajoute ensuite l'acide sulfurique qui carbonise en partie les ingrédiens : aussi, la matière noircit. Au bout de vingt-quatre heures, on met le reste de l'alcool, et l'on fait une teinture à la manière ordinaire. M. Boullay conseille, avec la pharmacopée d'Edimbourg, de mêler l'alcool avec l'acide, et de faire macérer sur les substances aromatiques : on obtient un élixir beaucoup plus odorant et moins noir ; il laisse déposer bien plus lentement cette matière charbonnée, qui s'attache aux flacons dans lesquels on conserve l'élixir de Mynsicht.

∞∞∞∞∞∞∞∞∞∞∞∞∞

§ XXIII.

DES TEINTURES ÉTHÉRÉES.

Les teintures préparées avec l'éther sont en petit nombre. Les unes sont obtenues par macération des matières végétales dans l'éther sulfurique, et tout ce que nous avons dit sur la fabrication des teintures alcooliques peut trouver ici son application. Ajoutons, toutefois, que ces médicamens doivent toujours être préparés à froid, à cause de la volatilité de l'éther. D'autres teintures sont de simples solutions opérées par l'éther : telles sont la teinture de Bestuchef et l'éther phosphoré. Les matières que l'éther dissout en agissant sur les substances végétales sont les huiles fixes et volatiles, les résines, la chlorophylle, la cire, les acides, etc., etc.

Teinture éthérée de digitale.

℞ Feuilles sèches de digitale concassées. . .	} ana	8.
Ether sulfurique.		

Faites macérer pendant deux jours, et décantez.

Il paraîtrait résulter des travaux, d'ailleurs fort incomplets, que nous possédons sur la digitale, que son principe actif n'est pas soluble dans l'éther. Que faudrait-il penser alors des vertus si vantées de la teinture éthérée de cette plante ?

On prépare de même les teintures éthérées d'arnica, de ciguë, de baume de tolu, d'assa-fœtida, de castoréum, de musc, d'ambre, etc.

Teinture nervico-tonique de Bestuchef.

(Teinture éthérée alcoolique de muriate de fer).

℞ Muriate de fer sublimé.	1.
Liqueur d'Hoffman.	9.

Laissez en contact, pendant huit jours, dans un flacon bien bouché, qui devra être rempli ; transvasez, et conservez dans de très-petits flacons bien pleins. Sans cette précaution, l'air ferait passer le fer à l'état de peroxide, qui se précipiterait en grande partie, et la liqueur deviendrait très-acide.

La teinture éthérée de Klaproth, que l'on a souvent confondue avec la précédente, est un mélange de neuf parties d'une solution saturée de muriate de fer, d'une partie d'éther acétique, et de deux parties d'alcool rectifié.

Ether phosphoré.

℞ Ether. . . . . 500.
Phosphore. . . . . 10.

On lave le phosphore avec un peu d'éther. Cette opération préalable a pour objet de dissoudre l'acide phosphatique qui s'est formé à sa surface, et on laisse en contact avec l'éther pendant un mois.

La macération doit être faite dans un vase bien bouché, et recouvert d'un papier noir. C'est dans de semblables vases que l'on conserve le produit.

§ XXIV.

HUILES MÉDICINALES.

On nomme huiles médicinales, l'huile qui a été chargée, par dissolution, des principes des végétaux solubles dans cet agent.

On emploie à la préparation des huiles médicamenteuses, les huiles fixes et les huiles volatiles. Examinons d'abord ceux de ces composés qui ont une huile fixe pour base ; nous traiterons ensuite de ceux qui sont faits avec des huiles volatiles.

Les huiles fixes agissent sur les plantes à la manière d'un dissolvant. Les principes dont elles peuvent se charger sont les résines, les huiles fixes et volatiles, et la matière colorante verte ou chlorophylle. Elles dissolvent également les principes narcotiques des solanées. Elles sont propres à se charger de la matière vésicante des cantharides et de celle du garou. On les voit même se combiner au mucilage qui modifie leurs propriétés physiques. Elles coulent alors plus difficilement, et sont moins propres à oindre la peau. L'huile d'olives est toujours employée à la préparation des huiles médicinales. On la fait agir tantôt sur des matières sèches, et tantôt sur des matières fraîches. Quand la nature des plantes ne permet pas de chauffer pour chasser l'humidité, lorsque, par exemple, elles contiennent des principes odorans fugaces, l'eau qui est restée mêlée à l'huile la dispose à rancir. Au reste, tous ces médicamens doivent être renouvelés chaque année.

On divise les huiles médicinales en simples et composées. Cette division est basée sur le nombre des ingrédiens qui entrent dans leur composition.

On les prépare par macération, digestion ou décoction.

C'est par macération que se préparent les huiles

faites avec les fleurs odorantes. Tantôt on les emploie fraîches (les roses pâles, les roses de Provins, les pétales du lys.) Tantôt on les emploie sèches : telles sont les fleurs de mélilot, la camomille, et aussi les roses de Provins, que l'on peut également prendre fraîches. Dans tous les cas, après avoir contusé ces fleurs, et les avoir laissées en contact avec l'huile, pendant quelques jours, à la chaleur du soleil, on passe avec expression, et l'on ajoute de nouvelles fleurs souvent à deux reprises différentes. Après quoi l'on sépare l'huile de son dépôt, et on la conserve pour l'usage.

Huile rosat.

℞ Roses pâles récentes. . . . . 1560.
Huile d'olives. . . . . 2000.

F. s. a. en ajoutant les fleurs à trois reprises différentes.

On prépare de même les huiles de lys, de roses rouges, de mélilot, de camomille. Seulement on se sert des fleurs sèches de mélilot et de camomille.

Le lys ne cède à l'huile, ni son odeur ni sa saveur.

La camomille abandonne une matière verte colorante, et de l'huile volatile.

Les roses rouges ne colorent pas l'huile. Leur principe colorant n'est pas soluble dans ce menstrue ; il se dissout un peu d'huile volatile et de matière grasse. On a l'habitude de donner une teinte rouge à l'huile de roses, au moyen de la racine d'orcanette.

On prépare des huiles simplement odorantes, avec la tubéreuse et le jasmin, en laissant ces fleurs en contact avec l'huile, et les renouvelant de temps en temps. On se sert d'huile d'olives. Autrefois, on employait l'huile de ben au même usage.

On traite, par digestion, dans l'huile, les matières sèches qui renferment des principes qu'une chaleur modérée ne peut dissiper; par exemple, les cantharides et le garou.

Huile de cantharides.

℞ Cantharides en poudre grossière. . . . . .   125.

Huile d'olives. . . . .   1000.

F. s. a.

L'huile dissout la cantharidine ou le principe actif des cantharides ; elle se charge aussi de l'huile grasse jaune, et de l'huile concrète verte.

Huile de garou.

℞ Écorce sèche de garou. . . . . . .   1.

Huile d'olives. . . . .   2.

On prend l'écorce de garou; on la hache, et on la pile dans un mortier de fer, avec un peu d'alcool, jusqu'à ce qu'elle présente une masse soyeuse, sans apparence d'écorce; on la fait digérer, avec l'huile, pendant quelques heures, et l'on passe avec expression.

Telle est la meilleure manière de préparer l'huile de garou. Elle nous est indiquée par les expériences de M. Coldefy-Dorly.

L'huile se charge du principe vésicant, matière d'un beau vert foncé, de la consistance du beurre, très-fusible, et dans lequel réside l'odeur propre du garou.

M. Lartigue a donné le procédé suivant :

On prend écorce de garou cinq livres, on la concasse par petites portions, dans un mortier de marbre, avec un peu d'eau, pour n'être pas incommodé par la poudre qui s'éleverait dans l'atmosphère sans cette précaution ; on met l'écorce ainsi divisée, dans une bassine avec trois livres d'eau; on chauffe légèrement pendant une demi-heure ; on pile de nouveau l'écorce, et on la remet dans la bassine avec la liqueur aqueuse et dix livres d'huile; on fait bouillir, en agitant jusqu'à ce que l'eau soit presque entièrement évaporée; on passe avec expression; on laisse déposer, et l'on décante.

On prépare par coction les huiles d'hypéricum, de jusquiame, de ciguë, de morelle, de rue, de vers de terre, etc., parce que l'on prend ces corps frais, et que les principes dont l'huile peut se charger ne se dissolvent qu'après que l'humidité s'est dissipée. Après les avoir pilés dans un mortier de bois ou de marbre, on les fait bouillir avec le double de leur poids d'huile jusqu'à consomption de l'humidité, ce que l'on reconnaît à ce qu'un peu d'huile jetée sur des charbons ardens s'y enflamme sans pétiller. Jusqu'à ce moment, l'huile ne risque pas de brûler, parce que l'eau lui sert de bain-marie, et empêche la température de s'élever au-delà de 100 degrés; mais, quand on approche de ce point, il faut diminuer le feu, et laisser digérer, pendant quelques heures, sur un feu très-doux.

L'huile ne dissout les principes solubles que lorsqu'ils ne sont plus défendus de son action par l'eau qui les accompagnait. Cette opération terminée, on passe avec expression, on laisse déposer, on décante, et on conserve pour l'usage.

L'hypéricum ne cède à l'huile que très-peu de sa partie colorante, qui est une gomme-résine rouge. On colore l'huile artificiellement avec la racine d'orcanette.

L'huile se charge de la partie colorante verte, et du principe narcotique des solanées et de la ciguë ; elle dissout l'huile volatile de la rue, et une matière verte de nature résineuse qui l'accompagne.

La formule pour toutes ces huiles est la même ; celle de jusquiame nous servira d'exemple :

Huile de jusquiame.

♃ Jusquiame récente. . . . .⎱
Huile d'olives. . . . .⎰ ana p. ég.

On fait, avec la moitié de la jusquiame, une première huile médicinale, qui sert de véhicule pour traiter le reste de la plante.

Huile de vers.

♃ Vers de terre. . . . .⎫
Huile d'olives. . . . .⎬ ana p. ég.
Vin blanc. . . . .⎭

On lave les vers dans l'eau, puis on lés fait bouillir, jusqu'à consomption de l'humidité, dans le mélange de vin et d'huile. Celle-ci reste chargée du mucilage. Il est peu probable qu'elle dissolve de l'extrait vineux.

Huile de Mucilage.

℞ Fénugrec concassé. . . . . }
Graine de lin. . . . . } ana 500.
Racine de guimauve. . . . . }
Eau bouillante. . . . . 5000.
Huile d'olives. . . . . 1000.

On divise convenablement les substances mucilagineuses. on les fait digérer dans de l'eau , pour dissoudre le mucilage ; on passe avec expression ; on mêle la liqueur à l'huile d'olives, et l'on fait cuire, en remuant continuellement, jusqu'à ce que toute l'humidité soit évaporée. Il est indispensable d'agiter pendant la cuisson ; car une partie du mucilage se précipite, et s'attache au fond de la bassine, où il brûlerait infailliblement.

Cette huile a une couleur safranée et une odeur particulière ; elle les doit au fénugrec : elle est devenue plus visqueuse par la dissolution d'une certaine quantité de mucilage.

Baume tranquille.

℞ Feuilles récentes de stramonium. . . . }
— — de morelle. . . . . }
— — de belladone. . . . . . . }
— — de nicotiane. . . . . . . } ana 125.
— — de jusquiame noire. . . . . }
— — de pavot blanc. . . . . . }
Huile d'olives. . . . . 3000.

Sommités sèches de romarin. . . . . . .
— — de sauge. . . . .
— — de rue. . . . .
— — d'absinthe . . . .
— — d'hyssope. . . . .
— — de thym. . . . . $\Big\}$ ana 32.
— — de marjolaine. . . . .
Menthe coq. . . . .
— aquatique. . . . .
Sureau. . . . .
Hypéricum. . . . .

Le baume tranquille est une combinaison de l'huile avec les principes narcotiques et colorans et l'huile volatile fournis par des plantes. On dissout les premiers, en faisant bouillir l'huile avec les plantes qui les renferment, en se conformant à ce que nous avons dit, en traitant des huiles préparées par coction, on passe avec expression, et l'on verse le produit sur les plantes aromatiques. On laisse macérer pendant un mois, pour laisser aux essences, le temps de se dissoudre.

Le baume tranquille prend souvent une apparence caillebotée, quelque temps après qu'il a été préparé, parce qu'une partie de la matière colorante verte des plantes se précipite; cette substance se redissout à une légère chaleur pour se précipiter de nouveau par le refroidissement.

On doit conserver le baume tranquille, à l'abri de la lumière, car, suivant l'observation de M. Save, il y prend une couleur jaunâtre.

Les huiles médicinales qui ont pour base une huile volatile sont peu nombreuses. Celles que l'on emploie ordinairement sont des solutions de soufre ; on les nommait autrefois baumes de soufre.

On prend une partie de soufre en fleurs, lavé, et quatre parties d'huile volatile ; on fait digérer au bain de sable, jusqu'à dissolution du soufre. Quand l'huile est refroidie, on la conserve dans des bouteilles bien bouchées.

C'est ainsi qu'on prépare les baumes de soufre anisé, térébenthiné, succiné, par la dissolution du soufre, dans les huiles volatiles d'anis, de térébenthine ou de succin.

L'huile fixe sert quelquefois d'excipient pour ces dissolutions. Ce que l'on nommait simplement baume de soufre est une dissolution de soufre, dans l'huile de noix ou l'huile d'olives.

L'huile acquiert une couleur rouge, par la dissolution du soufre ; il se forme un peu d'acide hydro-sulfurique, qui communique son odeur à la composition. Les huiles essentielles dissolvent mieux le soufre que les huiles fixes ; la dissolution est plus foncée en couleur, et l'odeur hépatique est plus développée.

§ XXV.

DES MUCILAGES.

On nomme mucilages des médicamens qui coulent très-lentement, et qui doivent leur consistance à la gomme ou à des corps analogues.

La consistance des mucilages n'est pas toujours la même; on l'approprie à l'usage qu'on se propose d'en faire.

Outre la matière gommeuse, les mucilages contiennent presque toujours des parties extractives qui les colorent, et qui se sont dissoutes dans l'eau, en même temps que les parties gommeuses. Le mucilage des semences de coings est rougeâtre; il en est de même de celui de fénugrec; celui de guimauve est légèrement coloré en jaune.

La préparation des mucilages est extrêmement simple; elle consiste à concasser les matières que renferme la gomme ou le principe mucilagineux, et à les faire digérer pendant vingt-quatre heures, dans une quantité d'eau convenable, en ayant le soin de remuer de temps à autre, pour faciliter la dissolution; on passe avec expression, à travers un linge.

Mucilage de psyllium.

℞ Semences de psyllium. . . . . 8.

Eau. . . . . 48.

F. s. a.

On prépare de même les mucilages de lin , de pépins de coings, de guimauve, etc.

Quand on veut préparer un mucilage de gomme arabique, ou de gomme adragante, on triture les matières pulvérisées avec de l'eau. Il est préférable cependant, de les faire tremper dans l'eau , après les avoir concassées. La gomme arabique doit être préalablemennt lavée. Elle donne à froid un mucilage d'une saveur plus agréable. Le feu détermine toujours une sorte de réaction, entre les parties constituantes de la gomme, et il s'y développe de l'eau acétique, en même temps qu'elle prend une saveur âcre. La macération dans l'eau, de la gomme adragante entière, ou simplement concassée, fournit un mucilage plus tenace et plus abondant, cela tient à ce qu'en absorbant l'eau, en vertu de sa texture, en quelque sorte organisée, la gomme s'en pénètre parfaitement, et aucune partie n'échappe à son action; au lieu qu'en prenant de la gomme en poudre, les premières parties qui se transforment en mucilage, recouvrent les autres, et les défendent de l'action de l'eau. Il est évident que, si, après avoir préparé le mucilage, avec la poudre de gomme, on l'abandonne à lui-même, il deviendra aussi bon que celui fourni par la gomme entière ; mais ce dernier conservera toujours l'avantage d'être plus économique.

Mucilage de gomme arabique.

℞ Gomme arabique. . . . . |
Eau. . . . . | ana p. ég.

F. s. a.

Mucilage de gomme adragante.

℞ Gomme adragante. . . . .   1.
Eau. . . . .   14.

F. s. a.

§ XXVI.

DES GELÉES.

Les gelées diffèrent des mucilages, en ce qu'elles prennent, en se refroidissant, une consistance tremblante ; elles sont fournies par des matières végétales ou animales. Elles offrent cet avantage, de présenter au malade, sous un petit volume, une assez grande quantité de principes nutritifs ou médicamenteux.

On divise les gelées en végétales et animales.

Les gelées animales ont pour base la gélatine ; on y fait entrer le sucre ou le sel comme condiment; mais ils ne peuvent les garantir long-temps de la décomposition. Au bout de quelques jours, souvent plus tôt, elles s'aigrissent, et ne tardent pas à passer à la putréfaction.

On extrait la gélatine des corps, par une longue ébullition ; on passe la liqueur au blanchet, l'on y ajoute le sucre ou le sel ; on la clarifie avec les blancs d'œufs, et l'on faire cuire en consistance telle que la liqueur se prenne en gelée par le refroidissement, ce que l'on reconnaît en en faisant refroidir un peu. Un seul de ces médicamens est préparé par le pharmacien : c'est la gelée de la corne de cerf. On y ajoute souvent un peu de vin blanc ou de sirop de vinaigre ou mieux de jus de citrons, dans le but de faciliter la solution des parcelles de phosphate de chaux que l'ébullition a détachées. On aromatise en passant la gelée, quand elle est cuite, à travers une étamine, sur laquelle on a mis de la cannelle concassée et des zestes de citrons coupés par morceaux.

Gelée de corne de cerf.

℞ Râpure de corne de cerf lavée à l'eau tiède. 250.
Sucre. . . . . 125.
Eau. . . . . s. q.
F. s. a.

La nature des gelées végétales est infiniment plus variée que celle des gelées animales. Tantôt, ce sont de véritables mucilages, comme la gelée de fécule et celle de lichen d'Islande ; d'autres fois, elles doivent leur consistance à l'acide pectique, comme toutes les gelées de fruits. Les unes sont magistrales : telles sont toutes les gelées mucilagineuses ; les autres peuvent se conserver. En général, elles sont d'une conservation plus facile que les gelées animales. Leur mode de préparation est beaucoup plus varié.

On extrait, par une longue ébullition, la matière mucilagineuse de lichen d'Islande et de la mousse de Corse. On passe avec expression, on décante, on ajoute le sucre et une solution de colle de poisson, et l'on évapore, en remuant continuellement, jusqu'à ce que la matière entre en ébullition. Alors, on cesse de remuer, et l'on entretient la liqueur bouillante jusqu'à ce qu'elle soit suffisamment concentrée. De cette manière, il est inutile de se servir de blancs d'œufs : la gelée se clarifie parfaitement par le seul effet de l'ébullition ; il se fait à la surface une écume assez dense, que l'on enlève quand la gelée est cuite. On la coule dans des pots, que l'on porte dans un lieu frais.

La colle de poisson est inutile. Ces gelées se prennent bien sans son secours.

On ajoute du vin blanc pour la gelée de mousse de Corse.

Gelée de mousse de Corse.

♃ Mousse de Corse.	128.
Vin blanc.	500.
Sucre.	750.
Eau. . . . :	s. q.

F. s. a.

Le Codex prescrit d'ajouter :

Colle de poisson	8.

Gelée de lichen.

F. s. a en aromatisant à volonté.

En remplaçant le sucre par 192 de sirop de quinquina, on a la gelée de lichen avec le quinquina.

Le mode de préparation de la gelée de lichen doit être modifié suivant l'intention que l'on se propose de remplir. Si l'on veut un remède simplement analeptique, il faut, par une première décoction, priver le lichen de la majeure partie de son principe amer. On pourrait même le séparer, par la macération, dans une eau chargée de carbonate de soude ou de potasse, suivant l'observation de MM. Berzelius et Westrumb. A cet effet, on fait tremper le lichen (500) pendant vingt-quatre heures, dans la solution de carbonate de potasse ou de soude (12,000), contenant les trois centièmes de son poids de sel alcalin ; on lave à grande eau, et l'on se sert du lichen, ainsi dépouillé, pour préparer la gelée.

Si l'on tient, au contraire, à ce que le principe amer du lichen reste dans la gelée, comme il serait nécessaire, si une grande débilité des voies digestives chez le malade rendait nécessaire l'emploi de moyens toniques, on ferait la gelée sans laver préalablement le lichen.

Quand on veut préparer une gelée avec la fécule de pommes de terre ou toute autre, le meilleur procédé consiste à délayer la fécule dans un peu d'eau froide, et à la jeter dans le reste du liquide porté à l'ébullition ; on évite ainsi de remuer continuellement, et l'on est plus certain de n'avoir pas de grumeaux. On fait jeter quelques bouillons pour achever de convertir l'amidon en hydrate, et l'on coule dans des vases appropriés.

La dose est une once de fécule pour une livre d'eau.

Une partie des gelées végétales doit sa consistance à un principe particulier qui a été long-temps désigné sous les noms de gelée ou gélatine végétale, et que des expériences plus récentes de M. Braconnot ont fait reconnaître pour un acide qu'il a nommé pectique, de la propriété qu'il possède de se coaguler en gelées tremblantes quand il vient à être séparé de sa dissolution.

A l'état de gelée, il rougit légèrement le tournesol ; l'eau froide n'en dissout presque pas, l'eau bouillante en dissout un peu plus. Toutes les dissolutions métalliques, l'alcool, l'eau de chaux, la baryte, les acides, le muriate et le phosphate de soude, forment dans la dissolution une gelée transparente comme de la glace ; le sucre même le précipite en grande partie, tant est faible l'affinité de cet acide pour l'eau.

Il se combine aux bases. Les sels de potasse de soude et d'ammoniaque à l'état neutre sont solubles. Tous les autres pectates sont insolubles.

L'acide pectique se rencontre abondamment dans les végétaux ; on le trouve dans presque toutes leurs parties, et surtout dans les fruits acides. C'est à lui que leurs sucs doivent la propriété de se prendre en gelée; il suffit d'extraire le suc par la pression, l'acide se trouve entraîné en même temps que le suc. Quand les fruits sont riches en parties parenchymateuses, on en extrait la gelée par décoction.

Il est nécessaire, quand on prépare des gelées végétales, de les laisser sur le feu le moins de temps possible. L'acide s'altère, et perd, en partie, la propriété de se prendre en masse par le refroidissement : aussi, faut-il se servir de bassines évasées pour que l'évaporation soit plus prompte, et n'opérer à la fois que sur de petites masses.

Gelée de coings.

♃ Coings cueillis sur le point de mûrir.	6
Eau.	10
Sucre.	4

On enlève le duvet qui recouvre les coings, en les frottant dans un torchon; on les coupe avec une lame d'argent ou d'ivoire, en séparant, d'ailleurs, la peau et les cloisons; on les fait bouillir dans l'eau jusqu'à réduction de moitié: on ajoute le sucre; on clarifie aux blancs d'œufs; on passe, et on évapore en consistance convenable.

Gelée de groseilles.

Retirez le suc de groseilles par la chaleur, ou mieux par simple expression. Ajoutez-y la moitié de son poids de sucre, et faites évaporer convenablement.

M. Braconnot a proposé de préparer des gelées avec l'acide pectique et les pectates. Voici comment on obtient cet acide : on se sert des racines de carottes, de navets ou de toutes autres ; on les lave et on les râpe ; on exprime fortement, et on lave le marc avec de l'eau de pluie ou de l'eau distillée jusqu'à ce qu'elle sorte incolore ; on fait avec le résidu et de l'eau pure, une bouillie liquide à laquelle on ajoute une dissolution étendue de potasse du commerce rendue caustique par la chaux, de manière à laisser à la fin un léger excès d'alcali ; on fait bouillir un quart-d'heure ou jusqu'à ce qu'un peu de liqueur étant pris avec un tube, elle se coagule par un acide, alors on passe et on lave le marc avec un peu d'eau pure (si elle contenait du sulfate ou du carbonate de chaux, il se ferait un pectate insoluble) ; on ajoute à la dissolution un peu de muriate de chaux dissout dans beaucoup d'eau ; on lave sur une toile le pectate de chaux insoluble ; on le fait bouillir quelques minutes avec de l'eau aiguisée par de l'acide hydrochlorique, qui dissout la chaux et l'amidon ; on jette le tout sur un filtre, et on obtient l'acide pectique, que l'on lave avec la plus grande facilité avec de l'eau pure. Si on se servait pour faire ce lavage d'eau contenant du sulfate de chaux, il se ferait un composé triple insoluble dans les alcalis (Braconnot).

Veut-on préparer une gelée, au citron par exemple, on prend une partie d'acide pectique bien égoutté et trois parties d'eau distillée ; on délaie l'acide, et on y ajoute une dissolution de potasse ou de soude bien étendue en petite quantité jusqu'à ce que l'acide soit dissout et saturé, ce qu'indique le papier rouge du tournesol. On chauffe et l'on fait fondre trois parties de sucre avec de l'oléo-saccharum de citron ; on ajoute un peu d'acide sulfurique ou muriatique étendu ayant la force du vinaigre (celui-ci coagule moins bien). On agite le mélange, qui se prend en gelée quelque temps après.

On pourrait aromatiser de même à la vanille, à la fleur d'orange, à la rose, etc.

Quand on veut conserver l'acide pectique, pour le transformer en gelée au besoin, il est préférable de le combiner à la potasse, à la soude ou mieux à l'ammoniaque. On obtient aussi des sels sous forme de membranes transparentes qui se dissolvent dans l'eau, et qui sont à peu près insipides. Il suffit pour avoir de la gelée de dissoudre un peu de ces sels dans l'eau, et d'ajouter du sucre ; la coagulation est plus certaine en ajoutant quelques gouttes d'acide muriatique ou sulfurique étendu.

La surpectate d'ammoniaque est préférable aux autres sels de ce genre. On l'obtient en versant quelques gouttes d'ammoniaque sur l'acide pectique en gelée, il se liquéfie, et le produit séché, est un surpectate d'ammoniaque soluble.

Si on voulait à l'aide de ce sel obtenir des gelées alcooliques, on ferait fondre du sucre dans sa dissolution aqueuse, et on verserait ensuite dans la liqueur, en agitant, de l'alcool aromatisé. On obtient ainsi des gelées alcooliques, homogènes, trem-

blantes, qui prennent de la consistance avec le
temps.

§ XXVII.

DES EXTRAITS.

On donne le nom d'extrait au produit de l'évaporation d'un macératum, d'un infusum, d'un
décoctum ou d'un suc clarifié ou non clarifié. Les
extraits sont fournis par les substances végétales
ou animales. Leur consistance varie depuis celle
du miel jusqu'à l'état de siccité parfaite. Dans ce
dernier cas, on les connaissait fort mal à propos
sous la dénomination de sels essentiels de La-
garaye.

Quelques extraits ont reçu des noms particuliers.
On désigne, sous le nom général de *rob* tous les
extraits faits avec des sucs de fruits, quoique souvent encore, on les nomme simplement extraits.
Les anciens appelaient *sapa* le rob de raisin, et
myra le suc de raisin réduit, par évaporation, au
tiers de son volume.

La composition des extraits est extrêmement
compliquée. Ils peuvent contenir tous les principes
solubles que renferme le suc de la plante ; tous
ceux qui peuvent se former pendant l'évaporation,
ou bien qui proviennent de la réaction de certaines

matières les unes sur les autres. Enfin, il arrive que certaines substances insolubles par elles-mêmes sont entraînées à la faveur de certaines autres, et qu'elles deviennent parties constituantes des extraits.

Les matériaux qui constituent les extraits sont principalement ceux qui suivent :

1° La gomme, et le mucilage, qui n'en est qu'une modification. Leurs caractères pharmaceutico-chimiques sont d'être incristallisables, très-solubles dans l'eau, qu'ils épaississent, et d'être insolubles dans l'alcool ;

2° Le sucre, et ses différentes variétés, caractérisées par leur saveur douce, leur solubilité dans l'acool et surtout dans l'eau, et la propriété de produire, par leur mélange avec le ferment, de l'alcool et de l'acide carbonique ;

3° Les gommes-résines, qui sont une combinaison ou plutôt un mélange de résine et d'autres matériaux, au nombre desquelles la gomme se trouve ordinairement ;

4° Les matières colorantes, dont la nature est très-variée ;

5° Le tannin, qui est presque toujours accompagné par l'acide gallique, et qui se fait reconnaître à sa saveur astringente et à la propriété de précipiter le fer en noir, et la gélatine en un composé élastique ;

6° L'arôme, qui est dû probablement à des huiles volatiles, et qui cependant résiste souvent à l'action de la chaleur ;

7° Les huiles fixes, qui ne se trouvent dans les extraits préparés par l'eau que parce qu'elles sont entraînées par d'autres principes ;

8° La fécule, reconnaissable à son insolubilité dans l'eau froide et l'alcool, à la propriété qu'elle possède de rendre l'eau bouillante gélatineuse, et à la faculté de bleuir par la teinture d'iode ;

9° Les sels, et particulièrement les acétates de potasse et de chaux, le nitrate de potasse, etc ;

10° Quelques chimistes admettent, en outre, dans les extraits, un principe particulier auquel ils donnent le nom d'extractif. On lui attribue les propriétés suivantes : saveur acide plus ou moins amère, âcre ou acerbe ; solubilité dans l'eau et dans l'alcool aqueux, insolubilité dans l'éther et l'alcool absolu. Il absorbe l'oxigène, et perd la solubilité dans l'eau ; il forme, avec le chlore, un précipité jaune que l'on a considéré comme de l'extractif oxigéné. Il est précipité par les acides et les sels métalliques. Il se combine aux oxides métalliques, et adhère aux étoffes à l'aide de mordans, comme le font les matières colorantes.

On voit que ces propriétés peuvent appartenir à des corps, d'ailleurs, très-différens : aussi, l'existence de l'extractif, comme principe immédiat, particulier des végétaux, est-elle bien douteuse. Nous emploierons ce mot sans y attacher aucune importance pour l'explication de certains phénomènes que nous présente la préparation des extraits.

Nous avons signalé les principales substances qui

entrent dans la composition des extraits. Il en est beaucoup d'autres que l'on y rencontre, à la vérité, plus rarement : il en résulte que ce sont des médicamens très-compliqués. On a cherché à les classer d'après leur nature chimique. Rouelle a donné une division méthodique qui a long-temps été adoptée par les pharmacologistes. Il divisait les extraits en extraits gommeux, extraits savoneux, extraits gommo-résineux, extraits résineux : les derniers sont des résines proprement dites. Les premiers sont remarquables ; ils ressemblent à la colle, à la gelée ou à la gomme : ce sont des mucilages, des gelées ou des gélatines animales. Les extraits savoneux sont solubles dans l'eau et l'alcool, pourvu qu'il ne soit pas trop concentré ; ils sont presque entièrement formés de ce que l'on a appelé l'extractif. Enfin, les extraits gommo-résineux sont composés de matières extractives ou gommeuses unies à de la résine , et que l'on peut en séparer par l'eau.

Quelques auteurs, conservant ces divisions, en ont ajouté de nouvelles, 1° les extracto-sucrés, qui contiennent une matière sucrée unie à un principe extractif : par exemple, les extraits de polypode, de galéga, de réglisse ; 2° les extraits amers et astringens, qui sont remarquables en ce qu'ils contiennent une combinaison de tannin et d'albumine végétale : tels sont ceux de la plupart des écorces ; 3° les extraits albumineux , qui sont les extraits préparés avec les sucs non clarifiés des végétaux ; 4° les extraits avec les matières animales; par exemple, l'extrait de fiel de bœuf.

M. Braconnot a divisé les extraits en cinq sections.

1° EXTRAITS AZOTÉS SANS PRINCIPE AMER.

Leur caractère principal est de précipiter abondamment par la noix de galle ; ils donnent peu d'ammoniaque à la distillation : tels sont les extraits de cresson, de cochléaria, de séné, de saponaire, etc.

2° EXTRAITS AZOTÉS AVEC PRINCIPE AMER.

Comme les précédens, ils précipitent par la noix de galle : ils ont une saveur amère, et donnent de l'ammoniaque à la distillation : par exemple, les extraits de fumeterre, de ményanthe, etc.

3° EXTRAITS HYDRO-AZOTÉS, OU L'HYDROGÈNE ET L'AZOTE PRÉDOMINENT.

Ils ne précipitent pas par la noix de galle, et brûlent avec flamme : exemple, extraits d'opium, de gratiole, de coloquinte, etc.

4° EXTRAITS OXIGÉNÉS.

Ils ne précipitent pas par la noix de galle, donnent de l'ammoniaque à la distillation, et renferment principalement de la gomme, du sucre, des acides libres : exemple, extraits de cachou, de scille.

5° EXTRAITS OXIGÉNÉS AVEC PRINCIPE AMER.

Ils sont caractérisés par leur saveur amère légèrement sucrée. Ils donnent de l'ammoniaque à la distillation, et contiennent des acides libres : exemple, extrait de gentiane.

Plus récemment, M. Recluz a proposé la classification suivante :

1° EXTRAITS ALCALIDÉS.

Ils doivent leurs propriétés à un alcali organique : par exemple, les extraits des solanées, des papavéracées, des strychnées, etc.

2° EXTRAITS RÉSINIDÉS.

Ils doivent leurs propriétés à la résine, comme les extraits de gayac, de jalap.

3° EXTRAITS AMARIDÉS.

Ils doivent leurs propriétés à un principe tantôt simplement amer, tantôt purgatif, et quelquefois tannant ; de là, trois sous-sections, les amaridés proprement dits, les cathartinés et les tannidés. Dans ces sections se trouvent les extraits de rhubarbe, de séné, de gentiane, de centaurée, d'écorce de chêne, etc.

4° EXTRAITS SACCHARIDÉS.

Ils contiennent un principe doux et sucré ; tels sont les extraits de réglisse, de casse, de genièvre.

5° EXTRAITS OSMAZOMÉS.

Cette section ne contient qu'un seul extrait, celui des viandes ou tablettes de bouillons.

6° EXTRAITS POLYDIOTÉS.

Cette section renferme tous les extraits qui n'ont pu rentrer dans les classes précédentes. Tels sont ceux de bourrache, de salsepareille, d'ellébore, etc.

Toutes ces classifications sont bien loin d'être satisfaisantes, nous connaissons trop imparfaitement la nature chimique des extraits, et elle est d'ailleurs trop complexe pour qu'il soit possible d'établir une classification basée sur leur nature chimique. Il est préférable de la former d'après le procédé qui sert à leur préparation, ainsi que nous le ferons par la suite.

C'est, à peu de chose près, la méthode qui est adoptée par le professeur Henry, et dont voici l'exposé :

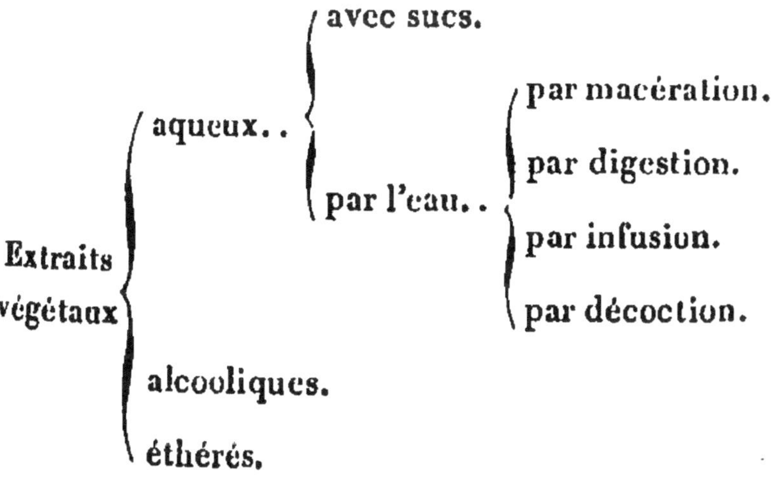

Extraits | aqueux.
animaux | alcooliques.

Avant de traiter de la préparation des extraits en particulier, établissons quelques principes généraux applicables à la plupart d'entre eux.

Il n'est pas indifférent d'employer à la préparation des extraits des plantes sèches ou fraîches ; la dessication produit dans les plantes un changement marqué : plusieurs substances volatiles se dissipent ; l'albumine végétale devient en partie insoluble ; le mucilage paraît être en partie détruit ou modifié : aussi, est-il beaucoup plus avantageux de préparer avec des substances sèches les extraits des végétaux mucilagineux ; on obtient un produit moins visqueux et d'une meilleure conservation.

On a remarqué que les extraits faits avec les plantes peu âgées sont plus riches en mucilage, et se conservent moins bien. Il faudra donc employer à la préparation des extraits des plantes dans toute la force de la végétation ; en cet état, leurs vertus médicinales sont plus développées.

Les principes qui entrent dans la composition des extraits sont susceptibles d'éprouver des modifications par l'action prolongée de la chaleur. Ainsi, le principe mucilagineux s'altère ; l'acide gallique se volatilise, et laisse déposer le tannate d'albumine qu'il tenait dissout ; la matière extractive surtout éprouve une altération très-marquée ; il paraîtrait, d'après les expériences de M. de Saussure, que l'oxigène de l'air est absorbé par elle, et

qu'il se forme du gaz acide carbonique à ses dépens. Cependant la proportion du carbone augmente dans la matière extractive, par la soustraction d'une partie de son oxigène et de son hydrogène, qui se combinent pour former de l'eau. La
quantité de carbone qui est enlevée par l'oxigène
de l'air est proportionnellement moins grande que
la soustraction d'oxigène et d'hydrogène transfor-
més en eau.

En se basant sur ces résultats, on devra, dans la
préparation des extraits, éviter de laisser les liqueurs en contact avec l'air autant qu'il sera possible. Les moyens que l'on a proposés pour y parvenir, sont d'employer à l'extraction des matières
solubles la moins grande quantité de liquide possible, savoir : de ne pas trop étendre les décoctions
et les infusions, et d'extraire, autant que possible,
les sucs sans l'intermède de l'eau ; de ne pas trop
prolonger les décoctions ; d'éviter que les liqueurs
ne soient exposées à une haute température. L'évaporation au bain - marie sera donc préférable ;
comme elle est extrêmement longue, on se contente souvent d'évaporer aux trois quarts à feu nu,
et d'achever l'évaporation au bain-marie. Le meilleur moyen est l'évaporation totale de la liqueur
au bain-marie. On se sert, avec grand avantage, de
l'appareil que M. Henry a fait établir à la pharmacie centrale des hôpitaux, il est composé (*Voy.*
pl. 2, fig. 1) d'une série de vases communiquant les
uns avec les autres au moyen de tuyaux de cuivre ;
le premier vase est une chaudière destinée à four-

nir de la vapeur d'eau bouillante ; les autres vases
sont des portions de sphère en cuivre qui ont un
double fond intérieur en étain, de manière que la
vapeur d'eau puisse circuler librement entre les
deux fonds, et servir à l'évaporation des extraits. A
la partie inférieure de chacun de ces vases se trouve
un robinet destiné à livrer, de temps en temps, passage à l'eau qui s'est condensée. L'appareil est terminé par un tube qui plonge dans un vase qui
contient de l'eau : c'est afin de gêner la libre sortie
de la vapeur, et de prolonger son contact avec le
vase évaporatoire.

Quelques précautions que l'on prenne, on ne
peut éviter qu'il se fasse un dépôt dans la liqueur ;
on doit, après qu'elle a été évaporée aux trois
quarts, la passer au travers d'un blanchet, et achever son évaporation au bain-marie.

On reconnaît qu'un extrait est suffisamment cuit
en en faisant refroidir une partie; ou bien à ce qu'il
se forme une espèce d'épiderme à sa surface, de
manière qu'en en prenant une certaine quantité
sur la spatule, et frappant sur la main, celle-ci n'y
adhère pas. Il est cependant quelques extraits que
l'on cuit moins, comme l'extrait de genièvre ; il en
est, au contraire, que l'on dessèche tout-à-fait ;
pour ces derniers, après que la liqueur a été évaporée en consistance syrupeuse, on en met une
couche légère sur des assiettes à l'aide d'un pinceau, et l'on fait sécher à l'étuve ; après quoi l'on
détache l'extrait par parcelles avec une lame
émoussée.

Quelquefois les extraits contiennent des sels ou

des matières résineuses qui leur donnent un aspect grumelé, quoique cependant ils aient été bien préparés. Les sels appartiennent à la nature même des extraits, et il est bien difficile de les diviser davantage.

Pour en diminuer autant que possible la quantité, ou, pour mieux dire, pour ne pas l'augmenter par l'addition de sels étrangers, il faut toujours se servir d'eau distillée ou de pluie pour préparer les extraits.

Le grumelage est le résultat de la cristallisation des sels ou de la séparation des parties résineuses.

Parmentier conseille avec raison, pour retarder la séparation des résines, d'ajouter quelques cuillerées d'alcool à 22° à l'extrait quand il est sur le point d'être achevé. Il en devient plus homogène, et se conserve mieux.

Les extraits attirent, pour la plupart, l'humidité de l'air, soit parce que la matière extractive jouit elle-même de cette propriété, soit parce qu'ils contiennent des sels déliquescens : il faut les conserver dans un endroit parfaitement sec. On les visite souvent pour s'assurer qu'ils ne s'altèrent pas.

Les extraits divisés par rapport à leur mode de préparation peuvent former quatre classes :

1° Les extraits préparés avec les sucs de végétaux ;

2° Les extraits dont le véhicule d'extraction est l'eau ;

3° Les extraits préparés avec le vin ;

4° Les extraits préparés avec l'alcool.

EXTRAITS PRÉPARÉS AVEC LES SUCS DES VÉGÉTAUX.

On peut les subdiviser en trois séries : la première comprend les extraits de sucs de fruits, ou robs ; la seconde, les extraits préparés avec les sucs dépurés de plantes ; dans la troisième, se trouvent tous les extraits faits avec des sucs non dépurés.

Pour obtenir les robs, souvent on se contente d'extraire les sucs, de les passer à travers un linge, et d'évaporer en consistance de miel : c'est ainsi que se préparent les robs de groseilles, de sureau, de raisins. Après avoir concentré le suc de ces derniers fruits, il est avantageux de l'abandonner à lui-même pour séparer la majeure partie du tartre dont la saveur aigre nuit à la qualité de l'extrait.

D'autres fois on laisse fermenter le suc du fruit avec ses enveloppes avant de l'extraire. C'est ce que l'on fait pour le nerprun ; c'est ce que quelques praticiens conseillent pour le sureau (*Voyez* extraction des sucs). Quand le suc est devenu vineux, on l'exprime, on le décante, et on l'évapore en extrait. On peut, après avoir exprimé, délayer le marc dans un peu d'eau chaude, et mêler la nouvelle liqueur au suc fourni par la première manipulation.

Les extraits faits avec des sucs dépurés se préparent en exprimant la plante seule ou avec un peu d'eau si son tissu est très-sec, en chauffant le suc pour coaguler l'albumine végétale, filtrant pour séparer cette matière, et évaporant à la chaleur du bain-marie. Nous avons déjà eu l'occasion de faire connaître les changemens que la clarification par la chaleur fait éprouver aux sucs. Ici elle est inévitable, puisque, sans cette condition, il resterait dans le suc la matière albumineuse, qui est concrétée par la chaleur.

On prépare, par le procédé que nous venons de décrire, les extraits de fumeterre, de trèfle d'eau, de cerfeuil, de ciguë, de chicorée, de digitale, de bourrache, etc. Il est cependant préférable de préparer l'extrait de bourrache par décoction de la plante sèche. L'extrait est moins mucilagineux. Les racines de chicorée donnent aussi un extrait plus abondant et plus amer.

Le Codex prescrit, pour la préparation des extraits avec des sucs non dépurés, d'extraire le suc, de le passer à travers une toile, de le porter à l'ébullition, de le passer de nouveau au travers d'une chausse de laine, et de conserver la matière féculente verte qui reste sur le filtre. Elle est composée principalement d'albumine végétale unie à la chlorophylle et à quelque substance extractive.

On évapore le suc clarifié jusqu'en consistance de miel, on y ajoute la fécule humide, et on achève l'évaporation en consistance pilulaire.

Storck, qui a fait un grand usage de ces sortes d'extraits, ne séparait pas la fécule. Parmentier avait conseillé de la sécher, et de la mêler à l'extrait quand il aurait acquis une consistance

syrupeuse. Un procédé bien préférable est celui de
M. Henry. Il consiste à mettre le suc non dépuré
sur des assiettes, et à procéder à son évaporation
à la chaleur de l'étuve.

On prépare avec les sucs non dépurés les extraits
de ciguë, d'aconit, de jusquiame, de belladone,
de *rhus radicans* : quelquefois, on ajoute un peu
d'eau pour extraire les sucs. Cette pratique est
indispensable pour le *rhus radicans*. Il faut, en
outre, avoir la précaution de se couvrir les mains
et le visage, pour ne pas être exposés aux accidens
qui peuvent résulter du contact de son suc avec la
peau. Quelquefois on prépare également cet extrait par infusion ; mais il est infiniment moins
actif.

On peut placer ici, par appendice aux extraits
préparés avec des sucs, l'extrait de fiel de bœuf.
Sa préparation est bien simple : on délaie le fiel
frais dans une égale quantité d'eau ; on le fait
bouillir, on écume, on passe à travers un linge,
et on évapore en remuant légèrement ; car, par
l'agitation, la liqueur se recouvre d'une écume
abondante. Le produit contient tous les élémens
de la bile, savoir, le picromel, la matière résineuse, la matière jaune, la soude et les sels.

EXTRAIT DONT LE VÉHICULE D'EXTRACTION EST L'EAU.

Les extraits dont le véhicule d'extraction est
l'eau doivent être préparés diversement, suivant la
nature chimique des principes immédiats que l'on
veut obtenir.

1° Si la matière médicamenteuse est soluble dans l'eau, et ne se trouve mélangée à aucune substance que l'on ait intérêt à rejeter, on opère à froid ou à chaud, suivant la texture des plantes. Souvent, la macération, plus souvent encore l'infusion seraient les procédés préférables. On devra, autant que possible, s'abstenir de faire usage de la décoction, en se rappelant avec quelle facilité les matières extractives s'altèrent par la chaleur. Son emploi a d'ailleurs un autre inconvénient qui a été signalé par M. Guibourt : on obtient moins d'extrait, parce que la fibre végétale ramollie, en quelque sorte, par l'action prolongée de la chaleur, se combine à une partie de la matière extractive, absolument de la même manière que le ferait un tissu.

On prépare ainsi qu'il vient d'être dit les extraits :

De quassia,
— simarouba,
— séné,
— trèfle d'eau
— centaurée,
— safran,
— polypode,
— uva ursi.

C'est dans cette classe que doivent rentrer les extraits de cachou, de myrrhe et d'aloës. La dissolution que l'on fait subir à ces sucs n'a pour objet que d'en séparer les corps étrangers qui y sont mécaniquement mêlés.

On traite le cachou par l'eau tiède ; on passe la dissolution, et on l'évapore.

La myrrhe doit être divisée par l'action prolongée de l'eau chaude : on obtient une liqueur laiteuse qui tient la résine en suspension, dans un état extrême de division ; on passe au travers d'un linge serré, et l'on évapore au bain-marie, jusqu'en consistance d'extrait.

L'aloës doit être tenu en digestion au bain-marie avec de l'eau. Quand on juge qu'il est dissout, on passe, et l'on évapore en consistance d'extrait. Dans cette opération, on sépare les impuretés qui pourraient souiller la pureté de l'aloës. L'emploi de la chaleur est indispensable ; car le principe que M. Braconnot a reconnu former la presque totalité de l'aloës est peu soluble à froid. Il se dissout, au contraire, très-bien dans l'eau chaude, dont il se précipite, en grande partie, par le refroidissement.

2° Quand les matières qui doivent constituer l'extrait sont solubles dans l'eau, et qu'elles se trouvent naturellement mélangées avec de l'amidon, il est absolument indispensable d'employer la macération. On divise convenablement la substance, pour qu'elle soit plus facilement attaquée, et on la traite à plusieurs reprises par l'eau froide. L'emploi d'une plus forte chaleur aurait de graves inconvéniens : le premier, c'est que la fécule, matière inerte, se dissoudrait par la chaleur ; et, en même temps qu'elle donnerait un extrait mucilagineux et moins actif, elle le rendrait plus altéra-

ble; le second inconvénient, c'est que l'amidon
est souvent uni, dans les végétaux, à des matières
tannantes qui jouissent de la propriété de former
avec lui des composés insolubles au-dessous de 5o
degrés; de telle sorte que l'extrait se trouverait encore affaibli par l'anihilation de l'un de ses principes actifs, qui se précipiterait en combinaison
avec la fécule amylacée.

Pour ces causes, on préparera par macération ,
dans l'eau froide, les extraits suivans :

Extraits de colombo,
> tormentille,
> fraisier,
> bardane.
> aunée,
> bistorte,
> rhubarbe,
> salsepareille,
> patience, etc.

3º Le principe soluble médicamenteux peut être
mêlé d'autres principes insolubles, qui se dissoudraient cependant par l'action prolongée de la chaleur, et qu'il est important de ne pas avoir dans le
produit, qui en acquérerait des propriétés fâcheuses.
On parvient aisément à ce résultat en opérant à une
température basse qui n'augmente pas l'énergie
dissolvante de l'eau.

C'est dans ce but que l'on prépare par macération, dans l'eau froide, les extraits :

De saponaire,
— agaric,

— coloquinte,
— réglisse,
— genièvre,
— casse,
— quinquina (sec),
— opium, etc.

Le principe actif de la saponaire (saponine), celui de l'agaric et de la coloquinte se dissolvent, dans l'eau froide, sans entraîner avec eux de parties résineuses. La macération ou une infusion légère n'enlève, à la réglisse, que le principe sucré (glycyrrhyzine), sans toucher à l'huile âcre et à l'amidon. La pulpe de casse délayée dans l'eau froide, et passée à la chausse, donne un extrait sucré qui ne participe pas du principe astringent contenu dans le parenchyme. Les baies de genièvre entières, traitées à froid ou par infusion, fournissent un produit homogène d'une saveur douce et sucrée, légèrement aromatique. Une chaleur forte dissoudrait de la résine qui rendrait l'extrait âcre, et le grumelerait en se précipitant. L'eau froide n'extrait du quinquina que le kinate de chaux, de la gomme, la matière colorante rouge soluble, la matière colorante jaune, et très-peu de rouge insoluble et de sel cinchonique : aussi, cet extrait est-il à peine fébrifuge. On est dans l'usage de l'évaporer à siccité sur des assiettes. Il est connu sous les noms d'extrait sec de quinquina, sel essentiel de quinquina.

L'opium est une substance très-composée, formée de la réunion de principes dont les uns sont

solubles dans l'eau, et les autres y sont insolubles.
Les premiers doivent seuls faire partie de l'extrait
d'opium.

On prend de l'opium brut, on le coupe par tranches minces, et on le fait macérer dans l'eau froide ;
on passe la liqueur à travers une chausse de laine ;
on épuise le marc, par de nouvelles macérations ;
on réunit les liqueurs, et on les évapore au bain-
marie jusqu'aux trois quarts ; on passe de nouveau
au blanchet, et l'on achève l'évaporation jusqu'en
consistance pilulaire.

L'eau, par son action à froid sur l'opium, dissout le méconate de morphine, la matière extractive, le mucilage, un peu de résine, de matière
huileuse, et de narcotine. La proportion de ces
trois principes, dans l'extrait, est peu considérable : ils sont entraînés à la faveur des autres matières. Par suite de l'évaporation, la résine se sépare en partie, et entraîne avec elle de la narcotine.

4° Il arrive que le principe auquel l'extrait doit
ses principales propriétés est insoluble dans l'eau,
au moins par lui-même, et qu'il ne peut se trouver,
dans la liqueur, qu'entraîné par quelque autre
principe qui se trouvait simultanément avec lui
dans le végétal. Il est indispensable, dans ce
cas, de préparer l'extrait par décoction. C'est le
seul mode rationnel, quand on veut que le produit
possède les propriétés des végétaux qui l'ont
fourni.

Cette matière active insoluble peut être de nature diverse : c'est une huile dans l'ellébore et la valériane, une résine dans le gayac et le jalap, un principe de nature particulière dans la gentiane et le polygala. Ils sont mêlés dans la plante à d'autres corps qui facilitent leur dissolution. Mais elle se fait toujours avec peine, et une décoction prolongée ne les sépare même pas tout entiers.

En se basant sur les analyses connues, on devra préparer par décoction les extraits :

D'ellébore noir,
— polygala,
— gayac,
— valériane,
— gentiane,
— jalap,
— serpentaire,
— quinquina, etc.

Quelques-uns des médicamens ci-dessus contiennent de l'amidon : tels sont la serpentaire, la valériane. Cependant, lorsqu'on prépare leurs extraits avec l'eau, il est indispensable, sous peine d'avoir un médicament inerte, d'employer la décoction, puisque leurs principes actifs ne sont pas solubles par eux-mêmes. Il serait plus rationnel de traiter ces plantes par de l'alcool faible, qui n'attaquerait pas l'amidon, et qui dissoudrait tous les autres principes extractifs huileux ou résinoïdes.

L'extrait de quinquina préparé par décoction est de fort bonne qualité ; il est infiniment plus chargé de principes actifs de quinquina que l'extrait fait à froid. En se basant sur les expériences de MM. Pelletier et Caventou, on préparera cet extrait par le procédé suivant.

Après avoir concassé le quinquina, on le fera bouillir à plusieurs reprises dans l'eau jusqu'à ce qu'il soit épuisé ; on laissera refroidir les liqueurs, et on les filtrera, après quoi l'on procédera à leur concentration. Quand elles seront réduites des trois quarts et plus, on les passera de nouveau, et l'on évaporera en consistance d'extrait.

Par la décoction, l'eau dissout les sels de quinine et de cinchonine, la matière colorante jaune, le tannin, le rouge cinchonique, la gomme, l'amidon et une partie de matière grasse. L'amidon se combine à une partie de tannin, et forme avec lui un composé soluble à chaud, et qui se précipite à froid ; on le sépare par la filtration ; mais il est important qu'il se précipite dans des liqueurs très-étendues : autrement, il entraînerait avec lui une quantité notable de sel cinchonique. La seconde filtration, quand les liqueurs sont déjà évaporées, est nécessaire pour séparer le rouge cinchonique qui était dissout, et qui se précipite à mesure que la quantité de véhicule vient à diminuer.

EXTRAITS PRÉPARÉS AVEC LE VIN.

Les anciens préparaient une assez grande quantité d'extraits avec le vin. Maintenant, il ne nous reste plus de ce genre que l'extrait d'opium au vin, ou laudanum opiatum, et l'extrait d'ellébore noir de Bacher.

L'extrait d'opium au vin se fait en coupant de l'opium par tranches, et le faisant dissoudre dans le vin blanc à la chaleur du bain-marie ; on passe, on exprime, on laisse déposer, et l'on évapore au bain-marie en consistance d'extrait.

Ce médicament doit contenir plus de narcotine et de résine que l'extrait ordinaire. Il s'y trouve en même temps tous les élémens du vin, moins l'alcool.

L'extrait d'ellébore noir, suivant la méthode de Bacher, se prépare ainsi qu'il suit :

℞ Ellébore noir. . . . . 4.
 Carbonate de potasse. . . . . 1.
 Alcool à 22°. . . . . 16.

On fait digérer pendant douze heures ; on filtre ; on verse sur le résidu 16 parties de vin blanc généreux ; on fait digérer pendant vingt-quatre heures ; on filtre ; on mêle les liqueurs, et l'on fait évaporer en consistance d'extrait. On peut retirer, par la distillation, l'alcool dont on s'est servi ; il répand une odeur ammoniacale, et verdit le sirop de violettes, ce qui atteste l'action du carbonate de potasse sur les élémens de l'ellébore.

Si nous nous en rapportons à l'analyse de MM. Feneulle et Capron, cet extrait doit contenir l'huile grasse (principe actif de l'ellébore), la matière résineuse, le principe amer, le mucilage et les sels. Celui à base d'ammoniaque est décomposé par le carbonate de potasse, et cela explique l'odeur ammoniacale dont nous avons parlé, elle est due au carbonate d'ammoniaque qui s'est formé. Ajoutons que l'excès d'acide du tartre du vin blanc est saturé par la potasse, et que l'extrait contient du tartrate neutre de potasse.

EXTRAITS PRÉPARÉS AVEC L'ALCOOL.

Les extraits préparés par l'intermède de l'alcool sont peu nombreux, on devrait plus souvent avoir recours à cet agent de dissolution. Il est convenable de s'en servir :

1° Quand on veut extraire des principes qui ne sont pas solubles dans l'eau, et qui peuvent se dissoudre dans l'alcool ;

2° Quand les principes qui doivent constituer l'extrait, solubles dans l'eau et dans l'alcool, se trouvent mêlés naturellement à d'autres principes que l'eau peut dissoudre, sur lesquels l'alcool n'a pas d'action, et que l'on a intérêt à éliminer ;

3° Quand on veut avoir, en même temps, dans l'extrait, des principes solubles dans l'eau, et des principes solubles dans l'alcool.

La première série d'extraits alcooliques constitue les résines proprement dites. Voici par quel procédé on les extrait : après avoir épuisé les substances par de l'alcool, à 22°, on distille aux trois quarts ; on mêle au résidu un volume égal au sien d'eau distillée ; on recueille le dépôt résineux qui se forme ; on le lave dans l'eau, on l'exprime, on le dissout dans l'alcool et on fait évaporer à siccité : c'est de cette manière que se préparent les racines de scammonée et de jalap. M. Planche a proposé de préparer la résine de jalap par le procédé sui-

vant : on coupe le jalap par morceaux de la grosseur d'une noisette, et on l'épuise par des macérations à l'eau froide, de douze heures, jusqu'à ce que
l'eau en sorte sans couleur ; on pile le jalap ainsi
épuisé dans un mortier, pour en faire une pulpe
bien déliée. Pendant cette opération, il s'attache
au pilon beaucoup de résine dont la quantité augmente en triturant cette matière pultiforme avec
dix ou douze fois son poids d'eau froide ; on passe
avec expression ; la liqueur qui s'écoule est laiteuse ; elle dépose beaucoup d'amidon mêlé à de
la fibre et à fort peu de résine.

On reprend le marc, et on le traite comme la première fois pour en tirer une petite quantité de résine qu'on réunit à la première. La résine ainsi obtenue contient des parties ligneuses, un peu d'amidon et de matière extractive ; on l'agite au milieu
d'une grande masse d'eau froide, elle prend l'aspect satiné de la térébenthine cuite ; on la dissout
au bain-marie dans trois parties d'alcool ; on filtre
et l'on précipite la résine par les moyens ordinaires : on a ainsi une résine transparente, friable,
d'une couleur jaune verdâtre un peu brune.

La matière colorante est fournie par la partie corticale, car la partie intérieure, épuisée par l'eau,
est presque entièrement décolorée, et fournit de
la résine presque blanche.

L'eau qui a servi à épuiser le jalap donne par
évaporation un extrait acidule légèrement sucré,
très-déliquescent, qui contient une matière colorante, un peu de fécule, de la matière sucrée et

un acide, probablement l'acide acétique, qui paraît tenir l'amidon en dissolution.

La seconde série d'extraits alcooliques est peu nombreuse, l'extrait de ratanhia est le seul que l'on puisse citer. L'alcool dissout le tannin, l'acide gallique et de la gomme, et laisse l'amidon et la fibre ligneuse. Après avoir convenablement divisé la racine de ratanhia, on l'épuise par de l'alcool à 22°; on distille pour retirer la majeure partie de l'alcool, et l'on achève de dessécher, soit à l'étuve, sur des assiettes, soit à la chaleur du bain-marie.

On pourrait avec avantage appliquer cette méthode à la préparation des extraits d'un grand nombre de plantes amylacées, entre autres de la bistorte et de la tormentille.

La troisième série d'extraits alcooliques comprend ceux d'entre eux qui contiennent en même temps des principes solubles dans l'eau, et des principes solubles dans l'alcool. L'eau seule ou l'alcool seul donneraient des produits différens, parce qu'il s'agit d'extraire, en même temps, des matières solubles séparément dans l'un seulement de ces menstrues. On y parvient en se servant d'alcool à 22°.

Nous avons pour exemples les extraits :

De noix vomique,
— quinquina,
— ciguë,
— solanées,
— cantharides.

On devrait préparer de même les extraits de polygala, d'ellébore, de valériane, de jalap, de serpentaire. Du reste, leur préparation ne présente aucune difficulté. On divise convenablement les matières; on les épuise par macération et même par infusion, dans de l'alcool plus ou moins fort; on filtre, et on évapore en consistance d'extrait. On a le soin, par économie, de retirer une partie de l'alcool par la distillation.

On doit se servir d'alcool à 32° pour les cantharides, la noix vomique et le quinquina. Toutes les autres substances sont traitées par de l'alcool à 22°.

L'extrait alcoolique de quinquina contient tous les principes actifs de cette substance; le rouge cinchonique, le tannin, la matière colorante jaune, le sel de quinine et de cinchonine, et la matière grasse.

L'extrait de noix vomique doit ses propriétés à l'igasurate de strychnine et de brucine. Ces sels s'y trouvent unis à de la gomme, de la matière colorante et de la matière grasse. L'alcool, en agissant sur les cantharides, dissout la cantharidine, l'huile grasse jaune, l'huile concrète verte, les acides et sans doute un peu de matière noire.

Les extraits des solanées, et celui de ciguë, ainsi préparés avec les plantes sèches, sont infiniment préférables, suivant les observations de M. Planche et de M. de Courdemanche. On obtient des extraits d'une belle couleur verte, qui ont tout-à-fait l'odeur de la plante. Le médicament a augmenté d'énergie, d'abord, parce que l'albumine végétale n'a pas été attaquée, et ne fait plus partie de l'extrait, et ensuite, parce que la coagulation du suc et la chaleur déterminent toujours l'altération d'une partie des principes actifs.

Si on voulait préparer par l'alcool faible les extraits d'ellébore, de valériane, de jalap, de serpentaire, etc., on aurait des médicamens bien plus énergiques, parce que la matière active de toutes ces substances n'est pas soluble dans l'eau. L'emploi de l'alcool affaibli présente le double avantage de la dissoudre, et de se charger en même temps de parties extractives et gommeuses qui, mêlées au principe actif, modèrent son action, trop vive sur les tissus animaux.

C'est encore dans la série des extraits alcooliques que devrait venir se ranger l'extrait de laitue ou de thridace, préconisé comme un excellent hypnotique. On l'extrait des tiges de la laitue cultivée. Cette plante doit être recueillie quand elle commence à fleurir, au moment où les sucs ont la plus grande activité. On se contente ordinairement d'extraire le suc par expression, et de l'évaporer; mais, en se basant sur l'expérience de M. Dublanc, qui a vu les effets de l'extrait de laitue augmenter dans la proportion de 1 à 3, quand on avait précipité par l'alcool des parties inertes, il conviendrait de préparer cet extrait suivant la méthode de M. Planche; c'est-à-dire qu'il faudrait écraser la laitue, et la traiter par l'alcool; il coagulerait l'albumine végétale, et dissoudrait parfaitement les parties actives.

On pourrait encore ranger, dans les extraits, une foule de matières qui ont été extraites des végétaux, et auxquelles on a prodigué des soins particuliers, bien que tous leurs caractères tendent à les faire considérer comme des corps composés. Quel est en effet le chimiste qui pourrait regarder comme des principes immédiats purs la saponine, la scillitine, la rhubarbarine, la cathartine, le tannin et tant d'autres dont je pourrais faire l'énumération ? toutes ces matières sont des extraits qui contiennent les parties actives des végétaux plus ou moins rapprochées de l'état de pureté ; sans doute, il y aurait avantage à les faire entrer dans la matière médicale ; mais, comme, jusqu'à présent, on n'en a fait aucun usage, j'ai dû me dispenser de rapporter ici leur mode de préparation.

§ XXVIII.

MÉDICAMENS PRÉPARÉS AU MOYEN DE LA FERMENTATION.

Les différens vins, les bières, les vinaigres appartiennent à cette série de médicamens ; mais nous ne devons nous attacher ici qu'à ceux qui sont préparés dans le laboratoire du pharmacien. L'hydromel vineux est seul dans ce cas, et sa pré-

paration nous conduira à exposer, aussi succincte-
ment que possible, les phénomènes de la fermentation vineuse.

Hydromel vineux.

℞ Miel blanc. . . . . 2,500.
   Eau. . . . . 12,500.
   Ferment de bière frais. . . . . 64.

On dissout le miel dans l'eau, et l'on y délaie le ferment.
Le tout reçu dans un tonneau est abandonné à la température de 15 à 25 degrés, jusqu'à ce que la liqueur soit devenue vineuse. Alors, on la décante, et on la conserve pour
l'usage.

M. Antoine a donné la formule suivante :

℞ Miel despumé. . . . . 6,000.
   Crême de tartre. . . . . 64.
   Fleurs de sureau. . . . . 96.
   Eau commune. . . . . 18,000.
   Levure de bière. . . . . q. s.

On fait dissoudre la crême de tartre dans l'infusion de
fleurs de sureau ; quand la liqueur est refroidie, on fait dissoudre le miel, et on ajoute la levure ; on expose à une température de + 25°, pour faire fermenter.

Par la réunion de ces quatre circonstances,
toutes indispensables au développement de la fermentation, savoir, la présence de l'eau, du sucre
et du ferment, et une élévation suffisante de température, il s'établit bientôt, dans la masse, une
réaction, dont les principaux résultats sont l'acide

carbonique et l'alcool. On voit des bulles de gaz se former autour des particules de ferment, y rester adhérentes, et les élever à la surface du liquide. Là, les bulles crèvent, le gaz qui les remplissait se dégage, et le ferment retombe par son propre poids, pour se couvrir de nouvelles bulles qui l'enlèvent de nouveau pour le laisser retomber encore : de sorte que, pendant le temps que dure l'opération, il existe dans la masse deux courans, l'un de ferment qui monte, et l'autre de ferment qui descend. Peu à peu cette action s'appaise ; elle finit par cesser tout-à-fait, et ce qui troublait la transparence de la liqueur se dépose. On observe alors que le sucre a disparu ainsi qu'une partie de ferment, et qu'il a été remplacé par de l'alcool, en même temps qu'il s'est dégagé de l'acide carbonique. Ces deux derniers corps représentent, à peu de chose près, le poids du sucre employé.

M. Gay-Lussac, considérant que les élémens du sucre et de l'alcool qui se sont formés, représentent assez exactement ceux du sucre qui a été décomposé, a pensé que la fermentation pourrait bien ne consister que dans la transformation du sucre en alcool et en acide carbonique, par la réaction de ses élémens les uns sur les autres, et leur combinaison suivant un autre mode.

Toutes les analyses du sucre donnent en nombre rond pour sa composition :

Oxigène. 5o
Hydrogène. 7
Carbone. 43
                                    ___
                                    1oo

Si nous supposons que la quantité de carbone
n'est que de 4o au lieu de 43, le sucre pourra être
représenté par

> 1 volume d'oxigène ;
> 2 volumes d'hydrogène ;
> 2 volumes de carbone.

On sait, en outre, que l'alcool et l'acide carbonique, formés pendant la fermentation, le sont en
volumes égaux, l'alcool étant supposé à l'état de
vapeur, et leur quantité est représentée par les
nombres suivans :

1 vol. oxigène. . ⎫ = ... ⎧ 1 vol. acide carbo-
1 vol. carbone. . ⎭   ⎩   nique.

2 vol. carbone. . ⎫ = 1 vol. hydrogène ⎫
2 vol. hydrogène ⎭   percarboné. .   ⎬ = 1 vol. d'alcool.
1 vol. hydrogène ⎫ = 1 vol. de vapeur ⎭
1/2 vol. oxigène ⎭   d'eau. . . . . ⎭

Ce qui donne :

> 1 vol. 1/2 d'oxigène ;
> 3 vol. d'hydrogène ;
> 3 vol. de carbone.

Ce qui est précisément la composition établie

pour le sucre, et ce qui nous amènerait à conclure que la fermentation a eu pour effet de produire, avec trois particules de sucre, une particule d'alcool et une particule d'acide carbonique.

Dans tout ce qui précède, il est facile de voir que l'on a négligé la coopération du ferment dont l'influence est si marquée, et que l'on a fait abstraction des produits de sa décomposition. En outre, pour adopter l'hypothèse précédente, il faut admettre que tout l'acide carbonique provient du sucre, tandis que M. Colin a fait voir que le ferment seul en forme à ses propres dépens. Il faut admettre également que le sucre ne contient que 40/00 de carbone, tandis que toutes les analyses s'accordent pour en annoncer 43/00. Ces deux circonstances font reconnaître une perte considérable de carbone dont il n'a pas été tenu compte : d'où il est facile de tirer cette conséquence que la formation du sucre et de l'alcool, comme seuls corps résultans de la décomposition du sucre, est fort douteuse.

Quelle est la cause qui détermine la réaction ? Les expériences de M. Colin semblent indiquer que l'action commence par l'altération du ferment ; mais comment se propage-t-elle dans toute la masse ? comment le sucre, qui, seul ne s'altérerait pas, est-il décomposé par suite de ce mouvement dans les élémens du ferment ? On a dit que le ferment, très-avide d'oxigène, en enlevait un peu au sucre, et qu'alors, l'équilibre étant rompu entre les particules du sucre, elles réagissaient les unes sur les autres, de manière à former des composés plus stables, savoir, l'alcool et l'acide carbonique ; mais on peut répondre que le ferment de bière n'est pas très-avide d'oxigène, et qu'en conséquence, il ne doit pas en enlever au sucre.

On peut expliquer ces phénomènes d'une manière plus satisfaisante en ayant égard à la facilité avec laquelle tous les corps de composition organique se décomposent.

L'expérience a démontré que les substances organiques à composition ternaire et surtout celles à quatre élémens, épouvent hors l'état de vie, sous l'influence des causes les plus légères une décomposition de laquelle résulte toujours une certaine quantité de nouveaux produits binaires, c'est-à-dire, moins composés que le corps qui leur a donné naissance. Ceci peut nous conduire à voir un phénomène de ce genre dans la fermentation alcoolique. Le ferment, matière azotée et éminemment altérable, commencerait à se décomposer en produisant de l'acide carbonique aux dépens de l'oxigène de l'air et de sa propre substance, et, une fois le mouvement intestin développé dans la liqueur, la réaction se communiquerait aux élémens du sucre, qui, à leur tour, réagiraient les uns sur les autres de manière à former, entre autres produits, un nouveau corps d'une composition moins compliquée, savoir, l'acide carbonique.

Ce qui donne quelque poids à cette manière de voir, c'est que le sucre, qui, seul, ne se décomposerait pas, éprouve la fermentation alcoolique en présence de presque toutes les matières azotées ; nous avons des exemples de semblables réactions entre des substances minérales, à plus forte raison doivent-elles se produire sur des corps organisés qui ont toujours bien plus de tendance à la décomposition.

Quant à la manière dont l'action se propage, on pourrait concevoir qu'au moment de la décomposition spontanée du ferment, ses particules, avant d'entrer dans de nouvelles combinaisons, reprennent des états électriques différens, de telle sorte qu'il en résulte autant d'élémens voltaïques dont la puissance détermine la décomposition du sucre. Cette hypothèse prend quelque crédit par les expériences de M. **Davy** et de M. **Becquerel**, qui montrent que là où il y a action chimique il y a aussi développement d'électricité. On expliquerait facilement dans cette opinion pourquoi l'action marche avec autant de lenteur, et n'est pas instantanée.

Les produits de la fermentation vineuse sont-ils les mêmes que ceux que pourraient donner séparément le sucre et le ferment. L'expérience ne l'a pas constaté ; mais il est plus probable que, la réaction une fois établie, il y a confusion entre les élémens, et qu'ils concourent indistinctement à la formation de nouveaux produits.

§ XXIX.

DES SIROPS.

On nomme sirops des médicamens liquides amenés, au moyen du sucre, à une consistance telle, qu'ils coulent lentement. Le véhicule qu'ils contiennent peut être de nature très-différente ; c'est l'eau, le vin, des sucs, des solutum, des décoctum, des infusum, etc.

Le sucre des sirops sert de condiment aux matières médicamenteuses : aussi, un grand nombre d'entre eux peuvent être remplacés avec avantage par des infusum et des décoctum que l'on édulcore avec le sucre.

Un sirop doit être limpide. Quelques-uns font exception à cette règle ; la transparence d'un sirop est un indice de sa bonne préparation ; c'est qu'il ne contient en suspension aucune matière étrangère ; en cet état, il est toujours moins sujet à fermenter. Quelquefois les principes médicamenteux y étant très-abondans, il est difficile, quand on regarde le sirop en masse de s'assurer s'il a été bien clarifié ; le meilleur moyen est de le délayer dans de l'eau très-limpide ; la solution est transparente si le sirop était bien clarifié.

La qualité du sucre influe beaucoup sur celle des sirops ; on emploie le sucre blanc à la préparation des sirops par simple solution; mais, lorsque l'on fait des sirops par coction, il est préférable de se servir de cassonade, elle est moins sujète à candir. Les cassonades un peu muqueuses, comme celles de l'Inde, présentent cet avantage à un plus haut degré que les cassonades bien cristallisées. Leur partie mucoso-sucrée, en enveloppant les particules du sucre, les empêche de se réunir; mais elles ont l'inconvénient d'augmenter la tendance à fermenter naturelle à tous les sirops; aussi doit-on préférer les cassonades cristallines (celle de la Martinique par exemple), quand par lui-même le sirop est chargé de matières fermentescibles.

La préparation de tous les sirops se rattache à deux procédés principaux que nous allons décrire avec détails, afin de ne plus avoir à nous en occuper quand nous traiterons des sirops en particulier. Le premier procédé consiste en une simple solution de sucre dans le liquide. Par le deuxième, on fait d'abord fondre le sucre, on clarifie la liqueur, et on la concentre, pour lui donner le degré de consistance convenable.

La fabrication des sirops par solution est extrêmement simple. Elle consiste à faire fondre le sucre à une douce chaleur dans une quantité de liquide telle, que le sirop se trouve avoir de suite la densité convenable; on passe le sirop tandis qu'il est encore chaud, à moins qu'il ne contienne des principes volatils; dans ce cas, l'on ne passe qu'après son refroidissement.

Le sucre destiné à un sirop par solution ne doit pas être pulvérisé, mais seulement cassé par morceaux. Il est assez remarquable que le sucre pilé ne donne pas un produit transparent; on se rend difficilement compte de ce résultat.

On peut faire la solution du sucre à froid; cette méthode est même préférable; le sirop est toujours plus beau et moins coloré. On peut le filtrer au papier. Les entonnoirs pleins de sirops sont mis dans une étuve pour diminuer par l'élévation de température la viscosité de la liqueur.

Les proportions d'eau et de sucre varient avec la nature du véhicule qui sert à la préparation du sirop. La dose ordinaire est de 17 onces de liquide sur 2 livres de sucre. Quand on se sert de liqueurs acides ou d'eaux distillées, on peut diminuer la proportion de sucre. Une livre douze onces suffisent, et le sirop se conserve bien. Faisons observer que l'on ne prépare jamais, par solution, que des sirops peu chargés de parties extractives ou mucilagineuses.

La préparation des sirops, par coction et clarification, demande plus d'habitude. On commence par battre des blancs d'œufs avec une petite quantité de liqueur. Le but qu'on se propose est de diminuer leur viscosité, et de les dissoudre dans l'eau. On y mêle la cassonade ou le sucre, puis on ajoute le reste du liquide. Cela fait, on chauffe, en ayant le soin de modérer le feu, pour que la liqueur n'arrive que lentement à l'ébullition. On y trouve l'avantage que les matières étrangères ont le temps

de se séparer du sucre avant que l'albumine ne
se concrète. Celle-ci les enveloppe plus complètement, et la clarification est plus certaine.

Lorsque le liquide entre en ébullition, l'écume
se forme en abondance à la surface. On attend,
pour l'enlever, qu'elle ait acquis une certaine densité. On modère d'ailleurs l'ébullition, en versant
de temps à autre un peu d'eau froide, ou mieux,
d'eau albumineuse, pour faciliter la séparation des
écumes. L'affusion doit en être renouvelée chaque
fois que l'on veut écumer.

L'écume ne doit pas être laissée trop long-temps
à la surface du sirop. Bientôt le mouvement produit par l'ébullition la diviserait ; elle se mêlerait
dans la masse, et ne se séparerait ensuite que très-
difficilement.

Quelquefois, au lieu de clarifier les sirops ainsi
que nous venons de le dire, on n'y met pas d'a-
bord les blancs d'œufs, et on les projète dissous
dans l'eau, lorsque le sirop entre en ébullition.
La clarification se fait très-bien par ce procédé
quand les liqueurs sont peu chargées. Dans le cas
contraire, le premier procédé est préférable, en ce
que la coagulation n'étant pas subite, l'albumine
enveloppe plus parfaitement les matières étrangères.

La manière dont agit l'albumine, comme agent
de clarification, est purement mécanique. Cette
substance, dans l'état sous lequel elle existe dans
les œufs, est soluble dans l'eau, et peut être mêlée
intimement à la masse du liquide. A la chaleur de

l'ébullition, ses parties se contractent sur elles-mêmes, et perdent leur solubilité. Dans cet état de solidification, l'albumine est plus légère que l'eau, et vient à la surface ; mais en même temps, elle entraîne tous les corps qui n'étaient que suspendus dans la liqueur, et qui lui ôtaient sa transparence.

Quelle que soit la manière dont on clarifie un sirop, il faut, après l'avoir écumé, le passer pour en séparer tout ce qui reste en suspension. On se sert, à cet usage, d'un morceau d'étoffe de laine que l'on attache par les quatre coins sur un carré de bois. Les premières portions de sirop qui traversent le tissu du filtre sont troubles. On change le récipient quand la liqueur a le degré de transparence convenable, et l'on renverse sur l'étamine ce qui a passé en premier. Quand on opère sur des masses considérables, ont se sert de grandes chausses de laine (Voy. *filtration*), et pour conserver la chaleur, on les enferme dans des paniers recouverts d'étoffe. Par ce moyen, le sirop conserve plus long-temps sa chaleur et sa fluidité, et il traverse plus aisément les pores du filtre.

Lorsqu'un sirop ne doit avoir que le degré de cuisson ordinaire, on le passe quand il est cuit. S'il a besoin d'être plus concentré, on le passe quand il est clarifié, et on le met sur le feu pour achever de le cuire.

Il y a plusieurs manières de reconnaître qu'un sirop a le degré de cuite nouvelle. Des indices plus ou moins certains, fondés sur une grande

habitude de préparation de ces médicamens, suffisent souvent au pharmacien. On a donné, à ces
différens degrés de cuisson des sirops, des noms particuliers basés sur quelque phénomène physique.
Ainsi, on a dit que le sirop fait la perle quand, en en
ramassant sur l'écumoire, et en inclinant celui-ci,
les dernières gouttes ne tombent que lentement en
formant une petite queue. Le sucre est dit au petit
lissé, quand, en prenant un peu de sirop entre
l'index et le pouce, il en résulte un fil qui ne tarde
pas à se casser. Si le fil ne casse pas, c'est signe
d'une cuisson plus avancée, et le sirop est dit au
grand lissé.

On dit que le sirop est au petit soufflé, quand,
en soufflant sur une des surfaces de l'écumoire
pleine de sirop, il en résulte des bulles qui s'échap-
pent dans l'air. Si les bulles sont peu nombreuses,
le sirop est dit au petit soufflé. Si, au contraire, le
nombre des bulles est considérable, le sirop est
au moyen soufflé. Si, enfin, les bulles très-grosses
reviennent sur elles-mêmes, attachées, en quelque
sorte, à un fil de sucre, le sirop est au grand soufflé.

Le petit boulé se reconnaît en ce que le sirop
projeté dans l'eau y forme une pâte molle : si elle
a plus de consistance, le sucre est au grand boulé.
Ces différens degrés correspondent aux divers
soufflés. Quelquefois on trempe les doigts dans le
sirop, et on les plonge de suite dans l'eau froide.
Le sucre est réputé au boulé, quand il se détache
facilement des doigts; et d'autant plus cuit qu'il
s'en détache plus facilement.

Le sucre est cuit au grand cassé, quand, en versant du sirop dans l'eau, il en résulte une masse cassante qui n'adhère pas aux dents. Si elle est un peu moins cassante, et qu'elle adhère aux dents, on dit que le sucre est au petit cassé.

Il est des moyens plus sûrs que les précédens pour faire connaître la cuite des sirops, c'est l'emploi du thermomètre, de l'aréomètre, et la recherche exacte de la densité des sirops. La densité d'un sirop doit être exprimée par 1312, celle de l'eau étant considérée comme 1000 ; alors, une bouteille qui contient 42 grammes de sirop ne doit contenir que 32 grammes d'eau pure. La recherche de la densité est un moyen peu praticable en ce qu'il exige des essais nombreux et assez incommodes. On lui préfère, à juste titre, l'usage de l'aréomètre et du thermomètre.

On sait que, lorsqu'un liquide tient en dissolution un corps pour lequel il a de l'affinité, il n'entre plus en ébullition au même degré de température : ce terme est changé par l'action chimique qu'exerce le corps dissous sur les particules du liquide. Par là se trouve diminuée la faculté de volatilisation de ce liquide ; d'où il résulte que sa vapeur ne fait plus équilibre à celle de l'atmosphère qu'à un degré de chaleur supérieur à celui où cet effet est ordinairement produit pour elle ; ou, en d'autres termes, le degré d'ébullition du liquide est retardé ; de sorte qu'il faut compenser, par l'élévation de température, la perte qu'a éprouvée la tension élastique de la vapeur. Or, le retard de l'ébullition est d'autant plus considérable que l'affinité du liquide pour le corps dissous l'est elle-même d'avantage. Cet effet varie avec le même corps dans des limites qui sont contenues entre le point d'ébullition du liquide saturé, et le point d'ébullition du liquide pur. L'expérience a prouvé que la solution de sucre dans l'eau était en proportion convenable pour donner un sirop bien cuit, lorsque l'ébullition avait lieu à la température de 105° centig.; de sorte qu'en plongeant un thermomètre dans une solution aqueuse de sucre, on est assuré que l'évaporation est assez avancée aussitôt que le liquide bouillant marque 105° au thermomètre centig. On conçoit d'ailleurs que les matières autres que le sucre qui peuvent être tenues en dissolution en même temps que lui, doivent influer également sur le résultat.

L'usage de l'aréomètre est encore plus répandu que celui du thermomètre. Sans entrer ici dans des détails étrangers au sujet qui nous occupe, contentons-nous d'indiquer sur quel principe son emploi est fondé. Quand on plonge dans un liquide un corps dont la densité est moins grande que celle du liquide, la partie enfoncée déplace un volume de ce liquide, dont le poids est égal à celui de tout le corps. Ainsi, si le corps immergé pèse cent grammes, la quantité de liquide dont la partie plongée tient la place pèse également cent grammes. De là résulte que l'instrument s'enfoncera d'autant plus que le liquide sera moins dense, puisque l'aréomètre ayant toujours le même poids, et déplaçant constamment un volume de liquide, dont le poids est égal au sien propre, ce volume devra être d'autant plus petit, et, par conséquent, l'aréomètre devra s'enfoncer d'autant moins que le liquide aura plus de densité. C'est lorsque, à la température de l'ébullition la densité du sirop sera telle, que l'instrument y plonge jusqu'au trentième degré, qu'il sera suffisamment rapproché. La densité du sirop augmentant par le refroidissement, qui laisse rapprocher les molécules que la chaleur tenait écartées, l'aréomètre devra s'enfoncer moins dans le sirop froid. Il y marque trente-cinq degrés.

Nous avons donné les moyens de connaître le degré de cuisson ordinaire des sirops ; mais tous ne doivent pas être également cuits. Quand un sirop est fait avec des eaux distillées, des liqueurs acides ou vineuses, il lui faut bien moins de sucre pour empêcher son altération, parce qu'alors le sucre est, pour ainsi dire, le seul principe qui ait de la tendance à fermenter. Si, au contraire, le sirop est chargé de beaucoup de matières extractives ou muqueuses qui passent aisément à la fermentation, on doit lui donner un degré plus fort de cuisson. L'on n'a pas à craindre d'ailleurs que le sucre se dépose aussi facilement : enveloppées de toutes parts par des substances incristallisables, ses molécules ne pourraient se réunir qu'avec peine.

La conservation des sirops dépend, en grande

partie, de la perfection apportée dans leur cuisson. Si ce sirop n'a pas été assez concentré, les matières qu'il contient ne sont plus assez défendues par le sucre, et celui-ci lui-même n'étant pas en dissolution assez concentrée, bientôt la fermentation s'établit dans la liqueur : elle se couvre de moisissures, et prend un goût acide. Lorsqu'un sirop a été trop rapproché, le sucre, au bout de quelque temps, se dépose en cristaux dans le fond des bouteilles. S'il ne se séparait que l'excès du sucre, il n'y aurait aucun inconvénient à porter un peu plus haut le degré de cuite ; mais une fois qu'une certaine quantité de cristaux se sont formés, ils réagissent sur la dissolution, et déterminent le dépôt d'une nouvelle quantité de sucre ; de sorte que le sirop se trouve bientôt dans les mêmes circonstances que s'il n'avait pas été assez cuit, et il éprouve le même genre d'altération.

Quand un sirop a fermenté, on le raccommode en le faisant chauffer pour le ramener à l'état de cuisson convenable. On y ajoute un peu d'eau, parce qu'il est nécessaire qu'il reste long-temps sur le feu, afin que tout le gaz acide carbonique ait le temps de se dégager. Quand un sirop a été ainsi réparé un grand nombre de fois, il a peu de disposition à fermenter de nouveau.

Les véhicules qui servent à faire les sirops sont très-nombreux ; ils nous serviront de base pour diviser ces médicamens. Nous aurons la série suivante :

1° Sirops simples,

    a   avec des eaux distillées,
    b   avec des solutions,
    c   avec des macératum,
    d   avec des digestum,
    e   avec des infusum,
    f   avec des décoctum,
    g   avec des liqueurs vineuses,
    h   avec des sucs,
    i   avec des liqueurs émulsives ;
  2° Sirops composés,
    a   au moyen de la distillation,
    b   au moyen de la décoction,
    c   au moyen de la décoction et de l'infusion.

SIROPS SIMPLES.

Sirop de sucre.

Nous plaçons ici le sirop de sucre simple, qui n'est autre chose qu'une solution de sucre dans l'eau, et auquel on peut déjà appliquer tout ce que nous avons dit, en parlant des sirops en général.

Le meilleur mode de préparation est le suivant :

On prend du sucre en pain (4 kilogr.) ; on le fait dissoudre à froid dans de l'eau (2,200 kilogr.). On se sert avec avantage d'un vase étroit ; la dissolution se fait plus aisément ; on ajoute par livre de sucre une once de charbon animal traité préalablement par l'acide hydrochlorique. Le charbon est délayé, avant d'être ajouté au sirop, dans une

23.

petite quantité d'eau qui a été soustraite de celle qui a été prescrite ci-dessus. Au bout de vingt-quatre heures, on filtre au papier dans une étuve.

Quand on se sert de sucre moins beau, et que l'on veut avoir un sirop blanc, on le prépare par coction, et on décolore par le charbon animal. M. Blondeau a conseillé la manipulation suivante, qui réussit très-bien.

On forme une pâte avec soixante livres de sucre, du charbon et l'eau albumineuse provenant de six blancs d'œufs, et dont on a conservé deux pintes; on porte à l'ébullition en versant deux ou trois fois de l'eau albumineuse; on retire du feu; on laisse déposer pendant quelques instans; on écume, et on passe.

Le sirop qui coule d'abord contient du charbon. Dès qu'il est clair, on change de récipient, et l'on reverse le charbon sur la chausse; on enveloppe celle-ci de toile pour concentrer la chaleur. En peu d'heures, tout est passé.

Il est bon d'observer que le charbon animal du commerce contient des sulfures de chaux et de fer, et une matière animale qui fait que le sirop se clarifie mal, et acquiert même souvent une saveur désagréable. Le charbon purifié par l'acide muriatique n'est pas exempt de ces défauts, à moins qu'on ne l'ait lavé à l'eau chaude. On prendra, avec M. Blondeau, huit parties de charbon animal; on en fera une pâte avec de l'eau, et l'on y ajoutera une partie d'acide hydrochlorique. Il y aura dégagement de calorique et élimination de gaz carbonique et hydro-sulfurique. Au bout d'une heure, on versera de l'eau bouillante sur la masse ; on laissera déposer, on décantera ; on lavera de nouveau de la même manière à quatre à cinq reprises, et l'on fera sécher.

SIROPS AVEC DES EAUX DISTILLÉES.

Les sirops avec des eaux se font par simple solution. Tantôt on emploie simplement l'eau distillée et le sucre ; tantôt on fait digérer, dans l'eau distillée, la plante séchée, pour dissoudre ses principes fixes : on filtre, et l'on fait le sirop par solution.

Quand on emploie les eaux distillées seules, et qu'on ne destine pas les sirops à l'usage médicinal, on peut les blanchir par le charbon animal avec la précaution de ne pas prolonger le contact ; autrement, le produit perdrait beaucoup de son odeur.

Les deux formules suivantes donneront le mode de préparation de ces sirops :

Sirop de cannelle.

℞ Eau distillée de cannelle. . . . .   1.
Sucre blanc. . . . .   2.

F. s. a.

On prépare de même le sirop de fleurs d'oranger.

Sirop d'hyssope.

℞ Eau distillé d'hyssope. . . . .   1200.
Sommités sèches d'hyssope. . . . . . .   32.

Faites digérer en vase clos pendant deux heures; passez,

et faites fondre dans la liqueur claire le double de son poids de sucre.

On prépare ainsi les sirops de menthe, de myrthe, de marrube, de scordium, de stœchas, d'âche, de dictame de Crête, etc.

Sirop de fleurs de pêcher.

La meilleure méthode est celle qui a été donnée par M. Boullay.

On distille rapidement les fleurs récentes de pêcher, de manière à retirer la moitié de leur poids de liqueur distillée, avec laquelle on fait un sirop par solution. La liqueur restée dans la cucurbite est passée, et sert à préparer un sirop par coction et clarification, que l'on mêle au premier.

Ce procédé également appliqué par cet habile pharmacien à la préparation du sirop d'absinthe devrait servir pour tous les sirops aromatiques que le Codex fait préparer par infusion.

SIROPS AVEC DES SOLUTIONS.

Avec le Codex nous comprenons dans cette série, tous les sirops qui résultent du mélange d'une solution avec un sirop. Ils offrent trois modes différens de préparation.

Le premier consiste à faire un sirop avec le sucre à la manière ordinaire. Quant il est suffisamment cuit et bouillant, on y mêle la solution préparée à part; on fait jeter quelques bouillons, et l'on passe. C'est ainsi que se préparent les sirops de gomme, d'opium, le sirop tartrique.

D'autres fois, on mélange la liqueur au sirop froid ; par exemple, le sirop hydrocyanique et le sirop d'éther.

Le troisième procédé n'est autre que la solution du sucre dans la liqueur même. C'est ainsi que se prépare le sirop de sulfure de potasse.

Sirop de gomme.

℞ Gomme arabique. . . . .   500.
Sirop simple. . . . .   2000.
Eau. . . . .   500.
F. s. a.

Nous avons déjà eu l'occasion de dire que la gomme est salie à sa surface par une matière amère. Nous avons rapporté également les expériences de M. Vaudin de Laon, qui a vu la gomme arabique s'acidifier, et acquérir de l'âcreté pendant sa dessiccation. Mettant à profit ces observations, on devra laver la gomme pour en séparer le principe amer, et faire la solution à froid.

Le sirop de gomme est toujours un peu louche. Il ne doit pas marquer plus de vingt-neuf degrés à l'aréomètre.

Sirop d'opium.

℞ Extrait gommeux d'opium. . . . .   15.
Eau. . . . .   64.
Sirop de sucre. . . . . 2,800.

On mêle le solutum d'extrait au sirop bouillant ; on fait jeter quelques bouillons, et l'on passe.

Ce sirop contient du méconate de morphine, de la narcotine en petite quantité, de la matière colorante, de la gomme et, sans doute, un peu de résine et de fécule. En y ajoutant de l'esprit de succin (20), on faisait le sirop de karabé.

Sirop tartarique.

℞ Sirop simple. . . . .   1000.
   Acide tartarique. . . . .   20.
   Eau distillée. . . . .   64.
F. s. a.

Sirop hydro-cyanique.

℞ Sirop de sucre blanc. . . . .   9.
   Acide hydrocyanique médicinal. . . .   1.
Mêlez.

Sirop d'éther.

℞ Sucre. . . . .   1000.
   Eau distillée. . . . .   500.
   Éther sulfurique. . . . .   48.

On fait fondre à froid le sucre dans l'eau distillée ; on filtre ; on met ce sirop dans une bouteille garnie à sa base d'un robinet, et l'on y ajoute l'éther sulfurique ; on agite souvent pendant cinq à six jours. Au bout de ce temps, la liqueur, abandonnée à elle-même, s'éclaircit en commençant par le fond ; quand elle est bien limpide, on décante au moyen du robinet. Le sirop est alors saturé d'éther : les couches supérieures en contiennent plus que les inférieures.

Sirop de sulfure de potasse.

℞ Sulfure de potasse. . . . .　16.
Eau distillée d'hyssope ou de fenouil. . .　250.
Sucre très-pur. . . . .　480.

F. s. a.

Il est important de ne pas se servir de vases métalliques, qui décomposeraient le sulfure alcalin. Il est également indispensable d'employer de beau sucre ; sans cette condition le sirop ne serait pas clair.

On préparait autrefois le sirop de sulfure de potasse, par solution de l'hépar dans le vin de Canaries. M. Chaussier a fait judicieusement observer qu'une partie du foie de soufre était décomposée par le tartre du vin.

Ce sirop doit être conservé dans des bouteilles, petites, entièrement pleines et couvertes de papier noir. L'oxigène de l'air en agissant sur le sulfure déterminerait le dépôt d'une partie du soufre, et la formation d'une hyposulfite alcalin.

SIROPS AVEC DES MACÉRATUM.

On ne prépare aucuns sirops avec des macératum. Cependant ce procédé serait bien préférable quand on se sert de racines féculentes. Après les avoir épuisées par des macérations réitérées, on concentrerait les liqueurs, et l'on ferait un sirop à la manière ordinaire. La fécule serait séparée ; on ne la verrait plus troubler la transparence des liqueurs, s'opposer même à leur clarification, et faciliter la décomposition des sirops.

C'est par macération que devraient être préparés les sirops de rhubarbe, de consoude, de guimauve, etc.

SIROPS AVEC DES DIGESTUM.

Les sirops dont le véhicule a été obtenu par digestion sont peu nombreux. Comme d'ailleurs leur fabrication est très-variée, nous allons les étudier les uns après les autres.

Sirop diacode ou *de pavot blanc.*

℞ Têtes de pavots. . . . . 500.
Eau. . . . . 2000.
Sucre. . . . . 2000.

On sépare les semences de têtes de pavots, et on lave le péricarpe à l'eau froide : cela fait, on coupe menu, et l'on fait digérer au bain-marie, dans l'eau chaude, jusqu'à évaporation de la moitié du liquide. On passe la colature; on décante; on ajoute le sucre, et l'on fait cuire en consistance de sirop sans clarifier. L'albumine enlèverait au sirop beaucoup de sa vertu somnifère.

Le sirop diacode fermente facilement. On en doit préparer peu à la fois.

Sirop de jalap.

℞ Jalap. . . . . 40.
Coriandre. . . . . 2.
Anis. . . . . 2.

Eau. . . . .   400.
Sucre. . . . .   800.

On fait digérer au bain-marie pendant vingt minutes, et on abandonne les matières pendant vingt-quatre heures ; on filtre, et on fait un sirop par solution.

La décoction du jalap serait préférable ; car, cette racine fournit difficilement à l'eau sa partie active. Il vaudrait mieux encore préparer ce sirop avec la teinture de jalap, en l'ajoutant au sirop bouillant pour volatiliser l'alcool. Ce sirop est maintenant inusité.

Sirop de baume de Tolu.

℟ Baume de Tolu. . . . .   250.
Eau commune. . . . .   1000.
Sucre. . . . .   s. q.

On fait digérer du baume de Tolu pulvérisé dans de l'eau, à la chaleur du bain-marie, pendant douze heures ; on passe ; on filtre ; on ajoute à la liqueur le double de son poids de sucre, et l'on fait le sirop par solution.

Quelques praticiens ajoutent un blanc d'œuf à la liqueur, et la tiennent pendant sept à huit heures au bain-marie. Il se fait à la surface une écume épaisse que l'on enlève avec soin. On passe ensuite le sirop.

M. Desaybats, de Bordeaux, conseille de triturer le baume de Tolu avec un peu de sucre, de faire digérer à la manière ordinaire, de passer, d'ajouter le reste du sucre, et de passer de nouveau quand

(278)

il est fondu. Cette pratique a pour objet de diviser davantage le baume, afin de lui faire présenter à l'eau une plus grande surface.

M. Fremy et M. Planche emploient l'alcool pour dissoudre le baume. M. Fremy triture la teinture avec le sucre, et fait un sirop par solution à chaud. Voici la formule de M. Planche ; elle donne un sirop très-chargé :

℞ Alcool à 36° saturé de baume de Tolu... ℥ ij ℈ ij.

Ajoutez peu à peu dans un matras :

Eau pure. . . . . 1 ℔.

Au bout de vingt-quatre heures, filtrez.

Faites cuire à la grande plume, avec le moins d'eau possible,

Sucre blanc. . . . . 2 ℔.

Ajoutez l'eau balsamique : agitez un instant pour volatiliser l'alcool, et laissez refroidir dans un vase couvert.

La quantité de teinture prescrite contient trois gros et demi de baume ; elle abandonne à l'eau soixante-quatre grains de matière soluble, dont les quatre-cinquièmes environ sont de l'acide benzoïque, et le reste une matière extracto-résineuse plus soluble dans l'alcool que dans l'eau.

On fait un sirop avec un infusum clair, et le sucre, en se conformant à ce qui a été dit en traitant des sirops en général. Presque toujours ces sirops se font par simple solution. Rarement on emploie la coction et la clarification.

Sirop de violettes.

℞ Pétales récens de violettes. . . . . . . 2.
  Eau bouillante. . . . . 4.
  Sucre. . . . . s. q.

Les violettes mondées de leur calice et de l'onglet des pétales, doivent être mises sur une toile, et arrosées avec de l'eau bouillante, à plusieurs reprises, jusqu'à ce que celle-ci commence à prendre une teinte bleuâtre. On sépare ainsi une matière verte qui altérerait la couleur du sirop. On fait ensuite l'infusion à la manière ordinaire; on passe, et l'on décante pour séparer un dépôt féculent verdâtre.

On fait fondre dans cette teinture le double de son poids de sucre. La solution doit être faite à une température modérée; sans quoi le sirop prend une couleur feuille-morte. Il est vrai qu'en se refroidissant la teinte en diminue beaucoup.

On prépare ce sirop dans des vases d'étain. On a reconnu que la couleur en était plus vive. Il paraît, d'après M. Vauquelin, que l'oxygène de l'air est absorbé par les pétales de violettes à mesure que la fleuraison avance, et leur couleur s'affaiblit. Peut-être entre-t-il en combinaison avec la couleur bleue. On s'expliquerait comment celle-ci s'avive par l'action d'un corps désoxigénant, tel que l'étain. Le fait est que l'on trouve beaucoup d'avantage à opérer dans un vase d'étain, et à y laisser séjourner le sirop.

Lorsque la couleur du sirop de violettes s'est altérée, on peut la rétablir par la magnésie. Si par hasard on en mettait un excès, on ajouterait quelques gouttes d'acide acétique pour faire disparaître la couleur verte.

On prépare, avec les mêmes proportions de fleurs et de sucre, les sirops de chèvrefeuille, d'œillet, de nymphæa, de tussilage, de roses rouges, de coquelicots, etc. Pour ce dernier, il est avantageux de se servir de vases d'étain : la couleur du sirop est plus belle ; en employant des fleurs sèches, le sirop est moins mucilagineux, et se conserve mieux.

Sirop de lierre terrestre.

℞ Feuilles récentes de lierre terrestre. . . 250.
Eau bouillante. . . . . 1500.
Sucre. . . . . s. q.

Faites un sirop par solution.

On prépare de même les sirops d'érysimum et de mille-feuille.

Sirop d'absinthe.

℞ Sommités sèches de grande et de petite ab-
sinthe. . . . . 96.
Eau bouillante. . . . . 2000.
Sucre. . . . . s. q.
F. s. a.

Sirops de citrons et d'oranges.

℞ Zestes récens de citrons ou d'oranges. . .   160.
    Eau bouillante. . . . .   1000.
    Sucre. . . . .   s. q.

F. s. a.

On les aromatise, l'un, avec la teinture alcoolique ou un oléo-saccharum d'oranges; l'autre, avec la teinture alcoolique ou l'oléo-saccharum de citrons. La meilleure méthode est de couper les zestes des citrons ou d'oranges frais, et les faire tomber à mesure dans de l'alcool. On obtient une teinture très-suave, dont on se sert pour aromatiser le sirop. Elle lui communique un parfum délicieux.

Sirop de capillaire.

℞ Capillaire. . . . .   128.
    Eau. . . . .   3000.
    Sucre. . . . .   2000.

F. s. a. un sirop par coction et clarification du sucre, que vous verserez bouillant sur 64 de capillaire mondé; laissez infuser quelques heures, et passez.

SIROPS AVEC DES DÉCOCTUM.

L'on prépare un assez grand nombre de sirops avec des décoctum. La décoction doit être plus ou moins prolongée suivant que les corps cèdent plus ou moins facilement à l'eau leurs principes actifs; que ceux-ci s'altèrent plus ou moins par l'action de la chaleur; enfin, que l'on veut obtenir des liqueurs différemment chargées. Mais, comme la décoction est presque toujours inutile dans le traitement des corps dont les parties actives sont solubles, et qu'elle est nuisible quand les parties médicamenteuses se trouvent mêlées à d'autres matériaux qui se dissoudraient par une élévation de température trop prolongée, tel, par exemple, que l'amidon dans l'ipécacuanha et la guimauve et la résine dans la saponaire, il conviendrait de ne préparer avec des décoctum que les sirops dont la base est une substance, dont les principes médicamenteux sont insolubles ou peu solubles dans l'eau, et ne peuvent être entraînés que par l'action prolongée d'une forte température. En partant de ces principes on séparerait de la classe des sirops faits avec des décoctum, les sirops de guimauve, de consoude, d'ipécacuanha, dont la base fournit par infusion des médicamens aussi actifs et moins altérables, et on y mettrait les sirops de quinquina, de gayac, de jalap, de polygala, etc., bien entendu qu'aucun de ces derniers ne devrait être clarifié, puisque la clarification aurait pour effet d'enlever tout ou partie des principes actifs.

Sirop de guimauve.

℞ Racine de guimauve coupée. . . . . . .   192.
Sucre. . . . .   3000.

Faites un sirop par coction et clarification. La guimauve ne doit être soumise qu'à une légère ébullition.

On prépare de même le sirop de grande consoude.

Sirop de quinquina.

℞ Quinquina gris. . . . . 128.
Eau pure. . . . . 1,250.
Sucre. . . . . 500.

Faites bouillir le quinquina pendant un quart-d'heure ; passez ; évaporez à moitié ; ajoutez le sucre, et concentrez jusqu'à consistance convenable.

On peut appliquer à la préparation de ce sirop les observations que nous avons rapportées en traitant de l'extrait de quinquina. Elles ont pour objet de faire traiter le quinquina par décoction à grande eau, de filtrer la liqueur refroidie, et de la concentrer pour en faire le sirop.

Sirop d'ipécacuanha.

℞ Ipécacuanha. . . . . 250.
Eau. . . . . 3,500.

Faites cuire en vase clos ; passez ; laissez déposer ; dé-cantez. Ajoutez :

Sucre. . . . . 6000.

F. s. a.

Sirop de limaçons.

On a proposé de sortir les limaçons de leur coquille, de les mêler au sucre, et de les suspendre à la cave dans de la mousseline. Le sucre se fond dans l'eau des limaçons et celle de l'atmosphère, et il coule à l'état de sirop. M. Boudet a fait judicieusement observer que cette méthode est vicieuse, en ce qu'elle donne un produit trèsaltérable. Il a proposé la formule suivante :

♃ Limaçons de vignes. . . . . N° C.

Lavez-les à l'eau froide, jusqu'à ce qu'elle sorte claire; retirez-les des coquilles; coupez-les par morceaux, et faites cuire à petit feu dans un vase couvert avec suffisante quantité d'eau pure; passez avec expression, et ajoutez :

> Sucre blanc. . . . . 2 ℔.
> Vin blanc. . . . . 1 ℔.

Faites un sirop par coction et clarification.

Le vin facilite la clarification et la conservation du sirop.

Le sirop de limaçons contient du soufre ; en traitant de la décoction de limaçons évaporée en gelée par la potasse liquide, et en ajoutant un acide, il se dégage de l'hydrogène sulfuré.

Le sirop de mou de veau simple se prépare de même.

Sirop de chou rouge.

♃ Feuilles de chou rouge. . . . . 1000.
Eau. . . . . 500.

Faites cuire à un feu doux en vases clos ; faites avec s. q. de sucre un sirop par solution.

Le sirop de chou rouge contient du soufre ainsi que celui de limaçons. Les observations intéres-

santes de MM. Garot et Henry fils, sur les crucifères, font voir que, dans le chou rouge, le
soufre est à l'état d'acide sulfo-sinapique.

SIROPS AVEC DES LIQUEURS VINEUSES.

Les sirops préparés avec des liqueurs vineuses
se conservent très-bien, et il n'est pas nécessaire d'y
mettre beaucoup de sucre. Rien n'est plus simple
que leur préparation ; il suffit de faire dissoudre le
sucre à froid ou à une très-douce chaleur dans un
vin médicinal préparé suivant les règles ordinaires. On fait ainsi des sirops vineux de safran ,
de cascarille , de muscades, de quinquina, etc.
Le safran est traité par le vin d'Espagne ; on se sert
de vin rouge pour les autres. Toutefois , le Codex
prescrit de dissoudre de l'extrait de quinquina
dans du vin de quinquina fait au vin blanc, et de
faire le sirop par solution.

Sirop de quinquina au vin.

℞ Quinquina gris. . . . . 64.
 Vin de Lunel. . . . . 5oo.
 Alcool à 22°. . . . . 32.

Faites un vin selon l'art ; dissolvez-y :

 Extrait de quinquina. . . . . 24.

Et faites un sirop par solution avec :

 Sucre. . . . . 75o.

Sirop de safran.

♃ Safran. . . . .   3₂.
  Vin de Malaga. . . . .   5oo.
  Sucre. . . . .   8₂o.
F. s. a.

SIROPS AVEC DES SUCS.

C'est la nature des sucs qui doit servir de guide dans la préparation des sirops auxquels ils servent de base. (Voy. *préparation des sucs.*)

Si un suc est aromatique ou chargé de principes volatils comme celui des plantes antiscorbutiques, on prépare le sirop par simple solution dans un vase clos, à une chaleur modérée, ou mieux encore à froid ; exemples : les sirops de cresson et de cochléaria.

Les sirops avec des sucs acides, tels que ceux de groseilles, de citrons, d'oranges, de berberis, de grenades, etc., sont préparés de la même manière par simple solution ; la concentration de ces sucs augmenterait leur sapidité, et le sirop serait peu agréable. On doit avoir l'attention d'opérer dans des vases de verre ou du moins dans des vases inattaquables par les acides faibles. Il faut assimiler aux sirops précédens pour le mode de préparation, le sirop de vinaigre simple et le sirop de vinaigre framboisé. Tous ces sirops n'ont besoin, pour se conserver, que d'une faible proportion de sucre. Il paraît qu'à la longue la nature chimique de ce principe est changée, et qu'il est transformé en sucre de raisin , qui se dépose quelquefois dans les bouteilles en une cristallisation confuse qui imite la forme d'une tête de choufleur ; il arrive souvent aussi qu'un dépôt gélatineux se produit , lequel remplit quelquefois entièrement la capacité des vases ; il est, selon toute apparence , formé d'acide pectique uni à de la matière colorante. M. Magnes a remarqué qu'en se servant de sucs préparés depuis trois mois au moins , et filtrés , cette séparation ne se manifeste plus.

On remarque que les sirops acides n'ont pas besoin , pour se conserver, d'une forte proportion de sucre ; les proportions de une livre de suc et une livre douze onces de sucre sont très-convenables, et donnent un sirop qui ne s'altère pas.

Lorsqu'un suc n'est pas acide (celui de nerprun excepté), et qu'il ne contient pas de principes volatils, on le convertit en sirop, en le mêlant à son poids de sucre, et en faisant cuire jusqu'en consistance convenable. C'est ainsi que se font les sirops de fumeterre , de trèfle d'eau , d'ortie , de roses pâles, de nerprun. Nous ferons observer cependant que le sirop de roses pâles est ordinairement préparé par infusion ; on l'aromatise avec l'eau distillée de roses.

Il est encore un autre procédé de préparation pour les sirops faits avec des sucs de fruits. On s'en sert quand les fruits ont un diamètre peu considérable, ou que leurs parties succulentes sont placées à l'extérieur, et que le suc a beaucoup de viscosité : telles sont les mûres et les framboises ;

on met ces fruits avec leur poids de sucre dans une bassine, et l'on chauffe à un feu doux. Le suc, dilaté par la chaleur, brise ses enveloppes, s'écoule, et dissout le sucre ; on fait bouillir légèrement, et on passe à travers un tamis de crin.

Ainsi préparés, les sirops de framboises et de mûres sont plus aromatiques. On prend les fruits avant leur entière maturité ; ils donnent un sirop moins visqueux, et qui se conserve mieux.

Le sirop de mûres dépose une grande quantité de flocons. Si on le décante, et qu'on le passe au blanchet, il y laisse des matières insolubles, et il a pris une couleur lie de vin, en même temps qu'il a perdu presque toute son acidité. L'altération est plus prompte quand on exprime le fruit, ou quand il est plus mûr. M. Magnes a proposé la formule suivante, qui obvie à ces inconvéniens :

♃ Mûres du morus nigra avant leur maturité.)
Mûres des rubus un peu plus avancées. . . .} ana p. ég.

Écrasez légèrement celles-ci dans un mortier de marbre ; mêlez avec les premières non écrasées ; mettez le tout dans une bassine d'argent avec 1/50 d'eau ; faites bouillir quelques instans ; passez sans expression au travers d'un tamis ; laissez déposer pendant deux ou trois jours ; décantez, et versez dans des bouteilles où l'on aura mis avant des mûres noires entières, en maturité parfaite, environ le 1/10 en poids du suc. Bouchez exactement, et traitez par le procédé d'Appert :

♃ Suc dépuré et filtré. . . . . ℔ j.
Sucre. . . . . ℔ j ℥ xij.

Faites un sirop par solution.

Ce sirop reste toujours limpide et transparent. Il est d'une belle couleur rouge.

Le suc des mûres de ronces agit bien évidemment ici comme celui de cerises sur le suc de groseilles, en déterminant la précipitation de l'acide pectique (Voy. *suc de groseilles*).

SIROPS AVEC LES LIQUEURS ÉMULSIVES.

Sirop d'orgeat.

♃ Amandes douces.	500.
— amères.	250.
Eau.	2000.
Sucre.	3,375.
Eau de fleurs d'oranger.	96.

On sépare les pellicules des amandes, au moyen de l'eau bouillante, et on les pile avec une partie du sucre et de l'eau, pour avoir une pâte très-fine (on y parvient plus promptement sur une pierre à chocolat); on fait avec cette pâte et de l'eau une émulsion à laquelle on ajoute le reste du sucre coupé par morceaux: on fait bouillir quelques instans; on passe, et l'on aromatise avec l'eau de fleurs d'oranger ou l'esprit de citrons.

Quelques pharmaciens réservent une partie de l'eau destinée à l'émulsion, et l'ajoutent au sirop, après qu'il est terminé. Par ce moyen, qui ne nuit en rien à la qualité du sirop, il acquiert beaucoup plus de blancheur.

Quelque temps après qu'il a été préparé, le sirop d'orgeat se partage en deux couches. C'est que, malgré la présence du sucre, l'émulsion se sépare de telle manière que l'huile et le parenchyme viennent à la surface. On a cherché à éviter cette désunion, et beaucoup de moyens infructueux ont été employés.

M. Gruel a donné le procédé suivant :

On broie les amandes séchées à l'étuve avec le double de leur poids de sucre, et sans eau, jusqu'à ce que l'on ait obtenu une pâte très-fine ; on délaie dans les deux tiers de l'eau prescrite. On conserve le reste de l'eau pour enlever les parties de pâte qui ont pu rester adhérentes au vase ou au linge ; on passe de nouveau ; on ajoute le reste du sucre, et l'on fait fondre au bain-marie ; on passe le sirop refroidi, et l'on y ajoute la pellicule cristalline qui s'était formée à la surface, après l'avoir délayée dans l'eau de fleurs d'oranger.

SIROPS COMPOSÉS.

Dans la préparation des sirops composés, il faut se conformer à toutes les règles que nous avons prescrites pour les sirops simples, en appliquant à chaque substance le procédé qui lui convient le mieux.

Le nombre des sirops composés dont les médecins font usage est bien moins grand qu'autrefois. Un petit nombre seulement ont été conservés dans le nouveau Codex. Ils nous serviront à faire l'application des règles générales.

Tous ces sirops composés sont faits :

1º A l'aide de la distillation ;

2º Par décoction ;

3º Par décoction et infusion.

Les sirops préparés avec le secours de la distillation sont ceux de stœchas, d'armoise et de raifort composé. La manipulation est à peu près la même pour chacun d'eux. Elle consiste à faire tremper dans l'eau les matières qui entrent dans la composition du sirop, et à distiller au bain-marie, pour retirer une certaine quantité de liqueur aromatique. On fait avec celle-ci et suffisante quantité de sucre blanc, un premier sirop par solution.

On passe le résidu de la distillation, et l'on s'en sert pour préparer un sirop par coction à la manière ordinaire. Quand ce deuxième sirop est refroidi, on le mêle au premier.

Quelques praticiens font cuire fortement le second sirop, et le ramènent au point convenable, par l'addition du liquide distillé.

Sirop de stœchas composé.

℞ Fleurs de stœchas. . . . . 96.
  Sommités de thym. . . . . 144.
  Sauge. . . . . ⎫
  Romarin. . . . . ⎬ ana 24.
  Semences de rue. . . . . ⎫
  — de fenouil. . . . . ⎬ ana 18.
  Cannelle. . . . . ⎫
  Gingembre. . . . . ⎬ ana 8.
  Calamus aromaticus. . . . . ⎭
  Eau. . . . . 4000.

Après deux jours de macération, retirez, par distillation, 25o de produit, que vous convertirez en sirop, avec une égale quantité de sucre. Avec le résidu de la distillation et 2000 de sucre, on prépare un sirop par coction et clarification, que l'on mêle au premier.

Sirop d'armoise composé.

℞ Sommités fleuries d'armoise. . . . . 192.

Racine d'aunée. . . . . ⎫
— de livèche. . . . . ⎬ ana 16.
— de fenouil. . . . . ⎭

Menthe. . . . . ⎫
Pouliot. . . . . ⎪
Cataire. . . . . ⎬ ana 92.
Sabine. . . . . ⎭

Marjolaine. . . . . ⎫
Hyssope. . . . . ⎪
Matricaire. . . . . ⎬ ana 112.
Rue. . . . . ⎪
Basilic. . . . . ⎭

Anis. . . . . ⎫ ana 36.
Cannelle. . . . . ⎭

Faites macérer pendant trois jours dans :

Hydromel simple. . . . . 9000.

Retirez à la distillation 25o de produit, que vous convertirez en sirop au moyen de,

Sucre. . . . . 5oo.

Le résidu de la distillation et 2000 de sucre servent à préparer un sirop par coction et clarification que l'on mêle au premier.

Sirop d'Erysimum composé.

♃ Orge mondé. . . . . ⎫
Raisins secs. . . . . ⎬ ana 64.
Réglisse. . . . . ⎭

Bourrache. . . . . ⎫ ana 96.
Chicorée. . . . . ⎭

Faites bouillir dans :

Eau. 6000,

jusqu'à réduction d'un quart ; passez, et versez bouillant sur :

Erysimum frais. . . . . 1500.
Racine d'aunée. . . . . 128.
Capillaire du Canada. . . . . 32.
Romarin. . . . . 16.
Stœchas. . . . . 16.
Anis. . . . . 24.

Après vingt-quatre heures de macération, distillez, pour obtenir 250 de liqueur qui servira à préparer un sirop par solution avec :

Sucre. . . . . 500.

On ajoute au liquide de la cucurbite, après l'avoir passé,

Sucre. . . . . 1500.
Miel. . . . . 500.

Et l'on fait selon l'art un sirop que l'on mêle au premier.

Sirop antiscorbutique.

℞ Feuilles récentes de cochléaria. . . . . . ⎫
    — de ményanthe. . . . . ⎪
    — de cresson. . . . . ⎬ ana 500.
    Racines fraîches de raifort. . . . . . ⎪
    Oranges amères. . . . . ⎭
    Cannelle. . . . . 48.
    Sucre. . . . . ⎫ ana 2000.
    Vin blanc. . . . . ⎭

On retire, par distillation, 500 de liqueur alcoolique qui sert à préparer un premier sirop, par solution, avec la moitié du sucre ; on le mélange au sirop fait par coction et clarification.

Le vin blanc fournit de l'alcool, de manière que le produit distillé est limpide, quoique très-chargé d'huile volatile. On a observé que le chapiteau en étain de l'alambic se recouvre d'une matière noire, dont une partie est entraînée dans le récipient. C'est du sulfure d'étain et de plomb. Les expériences de MM. Garot et Henry fils ont fait voir que ces sulfures sont le résultat de la décomposion d'un acide volatil particulier, qui compte le soufre au nombre de ses élémens (acide sulfosinapique), qui est particulier aux crucifères, et dont les métaux déterminent aisément la décomposition.

Le sirop de salsepareille composé et le sirop de mou de veau nous serviront d'exemple pour les sirops préparés par décoction.

Sirop de salsepareille composé ou *de Cuisinier.*

℞ Salsepareille. . . . . 1000.
Fleurs de bourrache. . . . .
— de roses pâles. . . . .
Séné. . . . . } ana 64.
Anis. . . . .
Miel. . . . .
Sucre. . . . . } ana 1000.

On fait infuser la salsepareille dans l'eau pendant vingt-quatre heures. Au bout de ce temps, on fait bouillir pendant une heure ; on passe avec expression ; l'on fait une deuxième et même une troisième décoction. Toutes les liqueurs sont réunies et concentrées ; on y fait bouillir légèrement les fleurs, le séné et l'anis. On fait un sirop par coction et clarification, avec le miel et le sucre.

Il est préférable de traiter la salsepareille à froid ou tout au plus par infusion, afin de ne pas dissoudre, sans aucun profit pour la qualité du sirop, l'amidon, qui abonde dans cette racine. En employant l'infusion, la liqueur contient encore de l'amidon, mais en petite quantité.

On ajoute souvent du sublimé corrosif au sirop de salsepareille composé. Les expériences de MM. Boullay et Henry ont fait voir que cette addition n'est pas rationnelle. Elle devrait être faite tout au plus au moment de l'administration du sirop. Le deutochlorure de mercure ne tarde pas à passer à l'état de protochlorure. Celui-ci, très-divisé, ne se précipite que lentement, en entraînant avec lui de la matière végétale. Avec le temps (un mois environ), le protochlorure est lui-même réduit, et il se fait du mercure métallique. Toutes les substances qui composent le sirop, prises séparément, se comportent de la même manière. Avec la bourrache, la réduction est plus prompte. Le sucre pur n'agit que très-lentement.

Sirop de mou de veau composé.

℞ Mou de veau. . . . . 1000.
Dattes. . . . . 160.
Jujubes. . . . . 176.
Raisins secs. . . . . 176.
Racines de réglisse. . . . .⎫
— de consoude. . . . .⎬ ana 32.
Feuilles de pulmonaire.. . . . . 176.
Sucre. . . . . 2000.

F. s. a.

Quand on prépare les sirops composés par décoction et infusion, les procédés peuvent être ramenés aux trois suivans :

1° On fait bouillir une partie des substances, et l'on fait infuser les autres ; on mêle les deux colatures, et l'on prépare un sirop que l'on clarifie. C'est ainsi que le Codex prescrit de préparer le sirop des cinq racines apéritives.

Sirop des cinq racines.

℞ Racines d'âche. . . . .⎫
— de fenouil. . . . .⎬ ana 160.

Racines de persil. . . . .
— d'asperge. . . . . } ana 160.
— de petit houx. . . . .
Sucre. . . . . 3000.

On fait infuser les racines aromatiques, et bouillir celles d'asperges et de petit houx. Sur la fin de la décoction, on ajoute le résidu de l'infusion, que l'on fait bouillir quelques instans; on réunit les deux liqueurs, et on prépare, au moyen du sucre, un sirop par coction et clarification.

Ce procédé est mauvais en ce qu'il entraîne perte d'une grande partie des principes des racines des ombellifères.

Celles de petit houx ne doivent pas bouill, car elles sont amylacées.

M. Boullay a conseillé avec raison de se servir de la distillation. De cinq livres d'espèces distillées, on retire deux livres de produit distillé. On fait un sirop, par coction, très-cuit, auquel on ajoute le produit de la distillation.

2° On verse le sirop préparé avec un décoctum sur des substances aromatiques concassées et renfermées dans un nouet. On laisse infuser quelque temps; puis, on retire le nouet.

Sirop de pommes composé.

♃ Séné. . . . . 250.
Semences de fenouil. . . . . 32.
Girofles. . . . . 4.
Suc dépuré de pommes de reinette. . . . 2000.

— de bourrache. . . . .⎫
— de buglosse. . . . .⎬ ana 1500.
Sucre. . . . . 2000.

Après avoir fait un premier sirop avec le sucre, un léger décoctum de fenouil, de séné, de giro-
fles, dans le suc de pommes de reinette, on le verse bouillant sur six parties de girofles, et autant de fenouil, renfermés dans un nouet. On laisse infuser pendant six heures.

En mêlant à ce sirop un infusum de safran, d'ellébore blanc, et de carbonate de potasse, et achevant de concentrer, on a le sirop de pommes ellébor

3° Le troisième procédé consiste dans la réunion des deux précédens. Après avoir traité séparément par décoction et par infusion, les ingrédiens du sirop, suivant leur nature, on en fait un sirop que l'on verse sur les substances aromatiques renfer-
mées dans un nouet.

Sirop de chicorée composé.

♃ Racine de chicorée. . . . . 192.
Feuilles de chicorée. . . . . 288.
Fumeterre. . . . .⎫
Scolopendre. . . . .⎬ ana 96.
Alkékenge. . . . . 64.
Sucre. . . . . 2500.

On fait un sirop par décoction, que l'on mêle à un infusum préparé avec :

Rhubarbe. . . . .   192.
Santal citrin. . . . .⎫
Cannelle. . . . .⎬ ana 16.

On évapore en consistance de sirop, et l'on verse sur :

Cannelle. . . . .⎫
Santal citrin. . . . .⎬ ana 16.

concassés et renfermés dans un nouet. On laisse infuser pendant six heures.

∞∞∞∞∞∞∞∞∞∞∞∞∞∞∞∞

§ XXX.

MELLITES.

On nomme mellites les sirops dont le condiment est le miel.

On peut appliquer à leur préparation ce que nous avons dit pour les sirops. Nous ferons observer toutefois qu'ils sont infiniment moins sujets à candir. Cependant, on leur donne le même degré de cuite qu'aux sirops.

Le miel se clarifie de lui-même par l'ébullition ; aussi, est-il presque toujours inutile d'employer l'intermède de l'albumine. On ne s'en sert qu'autant que les liqueurs sont très-chargées. Il faut également avoir le soin de n'enlever que les premières écumes ; sans cette précaution, on finirait par séparer la majeure partie du miel. Au moment de filtrer, on enlève ce qu'il peut y avoir d'écume à la surface.

Le miel s'altère par l'action prolongée de la chaleur. Il se colore, et prend de l'âcreté. En conséquence, il faut le tenir sur le feu le moins possible. On y parvient en se servant de liqueurs claires et de miel de bonne qualité; et, pour que la coction soit prompte, on fait évaporer rapidement.

Il serait préférable de faire les mellites à froid, ou, au moins, à une très-douce chaleur. Par ce moyen, le miel ne serait pas altéré, et l'on aurait des sirops transparens qui ne se troubleraient pas après leur préparation.

Mellite simple.

(Sirop de miel).

℞ Miel. . . . . q. v.
Eau. . . . . s. q.

La meilleure manière de le faire est par solution à froid.

Quand on veut enlever à ce mellite la saveur de miel, on emploie le procédé suivant :

On prend six livres de miel, une livre et demie d'eau, et trois onces de craie en poudre; on place le tout dans une bassine, et l'on fait bouillir trois à quatre minutes; on ajoute deux onces de charbon animal, et deux blancs d'œufs dissous dans deux livres d'eau; on fait cuire en consistance de sirop; on laisse digérer, et l'on passe à l'étamine.

Mellite de roses.
(Miel rosat).

℞ Pétales de roses rouges séchés. . . . .   500.
  Décoction des calices de roses de Provins.   2000.
  Miel. . . . .   3000.

On fait un sirop par coction et clarification avec l'infusum de roses dans la décoction des calices.

Il faut exprimer très-légèrement, en passant l'infusum, sans quoi l'on obtiendrait un liquide trouble, qu'il serait impossible de clarifier.

Au reste, en suivant ce procédé, il est presque impossible d'avoir du miel rosat clair. Aussi, la plupart des pharmaciens suppriment les calices de roses, qui n'ajoutent pas, d'ailleurs, beaucoup aux propriétés du sirop.

Il vaudrait mieux encore faire un infusum plus chargé, le filtrer et faire le mellite à froid, sans clarifier; car l'albumine des œufs enlève, en pure perte, une portion du tannin des roses rouges, en formant avec lui un composé insoluble.

Oximel simple.

℞ Vinaigre rouge. . . . .   1.
  Miel blanc. . . . .   2.

Faites cuire en consistance de sirop.

On prépare de même l'oximel scillitique, et l'oximel colchique, avec le vinaigre chargé, par macération, des principes médicamenteux du colchique ou de la scille.

M. Etoc-Demazy a proposé, avec juste raison, de faire les oximellites à froid (vinaigre 1 partie, miel 4 parties), et, pour conserver les mêmes propriétés à l'oximel scillitique, il prépare un vinaigre scillitique avec double dose de squammes de scille. On a, par ce procédé, un oximellite transparent qui ne se trouble pas.

M. Boullay a fait observer qu'il faudrait, dans le procédé de M. Etoc-Demazy, se servir de vinaigre concentré par la gelée, afin que le produit ait le même degré d'acidité.

Mellite scillitique.

℞ Squammes de scille sèches. . . . . . . 64.
   Miel. . . . . 750.

Faites une légère décoction de la scille, et ajoutez le miel pour faire un sirop s. a.

Mellite de mercuriale simple.

℞ Suc de mercuriale. . . . . ⎤
   Miel . . . . ⎦ ana p. ég.

Cuisez en sirop.

Mellite de mercuriale composé.

℞ Suc dépuré de mercuriale. . . . . . . 1000.
   — — de bourrache. . . . . ⎤
   — — de buglosse. . . . . ⎦ ana 250.
   Racine d'iris faux Acore. . . . . 64.
   Gentiane. . . . . 32.

Miel blanc. . . . . 1500.
Vin blanc. . . . . 375.

Faites macérer les racines dans le vin, pendant vingt-quatre heures; passez : d'autre part, faites dissoudre le miel dans les sucs; passez à la manche; mélangez les liqueurs et évaporez en consistance de sirop.

Mellite d'acétate de cuivre.

(Onguent égyptiac).

♃ Miel. . . . . 448.
Vinaigre. . . . . 224.
Verdet pulvérisé. . . . . 160.

Mêlez, et faites cuire dans une bassine de cuivre jusqu'à solution de l'acétate, coloration du miel en pourpre, et consistance d'onguent.

Il est nécessaire d'opérer dans une bassine d'une grande capacité, parce que la matière se boursoufle beaucoup par le dégagement des gaz.

Le mélange a, d'abord, une couleur verte : elle disparaît bientôt, parce que le vinaigre se combine au sous-acétate de cuivre, et le dissout. En même temps, le miel se caramélise, et par ses élémens combustibles, l'hydrogène et le carbone, il réduit l'oxide de cuivre, d'où résulte du cuivre métallique, qui donne à la composition une couleur rouge, de l'eau et de l'acide carbonique. Celui-ci se dégage avec bouillonnement, en soulevant la masse. En même temps, il se volatilise de l'acide acétique et de l'eau, et, sans doute, d'autres produits de la

'écomposition du miel et de l'acide. Il reste dans
l composition du cuivre réduit, du miel caraméli..., et un peu d'acétate de cuivre, avec le résidu
du vinaigre à demi altéré. **M. Henry** s'est assuré
qu': ne reste presque plus d'acide acétique, et de
cuiv.e oxidé.

L'(guent égyptiac se sépare au bout de quelques j.urs ; les parties cuivreuses se précipitent, et
sont suragées par un sirop coloré. On mélange les
deux c. ches au moment d'employer ce médicament, c : du reste est toujours réservé pour l'usage
externe.

❦❦❦❦❦❦❦❦❦❦❦❦❦❦

§ XXXI.

DES ELÆO-SACCHARUM.

On donne le nom d'*elæo-saccharum* à un mélange, peut-être à une combinaison de sucre et
d'huile volatile. Par l'intermède du sucre, l'huile
volatile devient miscible à l'eau.

On obtient presque toujours les elæo-saccharum
en triturant l'huile essentielle avec le sucre. La
dose ordinaire est d'une goutte d'essence pour
chaque gros de sucre.

Quand on veut avoir ceux des écorces des fruits
des hespéridées, on frotte la partie jaune superficielle avec du sucre en morceaux : celui-ci s'empreigne d'huile volatile ; on le pulvérise pour rendre le mélange homogène dans toutes ses parties.

Préparés ainsi , ces médicamens ont une odeur bien plus suave que lorsqu'ils ont été faits avec l'huile essentielle.

§ XXXII.

DES ESPÈCES.

On donne le nom d'espèces au mélange de plusieurs plantes ou parties de plantes.

Il faut, dans la préparation de ces médicamens, avoir soin de ne jamais mêler des matières d'une texture très-différente ; comme, par exemple, des racines et des fleurs, des racines et des feuilles, etc. D'abord, il serait impossible d'obtenir un mélange exact, et, en outre, lorsque l'on viendrait à le soumettre à l'action dissolvante d'un véhicule, la chaleur serait trop forte pour les uns ou trop faible pour les autres. On ne doit mélanger que des matières qui cèdent avec la même facilité leurs parties médicamenteuses.

Lorsque les substances que l'on veut unir n'occupent pas naturellement un petit volume , on les divise pour que leur mélange puisse être plus exact. On coupe les racines en morceaux courts ou en tranches minces ; on concasse grossièrement les écorces ; on incise les feuilles , etc.

Dans toutes les espèces officinales , le mélange se fait à parties égales.

Ce n'est que sur la prescription particulière du médecin qu'il devra être fait en d'autres proportions.

Espèces émollientes.

℞ Feuilles sèches de mauve. . . . . . .⎫
— de guimauve. . . . . ⎪
— de bouillon blanc. . . . . ⎬ ana p. ég.
— de séneçon. . . . . ⎪
— de pariétaire. . . . . ⎭

Espèces béchiques.

℞ Fleurs sèches de mauve ou de guimauve. .⎫
— de pied-de-chat. . . . . ⎪
— de tussilage. . . . . ⎬ ana p. ég.
— de coquelicots. . . . . ⎭

Fruits béchiques.

℞ Dattes. . . . .⎫
Jujubes. . . . . ⎪
Figues. . . . . ⎬ ana p. ég.
Raisins secs. . . . . ⎭

Espèces amères.

℞ Feuilles de chamædrys. . . . . . . ⎫
Sommités de petite centaurée. . . . ⎬ ana p. ég.
— d'absinthe. . . . . ⎭

Espèces aromatiques,

(dites Vulnéraires).

℞ Feuilles de sauge. . . . .
— de thym. . . . .
— de serpolet. . . . .
— d'hyssope. . . . . }ana p. ég.
— de menthe aquatique. . . . . .
— d'absinthe. . . . .
— d'origan. . . . .

Espèces pectorales.

℞ Feuilles de véronique. . . . . . .
— d'hyssope. . . . .
— de lierre terrestre. . . . . . . }ana p. ég.
Capillaire du Canada. . . . . . .

Semences carminatives.

℞ Fruits d'anis. . . . .
— de fenouil. . . . . }ana p. ég.
— de coriandre. . . . .
— de carvi. . . . .

Espèces vermifuges.

℞ Feuilles et fleurs de tanaisie. . . . . .
— — d'armoise. . . . . }ana p. ég.
— — de camomille romaine. . . . .

Espèces diurétiques.

℞ Racines de fenouil. . . . .⎫
— de petit houx. . . . .⎪
— d'asperge. . . . . ⎬ ana p. ég.
— d'arrête-bœuf. . . . . ⎪
— de persil. . . . . ⎭

Espèces sudorifiques pour infusion.

℞ Sassafras râpé. . . . .⎫
Fleurs de sureau. . . . . ⎪
Feuilles de bourrache. . . . . . . ⎬ ana p. ég.
Fleurs de coquelicot. . . . . ⎭

Espèces sudorifiques pour décoction.

℞ Bois de gayac. . . . .⎫
Racines de salsepareille. . . . . ⎬ ana p. ég.
— de squine. . . . . ⎭

Espèces astringentes.

℞ Racines de bistorte. . . . .⎫
— de tormentille. . . . . ⎬ ana p. ég.
Ecorces de grenades. . . . . ⎭

Semences froides.

℞ Semences de calebasse. . . . .⎫
— de pastèque. . . . . ⎪
— de melon. . . . . ⎬ ana p. ég.
— de concombre. . . . . ⎭

Farines émollientes.

℞ Farines de lin. . . . .⎫
  — de seigle. . . . . ⎬ ana p. ég.
  — d'orge. . . . .⎭

* * *

§ XXXIII.

POUDRES COMPOSÉES.

Les poudres composées sont des mélanges d'un plus ou moins grand nombre de substances réduites en poudre.

Les règles générales applicables à leur préparation, sont les suivantes :

1° Réduire séparément chaque substance en poudre. En effet, nous avons vu, en traitant de la pulvérisation, qu'il est des corps qui doivent être pulvérisés en entier. Ce sont ceux qui fournissent une substance homogène à toutes les époques de la pulvérisation. Il en est d'autres dont on doit séparer la première poudre, comme, par exemple, le quinquina, le jalap. Il en est enfin, et en grand nombre, dont les derniers produits doivent être rejetés. On ne pourrait donc obtenir une poudre composée de bonne qualité, si on pulvérisait ensemble différentes matières de ce genre ;

2° Chaque poudre doit avoir le plus grand degré de ténuité possible. Sans cette condition, on obtiendrait difficilement un mélange exact. Exceptons, toutefois, les poudres sternutatoires, qui doivent être grossières.

3° Les matières minérales seront porphyrisées; sans quoi leurs particules, plus pesantes que celles des matières organiques, ne se mélangeraient qu'imparfaitement, et se sépareraient pour gagner le fond du vase, avec la plus grande promptitude.

4° Lorsque, dans la composition d'une poudre composée, on fait entrer des matières molles, on les pulvérise, en les triturant avec les autres substances : c'est ainsi que l'on fait pour la muscade, le macis, la vanille. Quelques pharmacologistes recommandent de réduire ces matières en pâte; mais il est préférable de se servir de l'intermède des autres élémens de la poudre composée.

5° C'est encore ainsi que doivent être mélangées les semences émulsives, après, d'ailleurs, qu'on les aura mondées de leurs enveloppes, et qu'on les aura séchées à la chaleur douce d'une étuve. Comme elles rancissent très-facilement, elles communiquent à la poudre une odeur désagréable, et un goût âcre : aussi, vaut-il mieux ne les mêler qu'à mesure du besoin.

6° Il faut éviter de faire entrer, dans les poudres composées, des matières qui attirent l'humidité de l'air. Bientôt la poudre se détériorerait : c'est ce qui, par exemple, arrive au savon végétal, qui est un mélange de gomme arabique et de carbonate de potasse : aussi, cette poudre ne doit être préparée qu'à mesure du besoin.

7° Toutes les substances réduites en poudre doivent être mêlées avec le plus grand soin. Après les avoir triturées ensemble, dans un mortier, ou les avoir retournées ensemble dans le fond d'un tamis, on passe le mélange à travers un tamis dont le tissu est peu serré.

8° Comme, au bout de quelque temps, les matières les plus pesantes gagnent le fond du vase, l'on doit, de temps en temps, renouveler le mélange.

Poudre de Dower.

℞ Sulfate de potasse. . . . . 4.
Nitrate de potasse . . . . 4.
Extrait d'opium sec. . . . . 1.
Ipécacuanha. . . . . 1.
Réglisse. . . . . 1.

Le sulfate et le nitrate de potasse triturés ensemble sont fondus dans un creuset. On les verse dans un mortier de fer ; quand ils sont presque refroidis, on les triture avec l'extrait, et, enfin, l'on ajoute les autres poudres.

Poudre de James.

℞ Sulfure d'antimoine. . . . . }
Corne de cerf râpée . . . . } ana p. ég.

On réduit le sulfure d'antimoine en poudre grossière, on le mêle à la corne de cerf, et l'on jette le

tout dans une poële de fer rougie au feu ; on agite
continuellement jusqu'à ce que la matière ait une
couleur grise. On pulvérise le tout, et on le met
dans un creuset qu'on recouvre d'un autre creuset,
auquel on pratique une petite ouverture ; on chauffe
pendant deux heures, en augmentant peu à peu le
feu, jusqu'à faire rougir le creuset. On pulvérise le
produit quand il est refroidi.

On ne sait pas bien ce qui se passe dans cette
opération.

Poudre de sulfate de potasse composée.

(Poudre tempérante de Stahl).

℞ Sulfate de potasse. . . . . 9.
Nitrate de potasse. . . . . 9.
Cinnabre. . . . . 2.
F. s. a.

Poudre de magnésie composée.

(Poudre absorbante).

℞ Magnésie calcinée. . . . . ⎫
Sucre. . . . . ⎬ ana p. æq.

Poudre d'arum composée.

℞ Racine d'arum. . . . . ⎫
— d'acorus verus. . . . . ⎬ ana 48.
— de petit boucage. . . . . ⎭
Yeux d'écrevisses préparés. . . . . . . 12.
Cannelle. . . . . 9.

Sulfate de potasse. . . . .   6.

Muriate d'ammoniaque. . . . .   2.

F. s. a.

Poudre anti-asthmatique ou incisive.

℞ Sucre. . . . .   3.

Soufre lavé. . . . .   2.

Scille. . . . .   1.

F. s. a.

Poudre anti-artritique amère.

℞ Racines de gentiane. . . . . ⎫

— d'aristoloche ronde. . . . . ⎬ ana 2.

Feuilles de chamœdrys. . . . . ⎪

— de chamœpithys. . . . . ⎭

Fleurs de petite centaurée. . . . . .   4.

F. s. a.

Poudre anti-arthritique purgative.

℞ Gomme arabique. . . . . ⎫

Crême de tartre. . . . . ⎬ ana 4.

Séné. . . . . ⎪

Cannelle. . . . . ⎭

Scammonée. . . . . ⎫

Salsepareille. . . . . ⎬ ana 2.

Squine. . . . . ⎪

Gayac. . . . . ⎭

F. s. a.

Poudre cathartique.

℞ Jalap. . . . . } ana 1.
Scammonée. . . . . }
Crême de tartre. . . . . 2.
F. s. a.

Poudre cornachine ou de Tribus.

℞ Scammonée. . . . . }
Crême de tartre. . . . . } ana p. ég.
Antimoine diaphorétique. . . . . . . }
F. s. a.

Poudre de gomme-gutte ou hydragogue.

℞ Jalap. . . . . 24.
Mechoacan. 12
Cannelle. . . . . }
Rhubarbe. . . . . } ana 8.
Gomme-gutte. . . . . 3.
Feuilles de soldanelle. . . . . 6.
Anis. . . . . 12.
F. s. a.

Poudre vermifuge mercurielle.

℞ Poudre cornachine. . . . . }
Sulfure de mercure noir préparé par tri- } ana p. ég.
turation. . . . . }
F. s. a.

Poudre d'Helminthocorton composée.

℞ Mousse de Corse. . . . . }
Semen-contra. . . . . } ana p. ég.

(315)

Sommités d'absinthe. . . . . \
— de Tanaisie. . . . . \
Feuilles de scordium. . . . . } ana p. ég.
— de séné. . . . . /
Rhubarbe. . . . . /

F. s. a.

Poudre gommeuse alcaline.

(Savon végétal).

♃ Gomme arabique. . . . . 32.
Carbonate de potasse cristallisé. . . . . 4.
F. s. a.

Poudre d'asarum composée.

(Poudre sternutatoire).

♃ Feuilles de marjolaine. . . . . \
— de bétoine. . . . . } ana p. ég.
— de cabaret. . . . . /
Feurs de muguet. . . . . /
F. s. a.

Poudre dentifrice.

♃ Bol d'Arménie. . . . . \
Corail rouge. . . . . } ana 24.
Os de sèche. . . . . /
Sang-Dragon. . . . . 12.
Cochenille . . . . 3.
Crême de tartre. . . . . 36.
Cannelle. . . . . 6.
Girofles. . . . . 1.
F. s. a.

§ XXXIV.

DES PATES.

Les pâtes sont des médicamens composés qui ont la mollesse de la pâte des boulangers, mais qui n'adhèrent pas aux doigts. Elles contiennent toutes du sucre, et de la gomme, qui, après l'évaporation, donne aux pâtes le liant et la consistance.

La gomme qui entre dans la composition des pâtes doit être lavée, pour séparer une matière amère qui réside à la surface; ensuite, on la fait fondre. Cette dissolution doit être opérée dans la plus petite quantité d'eau possible, afin que la masse puisse être amenée très-promptement à la consistance requise.

Pâte de guimauve.

℞ Racine de guimauve. . . . . 125.
Gomme arabique. . . . . ⎱
Sucre. . . . . ⎰ ana 1000.
Fleurs d'oranger. . . . . 128.
Blancs d'œufs. . . . . 12.

On fait fondre la gomme arabique dans un infusum de la guimauve (on supprime généralement aujourd'hui l'infusion de guimauve; elle donne à la pâte une saveur moins agréable sans ajouter à ses propriétés). On passe la dissolution de gomme; on y fait fondre le sucre, et l'on évapore en agitant continuellement jusqu'à consistance de miel épais. On y introduit

peu à peu les blancs d'œufs bien fouettés avec de l'eau de
fleurs d'oranger. Il est nécessaire que les blancs d'œufs
soient bien battus. Ils doivent être réduits entièrement en
une mousse blanche et légère de consistance telle, qu'elle
reste adhérente au vase quand on vient à le renverser sens
dessus dessous. On les introduit par petites portions dans
la pâte, et, à chaque fois, on agite violemment ; on continue l'évaporation jusqu'à ce que la pâte soit cuite ; ce
que l'on reconnaît à ce que, prise sur la spatule, et frappée
légèrement sur la main, elle n'y adhère pas. Alors, on la
coule sur de l'amidon.

On prépare de même une pâte de réglisse, en
employant un infusum de réglisse pour faire fondre
la gomme.

Pâte de jujubes.

♃ Jujubes.	500.
Gomme de Sénégal.	3000.
Sucre.	2500.

On fait une décoction de jujubes, et, d'autre part, la
solution de gomme, et l'on passe ; on ajoute le sucre,
et l'on porte à ébullition, en agitant continuellement ;
dès que la liqueur bout, on cesse de la remuer, et on
l'entretient bouillante sur un feu doux. Par ce moyen,
l'évaporation se fait, et la pâte se concentre, sans que l'on
ait à craindre que la gomme ne brûle au fond de la bassine.
Quand la pâte est arrivée à la consistance d'extrait mou,
on l'aromatise à volonté. On enlève l'écume qui s'est formée
à la surface, et l'on coule dans des moules de fer-blanc
huilés légèrement, et l'on sèche à l'étuve. On retourne
la pâte dans ses moules, avant qu'elle ne soit tout-à-fait
sèche.

La décoction de jujubes est inutile ; ces fruits ne pouvant guère ajouter aux propriétés de la pâte.

La clarification aux blancs d'œufs, également conseillée, n'est pas nécessaire ; le mouvement produit par une ébullition ménagée suffit pour ramener toutes les impuretés à la surface.

On prépare de même la pâte de dattes.

Pâte de lichen.

♃ Lichen d'Islande. . . . . 2000.
Gomme arabique. . . . . 8000.
Sucre. . . . . 8000.
Eau de fleurs d'oranger. . . . . . . 250.
Extrait d'opium. . . . . 1.

On fait une forte décoction de lichen, et une solution de gomme ; on mêle les deux liqueurs, on ajoute le sucre, et on évapore en remuant continuellement ; on ajoute, vers la fin de l'opération, l'eau de fleurs d'oranger et l'extrait d'opium ; et l'on fait évaporer en consistance de miel très-épais ; on coule la pâte sur une table saupoudrée d'amidon, et on l'aplatit à l'aide d'un rouleau de bois.

Pâte de réglisse.

♃ Extrait de réglisse. . . . . 500.
Gomme du Sénégal. . . . . 1000.
Sucre. . . . . 500.
Poudre d'iris. . . . . 4.
Huile volatile d'anis. . . . . 1.

F. s. a.

§ XXXV.

DES CONSERVES.

On donne le nom de conserves à des médicamens d'une consistance de pâte molle ou rarement solides, formés d'une substance médicamenteuse unie au sucre, qui lui sert de condiment. Le but de ceux qui les inventèrent fut de conserver, à l'aide du sucre, des matières facilement altérables. C'est donc à tort que quelques pharmacologistes confondent, sous la dénomination de conserves, les pâtes, les pastilles et les tablettes. Dans ces divers composés, le sucre a pour objet de rendre le médicament plus agréable, et non de le conserver ; car les matériaux sont peu altérables, et se gardent bien mieux quand ils sont seuls. On a quelquefois aussi appliqué le nom de conserves aux électuaires. Quelques-uns, tout au plus, méritaient cette dénomination : ce sont ceux qui sont peu altérables. Encore bientôt, ils entrent en fermentation, et les substances qui les constituent subissent des altérations chimiques. Ce n'est pas, d'ailleurs, dans le dessein de conserver les ingrédiens qui entrent dans les électuaires que ces sortes de médicamens ont été inventés, comme nous le verrons plus tard.

Nous désignerons, sous le nom de conserves, des médicamens dans lesquels il n'entre que du sucre et une seule substance qui ont une consistance de miel. Il y en a cependant quelques-unes qui sont cassantes.

L'intention de ceux qui inventèrent les conserves fut de garantir de la décomposition les substances médicinales, par le moyen du sucre. On est souvent bien éloigné d'obtenir ce résultat.

Il y a quatre moyens de préparer les conserves.

1° Avec les plantes fraîches ;

2° Avec les plantes sèches, par coction ;

3° Avec les plantes sèches réduites en poudre ;

4° Par coction dans le sucre jusqu'à la siccité.

Examinons successivement ces quatre modes opératoires.

1° *Conserves avec des plantes fraiches.*

Quand on veut obtenir une conserve avec une plante fraîche, on choisit ses parties herbacées ou charnues, et on les pile avec deux parties du sucre ; on passe à travers un tamis de crin, et l'on mêle au produit le reste du sucre cuit à la grande plume.

Citons pour exemple la conserve de roses.

℞ Pétales de roses rouges et mondés de leurs on-
glets. 1
Sucre. 10
F. s. a.

C'est ainsi que le Codex prescrit de préparer toutes les conserves avec des plantes fraîches.

Ces médicamens, ainsi préparés, ne tardent pas

à se détériorer. Il ne faut conserver ce procédé que pour les substances qui perdent leur vertu par la dessication, comme les plantes antiscorbutiques; encore, les conserves de ces plantes ne doivent-elles être préparées qu'à mesure du besoin, et doit-on les faire avec le sucre en poudre, car la chaleur dissiperait une partie de leurs principes actifs.

La conserve de cynorrhodons et la conserve de casse rentrent dans la série des conserves préparées à froid.

Conserve de cynorrhodons.

℞ Pulpe de cynorrhodons. . . . .   2.
Sucre blanc. . . . .   3.

On prépare la pulpe de cynorrhodons, par le procédé que nous avons décrit en traitant des pulpes; on la mêle avec le sucre cuit en consistance d'électuaire.

Il est important que le sucre ne soit pas trop chaud; sans quoi la conserve ne garderait pas sa belle couleur rouge ; il est même préférable de mêler le sucre en poudre à la pulpe. La conserve a une teinte rouge beaucoup plus belle.

Conserve de casse.

℞ Extrait de casse. . . . .   160.
Sirop de violettes. . . . .   120.
Sucre en poudre. . . . .   30.
Essence de fleurs d'oranger. . . . . . .   1.

On mêle toutes ces substances, et l'on évapore au bain-marie, en consistance d'extrait mou. Quand la matière est refroidie, on l'aromatise avec l'essence de fleurs d'oranger.

On préparait autrefois la conserve de casse en mêlant la pulpe au sucre. Ce médicament était très-fermentescible ; c'est ce qui a engagé les auteurs du Codex à le supprimer, et ne conserver que la formule précédente dont le produit porte plus ordinairement le nom de casse cuite.

2° *Conserves avec les plantes sèches par coction.*

Le Codex prescrit de préparer par coction les conserves des racines ; on les fait cuire et on les pulpe ; on fait cuire du sucre, à la grande plume, dans le décoctum de la racine, et on le mêle avec la pulpe.

Conserve d'Aunée.

♃ Pulpe de racine d'aunée préparée par coction.   1.
Sucre. . . . . 1000.

Faites cuire le sucre en consistance d'électuaire dans le décoctum de racine d'aunée, et mélangez-le à la pulpe.

On prépare de même les conserves d'âche, d'angélique et des autres racines.

Ce procédé est répréhensible. L'ébullition volatilise la majeure partie du principe aromatique. En outre, l'amidon et les matières parenchymateuses, gonflés par la chaleur, ne tardent pas à déterminer la fermentation dans la masse, comme l'avait observé Baumé : aussi, quelque bien cuites que soient ces conserves, elles ne tardent pas à se gonfler, à tourner à l'aigre, à perdre leur saveur et leur odeur, et à changer totalement de nature. Elles sont gonflées par l'interposition de bulles nombreuses d'acide carbonique. Plus tard, elles s'affaissent, et la fermentation s'arrête; mais elle laisse un médicament détérioré. On évite tous ces inconvéniens en préparant les conserves par le moyen des poudres sèches.

3° *Conserves préparées avec les plantes sèches réduites en poudre.*

Le troisième mode de préparation des conserves consiste à humecter la substance médicamenteuse pulvérisée avec de l'eau, ou mieux avec son eau distillée quand elle est aromatique; à laisser tremper pendant quelques heures, pour que son tissu s'empreigne d'humidité, et à mêler, par trituration, au sucre réduit en poudre. Ce procédé offre le grand avantage de permettre de préparer les conserves en tous temps, au moment même de s'en servir : et, d'ailleurs, le produit se détériore beaucoup plus difficilement. Le mucilage y est moins abondant, et l'amidon n'y est pas dissous. La dessication ne fait pas perdre aux substances aromatiques autant que la coction. On remplace, d'ailleurs, une partie des principes qui ont pu se volatiliser par l'emploi d'une eau distillée aromatique. C'est ainsi que devraient être préparées toutes les conserves, à l'exception de la conserve de cynorrhodons, de la conserve de casse, et de celles des vé-

gétaux antiscorbutiques, qui perdent, en se desséchant, toutes leurs parties actives.

Conserve de roses.

℞ Roses rouges pulvérisées. . . . . . .   90.
Sucre en poudre. . . . .   1000.
Eau distillée de roses. . . . .   s. q.
F. s. a.

4° *Conserves sèches.*

Le quatrième procédé de préparation des conserves s'applique aux conserves sèches. Prenons
pour exemple la conserve d'angélique.

℞ Tiges tendre d'angélique. . . . . . .   q. v.
Sucre. . . . .   q. s.

On pèle les tiges d'angélique, et on les coupe par morceaux de trois à quatre pouces de long. On les fait bouillir
dans l'eau, pour enlever une partie de leur odeur, et on
les met à égoutter sur un tamis. D'autre part, on fait cuire
du sucre à 36 degrés bouillant, et l'on y jette les tiges d'angélique ; on fait bouillir jusqu'à ce qu'elles soient devenues
cassantes par la perte de leur humidité : alors, on les retire
sur une écumoire, et on les met sur des bâtons posés au-
dessus de terrines pour qu'elles s'égouttent. On achève la
dessication à l'étuve.

On prépare de même les conserves sèches d'àche
et de citrons ; seulement, on est dans l'habitude de
laisser les tiges d'àche entières.

Chocolat.

A la suite des conserves, et par appendice, se
place tout naturellement le chocolat. On le fait
avec cacao des îles 3000 ; cacao caraque 1750 ; et

sucre 5000. On torréfie le cacao dans une poële ou dans un tambour; on l'écrase légèrement sur une table avec un rouleau de bois, pour détacher l'enveloppe; on la sépare au moyen d'un van; on monde ensuite le cacao à la main pour séparer les portions d'enveloppe qui auraient pu y rester mélangées; on enlève aussi les embryons, qui sont fort durs, et se réduiraient difficilement en pulpe : cela fait, on pile le cacao dans un mortier échauffé, avec le quart du sucre. Quand il est réduit en pâte, on broie celle-ci par petites parties, sur une pierre échauffée par-dessous, jusqu'à ce qu'elle soit assez fine; on ajoute le reste du sucre et 40 parties de cannelle, et l'on broie de nouveau. Le mélange étant intimement fait, on met la pâte dans une bassine échauffée, et, quand elle est à demi-liquide, on la coule dans des moules. On unit la surface du chocolat en frappant ces moules sur une table. Quand la pâte est refroidie, on la détache des moules en les tordant légèrement. C'est le chocolat de santé : si on y ajoute autant de vanille que de cannelle, on a le chocolat à la vanille.

Suivant qu'on torréfie plus le cacao, comme en Italie, ou qu'on le torréfie moins, comme en Espagne, le chocolat est plus ou moins amer, plus ou moins gras.

Par la torréfaction du cacao, sa couleur se fonce; il se développe de l'amertume et un peu de matière aromatique; d'où l'on peut conclure que le chocolat d'Italie est plus tonique, et celui d'Espagne plus adoucissant et analeptique.

§ XXXVI.

DES TABLETTES ET PASTILLES.

On nomme tablettes et pastilles des médicamens secs, fragiles, composés de sucre uni à des
poudres ou à des aromates, et auxquels on donne
d'abord une consistance de pâte, au moyen d'un
mucilage et du sucre cuit, que l'on divise par
petites parties, et que l'on fait ensuite sécher.

On désignait encore autrefois les tablettes sous
les dénominations de rotules morsulis; mais ces
expressions sont tout-à-fait abandonnées. On se
sert souvent indistinctement des mots pastilles et
tablettes. On applique plus généralement le premier, à ceux de ces médicamens qui sont préparés
par la cuite du sucre, et qui ne contiennent que du
sucre et des aromates.

On divise les tablettes, d'après leur mode de
préparation, en deux classes : dans la première
sont les tablettes préparées avec un mucilage;
dans la seconde se trouvent les tablettes préparées
par la cuite du sucre.

Pour préparer les tablettes sans feu, on réduit
en une poudre fine toutes les substances qui
doivent en faire partie; on les mêle au sucre, et
l'on ajoute une quantité convenable de mucilage
de gomme adragante pour donner à la masse la
consistance d'une pâte ductile. Au moyen d'un
rouleau, on l'étend sur une table saupoudrée

d'amidon, et on la divise en petites parties avec un couteau ou un emporte-pièce.

On abandonne les tablettes à l'air pendant quan- rante-huit heures : ce n'est qu'au bout de ce temps qu'on peut les porter à l'étuve. Sans cette précau- tion, l'action trop brusque de la chaleur les fen- dillerait de toute part.

Quand les tablettes sont sèches, on les passe su r un tamis, pour en séparer l'amidon. Il est même avantageux de les secouer légèrement dans un sac, pour détacher l'amidon qui adhère à leur surface.

Le mucilage destiné aux tablettes doit être pré- paré par digestion, comme nous l'avons dit en traitant des mucilages. Quelques praticiens le bat- tent avec des blancs d'œufs, après qu'il a été passé ; il acquiert de la blancheur, et les pastilles s'en ressentent. Quelquefois on y ajoute, en même temps, quelques gouttes de vinaigre, ou du suc de citron.

Souvent, on fait un mucilage aromatique en se servant d'une eau distillée odorante. On emploie l'eau de roses pour les pastilles de soufre ; l'eau de cannelle pour les tablettes de fer, etc.

Quand on prépare des tablettes avec une poudre végétale qui contient des matières extractives, il faut se contenter de pétrir la masse avec la main, et se servir d'un mucilage épais. L'emploi d'un mucilage clair, et le battage dans un mortier, faciliterait la dissolution des matières extractives dans le véhicule, et les tablettes auraient moins de blancheur.

Les pastilles avec des mucilages sont simples ou composées; simples, quand on n'y fait entrer qu'une seule substance médicamenteuse ; composées, quand elles sont formées de plusieurs substances. Ce que nous avons dit doit suffire pour diriger dans leur préparation.

Les tablettes par la cuite du sucre sont simples ou composées. Les premières ne sont ordinairement formées que du sucre que l'on a fait cuire avec une eau distillée, et que l'on a aromatisé avec une huile essentielle. Prenons pour exemple les pastilles de menthe.

On prend parties égales de sucre blanc et d'eau distillée de menthe poivrée; on fait cuire en consistance d'électuaire dans un poëlon dont le bec est placé à droite. On ajoute alors du sucre en poudre grossière, dont on a séparé la poudre fine au moyen d'un tamis, une quantité double du premier et de l'huile volatile de menthe poivrée (un demi-gros pour 6 onces de sucre) préalablement mêlée au sucre ; on verse de suite par gouttes sur une table de marbre ou sur un papier blanc : on facilite l'écoulement avec un fil de métal. Chaque goutte se fige en hémisphère ; on les réunit sur un tamis, et l'on achève de les sécher à l'étuve.

A Manhein on fait des pastilles simples de sucre, et on les empreigne avec une dissolution d'essence de menthe, dans l'éther sulfurique, et on les laisse exposées à l'air, pour que l'éther s'évapore. Les doses sont : pastilles, deux onces; éther sulfurique, trois gros ; essence de menthe poivrée, vingt gouttes.

Quand on fait entrer des acides dans des pastilles faites par la cuite du sucre, il ne faut pas les mêler de suite au sucre pour faire la masse en une seule fois. On opère par petites parties ; sans quoi le mélange ne pourrait pas prendre une consistance assez solide. C'est parce que les acides, surtout par l'intermède de la chaleur, agissent sur le sucre, et modifient ses propriétés chimiques et physiques.

Pour préparer les pastilles composées par la cuite du sucre, on fait cuire celui-ci à trente-six degrés bouillant, et quand il est à demi refroidi, on y incorpore les poudres par l'agitation ; on coule la masse sur un marbre huilé ; on l'aplatit avec un rouleau, et, tandis qu'elle est encore chaude, on la divise avec un couteau en tablettes carrées ou en lozanges.

On ne doit incorporer au plus au sucre que le tiers de son poids de poudre. Autrement la masse serait trop tôt refroidie, et l'on n'aurait pas le temps de la travailler.

Quand on incorpore des poudres résineuses, il faut prendre garde que la chaleur ne les fasse grumeler. Le sucre doit être très-peu chaud ; encore souvent ne peut-on éviter l'aglomération des particules résineuses. Cet inconvénient et la propriété hygrométique que possèdent à un haut degré les tablettes préparées par la chaleur, ont fait renoncer à ce procédé : on ne prépare plus de cette manière que des pastilles simples.

28.

Pastilles de guimauve.

℞ Poudre de guimauve. . . . . 48.
Sucre. . . . . 144.
Mucilage de gomme adragante. . . . . s. q.

F. s. a.

Pastilles de soufre.

℞ Soufre lavé. . . . . 16.
Sucre. . . . . 128.
Mucilage à l'eau de roses. . . . . . . s. q.

F. s. a.

Pastilles de soufre composées.

℞ Soufre lavé. . . . . 80.
Fleurs de benjoin. . . . . 6.
Iris de Florence. . . . . 20.
Huile d'anis. . . . . 4.
Sucre. . . . . 176.
Mucilage de gomme adragante. . . . . s. q.

Pastilles de magnésie.

℞ Magnésie calcinée. . . . . 32.
Sucre. . . . . 128.
Mucilage de gomme adragante. . . . . s. q.

Pastilles d'acide oxalique
(pour la soif).

℞ Acide oxalique. . . . . 40.
Sucre. . . . . 2500.
Essence de citrons. . . . . 6.
Mucilage de gomme adragante. . . . . s. q.

Faites des pastilles de dix grains.

Pastilles de quinquina.

℞ Extrait sec de quinquina. . . . .   16.
Sucre. . . . .   128.
Cannelle. . . . .   2.
Mucilage de gomme adragante. . . . .   s. q.

Pour des pastilles de huit grains.

Pastilles de cachou.

℞ Extrait de cachou. . . . .   100.
Sucre. . . . .   400.
Mucilage de gomme adragante. . . . .   s. q.

Faites des pastilles de douze grains. On aromatise à vo-lonté.

Pastilles de cachou et de magnésie.

℞ Cachou. . . . .   24.
Magnésie. . . . .   128.
Cannelle. . . . .   12.
Sucre. . . . .   250.
Mucilage de gomme adragante à l'eau de
cannelle. . . . .   s. q.

Faites des pastilles de douze grains.

Pastilles d'ipécacuanha.

℞ Ipécacuanha. . . . .   16.
Sucre. . . . .   640.
Mucilage à l'eau de fleurs d'oranger. . .   s. q.

Faites des pastilles de douze grains.

Pastilles de rhubarbe.

℞ Rhubarbe. . . . . 16.
Sucre. . . . . 160.
Mucilage à l'eau de cannelle. . . . . . . s. q.

Faites des pastilles de douze grains.

Tablettes de scammonée et do séné.

℞ Scammonée. . . . . 12.
Séné. . . . . 18.
Rhubarbe. . . . . 6.
Girofles. . . . . 4.
Ecorces de citrons confites. . . . . . . 32.
Sucre. . . . . 216.
Mucilage de gomme adragante préparé à
l'eau de cannelle. . . . . s. q.

Faites des tablettes de six gros.

Cette formule est destinée à remplacer les anciennes tablettes de citron et diacarthami.

Pastilles de fer.

℞ Fer porphyrisé. . . . . 16.
Cannelle. . . . . 4.
Sucre. . . . . 160.
Mucilage à l'eau de cannelle. . . . . . s. q.

Faites des tablettes de douze grains.

Pastilles de Kunkel.

℞ Amandes douces. . . . . 32.
Sucre. . . . . 150.
Petit cardamome. . . . . 16.
Cannelle. . . . . 8.
Sulfure d'antimoine. . . . . 16.
Mucilage. . . . . s. q.

Faites des tablettes de douze grains.

Sucre candi.

On prépare un sirop de sucre que l'on clarifie et que l'on cuit de manière à ce qu'il présente une sorte de pellicule à la surface, ou jusqu'à ce qu'en trempant l'écumoire dans le sirop, et souflant sur l'une de ses faces, il s'en échappe des bulles nombreuses. On verse alors le sirop dans des terrines, que l'on place dans une étuve chauffée à 45 degrés centig. Il se forme de beaux cristaux en prismes tétraèdres terminés par des sommets dièdres : on met des fils dans les terrines pour faciliter la cristallisation.

La température à laquelle on place le sirop a l'avantage de ne pas le laisser exposé à un air humide, qui céderait de l'eau au sucre, et le décuirait. Cet effet serait d'autant plus prononcé, que la cristallisation ne se fait qu'avec beaucoup de lenteur, en raison du peu de différence qui existe entre la solubilité du sucre à froid et à chaud. Mais le principal objet que l'on se propose de remplir est de tenir le sirop dans un état de liquidité qui permette aux particules du sucre de se déposer librement et régulièrement les unes sur les autres.

Il est de la plus grande importance que l'étuve soit constamment entretenue au même degré de chaleur. Si sa température n'est pas toujours égale, de nouveaux cristaux viennent se former à la surface des premiers. Le sucre se frise, comme disent les confiseurs, et la cristallisation n'est pas belle.

❀❀❀❀❀❀❀❀❀❀❀❀❀❀❀

§ XXXVII.

ÉLECTUAIRES.

On désigne sous les dénominations communes d'électuaires, confections, opiats, des médicamens d'une consistance de pâte molle, composés de poudres délayées dans un sirop simple ou composé préparé soit avec le sucre, soit avec le miel. On y fait entrer aussi des pulpes, des extraits, des sels, etc.

Le principal avantage des électuaires est de rendre moins pénible l'administration des poudres, en les unissant à un excipient qui les rende plus cohérentes, en en rapprochant les particules.

Ces compositions, que l'on qualifie tous les jours d'indigestes et de cahos, n'étaient pas, comme on se l'imagine généralement, le produit d'un mélange arbitraire : elles exigeaient de celui qui les inventait un travail attentif et une connaissance exacte de la thérapeutique médicale de l'époque. Les anciens étaient persuadés que les substances médicinales jouissent chacune de propriétés curatives absolues ; l'action qu'exerce ces corps sur nos organes, n'était considéré par eux que comme un accessoire jamais utile et presque toujours nuisible. D'après cette idée, après avoir fait entrer dans un électuaire une matière médicamenteuse, il fallait par une ou plusieurs autres, détruire l'effet que la première produisait, indépendamment de sa propriété curative ; de sorte qu'à mesure que les bases d'un électuaire étaient plus nombreuses, les correctifs se multipliaient à leur tour, et leur nombre s'accroissait d'autant plus que l'on s'attendait à voir sortir de ce mélange de médicamens simples jouissant tous de la faculté de guérir une ou plusieurs maladies, quelque propriété nouvelle qu'aucun médicament simple ne pouvait posséder.

Certains médicamens administrés seuls, manquaient de l'énergie nécessaire pour atteindre le but que se proposait le médecin. On aidait à leur action par quelque autre corps qui pût la faciliter. Ainsi le polypode était l'auxilliaire de la scammonée ; il incisait les viscosités, que la scammonée expulsait ensuite. On ajoutait aux drastiques des médicamens âcres qui attiraient les humeurs des parties éloignées du corps, et les livraient à l'action des purgatifs, etc.

Telles étaient les causes de la haute opinion que les anciens avaient des électuaires. Les noms dont on les décorait annonçaient assez la valeur qui leur était accordée. Ainsi, l'on avait des électuaires sacrés, un orviétan præstantius, un électuaire universel, un électuaire béni. La thériaque reçut son nom par antiphrase ($\Theta\eta\rho\iota o\nu$, bête vénimeuse) pour témoigner de son excellence contre tous les venins.

La plupart de ces médicamens ont été rejetés de la matière médicale. Quelques-uns ont survécu, parce qu'ils sont doués de propriétés énergiques que l'on retrouverait difficilement dans les médimens simples.

Les dénominations d'électuaires, confections, opiats, sont presque toujours employées indistinctement. Cependant, dans l'usage habituel, on applique plus généralement celle d'opiat aux électuaires magistraux. Les anciens réservaient ce nom à ceux de ces médicamens dans lesquels ils faisaient entrer de l'opium. Le Codex de Paris l'a conservé, en l'appliquant comme adjectif aux électuaires ou confections : ainsi, il dit électuaire opiat ou confection opiate d'un électuaire dont l'opium est un des ingrédiens.

On a divisé les électuaires en mous et solides. Les premiers sont des tablettes composées, et n'appartiennent pas au genre de médicamens qui nous occupe en ce moment.

Il est des règles générales auxquelles on doit s'astreindre dans la préparation des électuaires, si l'on veut obtenir ces médicamens dans un état convenable :

1° Il faut faire une poudre composée de toutes les matières qui doivent être pulvérisées. On se conformera aux règles que nous avons données en parlant de la pulvérisation et des poudres composées ;

2° Quand il entre dans un électuaire des gommes-résines mollasses, et qu'en même temps il s'y trouve un excipient propre à les dissoudre, cette dissolution doit être faite. Dans le cas contraire, on divise ces matières à la faveur des autres poudres. La méthode de dissolution devrait toujours être employée : elle est bien préférable en cela, qu'en s'y conformant, l'on est certain d'avoir les matières dans un état de division convenable ;

3° Les extraits doivent être ramollis. On dissout dans l'eau ceux qui sont secs, et l'on concentre la dissolution ;

4° Suivant la remarque judicieuse de M. Deyeux, on doit employer à la préparation des électuaires des miels lisses et des cassonades grasses. Il faut éviter les miels grenus et les sucres bien cristallins ; ils sont tous deux trop sujets à cristalliser, et par cela même, ils défendent moins bien l'électuaire de toute décomposition. Les Arabes, qui accordaient une grande confiance à ces sortes de

médicamens, avaient la sage précaution d'employer le sucre, quand les électuaires contenaient
des pulpes ; ils diminuaient d'autant la tendance
à la fermentation ; ils réservaient le miel pour les
électuaires formés de poudres qui, par leur nature
même, sont moins altérables ;

5° Les sirops simples ou composés qui entrent
dans les électuaires doivent être portés au-delà de
la consistance ordinaire : on suivra, pour leur préparation, toutes les règles que nécessitent les matières qui entrent dans leur composition, et qui
ont déjà été exposées en traitant des sirops ;

6° Toutes les matières étant disposées, il ne
s'agit plus que d'en faire le mélange. Les solutions d'extraits et de gommes-résines sont d'a-
bord mêlées ensemble. On incorpore le tout au
miel ou au sirop, si l'un deux seulement sert
d'excipient, et à leur mélange, s'ils entrent tous
deux dans la composition de l'électuaire. Le sirop
doit être encore chaud ; mais il ne doit pas l'être
assez pour ramollir et grumeler les substances résineuses. Les poudres sont ajoutées à la fin et peu
à peu, en les faisant tomber à travers un tamis à
tissu peu serré, et en agitant à mesure jusqu'à ce
que leur incorporation soit complète.

On ajoute les huiles essentielles réduites en
elæo-saccharum tout-à-fait à la fin.

Ainsi préparé, un électuaire doit être homogène,
et sa consistance être celle d'une térébenthine
épaisse.

Les terres inertes ne sont pas inutiles comme on

le croit vulgairement ; elles servent à tenir divisées les autres substances ; elles s'opposent à l'aglomération de certaines parties qui ont de la tendance à se réunir, et qui, par là, détruiraient l'uniformité de la masse.

Toutes les poudres n'absorbent pas la même quantité de sirop pour prendre une consistance convenable ; celle des plantes entières, des bois, des écorces, des fleurs, absorbent trois parties de sirop pour se réduire en opiat. Immédiatement après le mélange, la pâte paraît trop liquide ; mais bientôt les poudres se gonflent, absorbent le sirop, et l'électuaire a la consistance requise.

Les gommes-résines demandent, à peu de chose près, leur poids de sirop : il en faut un peu moins pour les résines sèches. Les matières minérales, comme la pierre hématite, le sulfure d'antimoine, la limaille de fer, etc., absorbent la moitié de leur poids de sirop. La plupart des sels neutres en exigent autant ; les sels déliquescens n'en prennent presque pas.

Ces observations trouvent une application avantageuse dans la prescription des opiats où l'on fait entrer des matières qui sont sans action chimique les unes sur les autres. Dans le cas contraire elles ne présenteraient souvent que de fausses indications. Ainsi dans l'opiat mésenthérique le fer s'oxide, et durcit considérablement le composé, par plusieurs causes ; d'abord, parce qu'une partie d'eau est décomposée, et sert à l'oxidation du fer ; ensuite, parce qu'une autre portion d'eau reste en combinaison avec l'oxide formé ; et enfin, parce que cet oxide, formant une poudre beaucoup plus tenue que le métal qui lui a donné naissance, exige, par cela même, une plus grande quantité de liquide pour prendre la consistance d'électuaire.

Tous les électuaires éprouvent de l'altération peu de temps après qu'ils ont été préparés. La décomposition n'est pas simultanée dans tous les élémens qui y sont réunis. Les matières sucrées et mucilagineuses, les pulpes, fermentent plus tôt que les matières extractives ; il se forme certainement pendant cette réaction spontanée des composés nouveaux. L'analyse chimique a porté peu de lumières sur les phénomènes qui accompagnent ces altérations, et sur les produits qui en résultent. La composition des électuaires est trop compliquée, pour que de long-temps on puisse espérer de connaître d'une manière précise ce qui se passe pendant ces fermentations. Il est cependant quelques résultats que l'on peut prévoir. Ainsi, dans la thériaque, le colcothar et la terre sigillée précipitent en noir le tannin des végétaux ; ce tannin rend les substances animales imputrescibles. Les principes sucrés dégagent de l'acide carbonique, qui boursoufle la masse.

Suivant M. Guilbert, la thériaque très-ancienne contiendrait la même proportion de miel que la thériaque faite depuis un à deux mois ; ce fait paraît bien difficile à admettre : il serait par trop extraordinaire que la fermentation ne portât pas son action sur le miel, substance éminemment fermentescible.

Les électuaires qui renferment beaucoup de matières mucilagineuses et pulpeuses se détruisent complètement dans l'espace de quelques années : tels sont le lénitif, le diaprun, le diaphœnix. Le catholicon, quoique très-chargé de pulpes, se conserve pendant un temps fort long ; il paraîtrait que cela tient, en grande partie, à une circonstance particulière de sa composition : les semences froides qui font partie de cet électuaire sont réduites en pulpe très-fine ; une partie de l'huile se sépare, et forme, à la surface, une sorte de vernis qui garantit le reste de la masse du contact de l'air.

Quand il entre dans un électuaire beaucoup de substances aromatiques, salines, résineuses ou extractives, il est beaucoup plus durable : tels sont la thériaque, la confection d'hyacinte.

Le Codex divise les électuaires en trois classes, 1º les électuaires altérans ; 2º les électuaires purgatifs ; 3º les électuaires opiats.

Electuaire de safran composé.

(Confection d'hyacintes).

℞ Terre sigillée. . . . . }
Pierres d'écrevisses . . . . } ana 96.
Cannelle. . . . . 44.
Dictame de Crête. . . . . 6.
Santal citrin. . . . . 6.

Myrrhe. . . . . 8.

F. s. a. une poudre composée.

D'autre part :

℞ Miel. . . . .⎱
Sirop de capillaire. . . . . ⎰ ana 250.
Sucre. . . . .

Ajoutez s. q. d'eau pour faire un sirop ; quand il sera refroidi, incorporez-y :

Safran en poudre. . . . .⎱
Santal citrin en poudre. . . . . ⎰ ana 16.

Ajoutez le reste des poudres, et aromatisez avec un œleo-saccharum de citrons.

On a supprimé, dans cet électuaire, les hyacin-tes, qui sont sans vertus. On a remplacé le sirop de limons par le sirop de capillaire, qui ne décompose pas les pierres d'écrevisses, et n'altère pas leur propriété absorbante.

On a ajouté le santal citrin, parce que la couleur du safran pâlit avec le temps, et que celle de l'é-lectuaire se trouverait changée.

Electuaire de quinquina.

(Opiat fébrifuge).

℞ Quinquina. . . . . 72.
Sel ammoniac. . . . . 4.
Miel. . . . .⎱
Sirop d'absinthe. . . . . ⎰ ana 64.
F. s. a.

Electuaire de rhubarbe composé.

(Catholicon double).

℞ Racines de polypode. . . . . 25o.
  — de chicorée. . . . . 64.
  Réglisse. . . . . 32.
  Feuilles d'aigremoine. . . . . ⎫
  Scolopendre. . . . . ⎬ ana 96.
  Fruit de fenouil. . . . . 24.

Faites bouillir, ou mieux infuser, et, dans ce cas, ajoutez, en même temps le fenouil. Mieux vaudrait le pulvériser et l'incorper avec les autres poudres.

℞ Infusum précédent.
  Sucre. . . . . 2000.

Faites un sirop très-cuit ; délayez-y :

  Pulpe de tamarins. . . . . ⎫
  Extrait de casse. . . . . ⎬ ana 128.

Incorporez une poudre composée de :

  Rhubarbe. . . . . ⎫
  Séné. . . . . ⎬ ana 128.
  Réglisse. . . . . 32.
  Semences de violettes. . . . . 64.
  — froides. . . . . 32.
  Fenouil. . . . . 16.

Electuaire d'aloës composé.

(Hiera picra).

℞ Cannelle. . . . . ⎫
  Macis. . . . . ⎬ ana 24,

Racine de cabaret. . . . .⎫
Safran. . . . .⎬ ana 24.
Mastic. . . . .⎭
Aloës. . . . .   384.
Miel. . . . .   1500.

F. s. a.

Opiat mésenthérique.

♃ Gomme ammoniaque. . . . .   16.
Séné. . . . .   24.
Mercure doux. . . . .⎫
Racine d'arum. . . . .⎬ ana 8.
Aloës. . . . .⎭
Poudre cornachine. . . . .⎫
Rhubarbe. . . . .⎬ ana 12.
Limaille de fer. . . . .   16.
Sirop de pommes composé. . . . . . .   s. q.

F. s. a.

Electuaire lénitif.

♃ Orge entier. . . . .⎫
Polypode de chêne. . . . .⎬ ana 64.
Réglisse. . . . .   32.
Feuilles de scolopendre. . . . . .   48.
— de mercuriale. . . . .   128.
Raisins secs. . . . .   64.
Pruneaux de Damas. . . . .⎫
Jujubes. . . . .⎬ ana 48.
Tamarin. . . . .   64.

Pour un décoctum.

D'autre part,

Séné. . . . . 64.

Pour un autre décoctum.

Mêlez les liqueurs ; ajoutez-y :

Sucre. . . . . 1250.

Pour faire un sirop très-cuit, dans lequel vous délaierez :

Extrait de casse. . . . . } ana 288.
Pulpe de tamarins. . . . . }
Poudre de séné. . . . . 160.
— de fenouil. . . . . } ana 8.
— d'anis. . . . . }

Electuaire de scammonée et de turbith composé.

(E. Diaphœnix).

℞ Pulpe de dattes. . . . . 250.
Amandes douces séparées de leur pellicule. 112.
Sucre. . . . . 250.

Broyez les amandes, et mêlez-y la pulpe et le sucre pulvérisé ; ajoutez ensuite :

Miel despumé. . . . . 1000.

Et enfin les poudres suivantes :

Gingembre. . . . . }
Poivre. . . . . }
Macis. . . . . }
Cannelle. . . . . } ana 8.
Rue. . . . . }
Daucus de Crête. . . . . }
Fenouil. . . . . }

Safran. . . . . 0,3.
Racine de turbith. . . . . 128.
Scammonée d'Alep. . . . . 48.

Electuaire opiat polypharmarque.

(Thériaque).

Acres.

♃ Pulpe de scille. . . . . 115.
Racine de cabaret. . . . . 24.
Agaric blanc. . . . . ⎫
Semences de navel. . . . . ⎬ ana 48.
— de thlaspi. . . . . 16.

Amers.

♃ Myrrhe . . . . 320.
Petite centaurée. . . . . 8.
Gentiane. . . . . ⎫
Chamœdrys. . . . . ⎬ ana 16.
Chamæpitys. . . . . ⎪
Hypericum. . . . . ⎭
Scordium. . . . . 48.
Rhapontic. . . . . 24.

Astringens.

♃ Roses rouges. . . . . 48.
Racine de quintefeuille. . . . . . . 24.
Suc d'hypociste. . . . . ⎫
— d'accacia. . . . . ⎬ ana 16.
Colcothar. . . . . ⎭

Aromatiques exotiques.

℞ Cannelle de Ceylan. . . . . 80.

Cassia lignea. . . . . 32.

Gingembre. . . . . 24.

Poivre long. . . . . 96.

— noir. . . . . 24.

Amome en grappes. . . . . 32.

Cardamome minor. . . . . 16.

Malabathrum. . . . . 24.

Schénanthe. . . . . 56.

Nard indien. . . . . 32.

Nard celtique. . . . . 16.

Costus arabique. . . . . 28.

Acorus vrai. . . . . 20.

Bois d'aloës. . . . . 2.

Aromatiques indigènes.

℞ Safran. . . . . 32.

Ecorces de citrons. . . . .

Calament. . . . .

Dictame de Crète. . . . . } ana 24.

Stæchas. . . . .

Sommités de marrube. . . . .

— de polium. . . . . 16.

— de marum. . . . . 2,4.

— de marjolaine. . . . . 2,4.

Iris de Florence. . . . . 48.

Aromatiques fournis par les ombellifères.

Fruits du persil de Macédoine. . . . . . 24.

— d'ammi. . . . . 16.

Fruits de fenouil. . . . . ⎫
— d'anis. . . . . ⎬ ana 16.
— de seseli de Marseille. . . . . ⎭
Daucus de Crête. . . . . 8.
Racines de méum. . . . . 16.

Matières résineuses et balsamiques.

℞ Xylobalsamum. . . . . 4.
Carpobalsamum. . . . . 16.
Opobalsamium. . . . . 60.
Encens. . . . . 24.
Térébenthine de Chio. . . . . 24.
Mastic. . . . . 1,2.
Baume de Judée. . . . . 8.
Storax calamite. . . . . 16.

Fétides.

℞ Valériane. . . . . 20.
Petite aristoloche. . . . . ⎫
Galbanum. . . . . ⎪
Opopanax. . . . . ⎬ ana 8.
Sagapenum. . . . . ⎪
Castoréum. . . . . ⎭

Vireux.

℞ Opium. . . . . 96.

Terres inertes.

℞ Terre de Lemnos. . . . . 16.

Matières gommeuses et amylacées, etc.

℞ Gomme du Sénégal. . . . . 16.

Mie de pain. . . . . 22,5.
Farine d'orobe. . . . . 76,75.
Chair de vipères. . . . . 73.

Matières douces.

℞ Suc de réglisse. . . . . 48.
Miel de Narbonne. . . . . 5250.

Vin.

℞ Vin d'Espagne, environ. . . . . . . 2500.

Une partie du vin est employée à dissoudre le miel, une autre à délayer l'opium, et une troisième à dissoudre les gommes et les sucs; on passe chacune de ces solutions séparément, et on mélange à la liqueur opiacée le miel, le suc de réglisse et les gommes, puis le colcothar, ensuite les baumes et les résines, et enfin les poudres: on abandonne la masse à une fermentation lente pendant un an.

Electuaire opiat astringent.

(Diascordium).

℞ Feuilles de scordium. . . . . 48.
Roses rouges. . . . .
Bistorte. . . . .
Gentiane. . . . . } ana 16.
Tormentille. . . . .
Semences d'épine-vinette. . . . . . .
Gingembre. . . . . } ana 8.
Poivre long. . . . .
Cassia lignea. . . . . } ana 64.
Cannelle. . . . .
Dictame de Crête. . . . .

30

Storax calamite. . . . .⎫
Galbanum. . . . .⎬ ana 16.
Gomme arabique. . . . .⎭
Bol d'Arménie préparé. . . . .   64.
Extrait d'opium au vin. . . . .   9.
Miel rosal en consistance de miel. . . . .   1000.
Vin d'Espagne, environ. . . . .   250.

F. s. a.

Électuaire dentifrice.

℞ Corail rouge préparé. . . . .   128.
   Os de sèche. . . . .   32.
   Cannelle. . . . .   32.
   Cochenille. . . . .   16.
   Miel. . . . .   320.
   Alun. . . . .   8.

F. s. a.

§ XXXVIII.

PILULES ET BOLS.

On nomme pilules, de *pilula*, petite balle, des médicamens d'une consistance de pâte ferme, et telle, qu'elle n'adhère pas aux mains, et qu'elle ne s'aplatit pas après qu'on lui a donné la forme d'une petite boule.

L'usage des pilules est très-ancien : le principal

motif de leur invention a été, sans contredit, de faire avaler plus facilement aux malades des médicamens d'une saveur désagréable, où qu'il était utile de ne pas laisser séjourner dans la bouche, soit à cause de leur tenacité, soit parce qu'ils auraient pu agir sur ses parties intérieures.

La composition des pilules est extrêmement variée : souvent ce sont des médicamens très-compliqués. On y fait entrer des pulpes, des extraits, des résines, des gommes-résines, des matières minérales, des poudres etc. ; on leur donne la consistance convenable à l'aide de substances diverses, qui prennent le nom d'excipient, et dont la nature dépend de celle des matières qui entrent dans la composition des pilules. L'huile est l'excipient des pilules de savon ; c'est le vinaigre dans celles de Bontius, le baume de soufre anisé dans les pilules de Morton, l'oximel scillitique dans les pilules de Scille, un sirop dans les pilules de cynoglosse, les pilules bénites de Fuller, et les pilules antecibum : on se sert aussi de mie de pain, d'extraits, de mucilages, de poudres inertes, etc. ; mais toutes ces matières ne sont pas également appropriées à la confection des pilules.

Les mucilages ont le grand inconvénient de durcir beaucoup la masse en se desséchant, de sorte qu'elle devient tout-à-fait sèche et cassante. Il peut en résulter de graves inconvéniens ; le premier, que les pilules traversent les voies digestives sans être attaquées ; le deuxième, qu'elles peuvent séjourner trop long-temps contre quelque partie de l'estomac et des intestins, et y déterminer une irritation, si elles contiennent une matière âcre.

Les huiles volatiles ne lient bien les masses qu'autant qu'elles sont riches en parties résineuses; autrement, les pilules que l'on a préparées avec leur aide se dessèchent et se désunissent au bout de quelque temps.

Quelques gouttes d'alcool ramollissent les résines et les gommes-résines, et leur donnent la consistance convenable.

Enfin, l'on ne doit pas perdre de vue que l'excipient doit être approprié à la nature des matières qui entrent dans la composition d'une masse pilulaire.

En général, on doit employer à la préparation des pilules, des excipiens qui se délaient facilement, à moins que celles-ci ne soient elles-mêmes formées de substances très-solubles : le miel, le savon, le sirop, remplissent toutes les conditions désirables. Si au bout de quelque temps les pilules se sont desséchées, on les ramollit en les battant avec une quantité convenable d'excipient.

Quelquefois l'excipient est inutile, par exemple, pour les matières résineuses que la chaleur ramollit facilement, et qui reprennent leur consistance par le refroidissement : telles sont les pilules de térébenthine cuite. Les excipiens sont encore inutiles quand les principes constituans des pilules ont naturellement la consistance requise.

Il peut arriver que l'excipient soit solide : c'est toutes les fois que le mélange des matériaux donne une masse dont la consistance est trop molle. On la ramène au point convenable en y ajoutant une poudre inerte qui absorbe l'humidité surabondante, sans rien ajouter aux propriétés des pilules.

En général, on peut dire que pour qu'un excipient soit propre à former une masse pilulaire, il faut qu'il puisse en lier toutes les parties; ce qui n'aura lieu pour les excipiens liquides qu'autant qu'ils seront capables de dissoudre tout ou partie de la masse, ou qu'ils auront eux-mêmes une viscosité propre à souder les particules entre elles. Quant aux excipiens solides, ils rempliront d'autant mieux le but qu'on se propose, qu'ils seront susceptibles d'absorber plus parfaitement les liquides surabondans.

Les sirops, les extraits, le mucilage, le miel sont principalement convenables pour lier les poudres, et leur donner la consistance pilulaire.

Les poudres inertes de la réglisse, de la guimauve et l'amidon servent, le plus souvent, à donner aux extraits et aux matières molles la consistance requise.

Les poudres résineuses, comme la térébenthine cuite en poudre, peuvent être employées avec avantage à épaissir les térébenthines : on se sert aussi d'un mucilage pour les diviser, et d'une poudre inerte pour leur donner de la consistance.

Le savon lie très-bien les matières grasses; il augmente beaucoup la solidité de l'onguent mercuriel. L'action du phosphate de chaux est encore plus remarquable.

Pour former une masse de pilules, on met les extraits dans un mortier de fer que l'on a échauffé avec de l'eau bouillante. On ajoute les baumes, les résines, le savon; on mêle bien toutes ces matières : on y ajoute une quantité convenable d'excipient, puis enfin, les poudres, qui doivent avoir beaucoup de ténuité, et que l'on a mélangées d'avance. On pile long-temps la masse pour en bien unir et lier toutes les parties, et quand, en examinant son intérieur, on voit qu'elle est homogène, l'opération est terminée.

On reconnaît qu'une masse pilulaire a acquis la consistance convenable à ce qu'elle cesse d'adhérer au fond du mortier, à ce qu'elle s'attache peu aux doigts, enfin, à ce que les pilules que l'on en forme ne s'aplatissent pas.

Il est des matières qui se ramollissent quand on vient à les mêler ensemble. Il faut y faire attention dans la composition des formules. On observe un semblable phénomène, quand on mêle des extraits, et en particulier l'extrait de fiel de bœuf avec des matières alcalines.

On conserve les pilules en masses, et on ne les roule qu'au besoin ; de cette manière elles se dessèchent moins. On les met dans des pots, ou bien on les roule dans des parchemins.

Au moment de livrer les pilules, on divise les masses, à l'aide d'un instrument particulier, que l'on nomme pilulier. Pour qu'elles n'adhèrent pas entre elles, on les recouvre d'une poudre. C'est l'iris, l'amidon, la racine de réglisse ; celle qui mérite à juste titre la préférence, est la poudre de lycopode, d'abord, à raison de sa tenuité ; mais ensuite, comme elle est mouillée difficilement par l'eau, elle garantit les pilules du contact de l'air, et ne forme pas d'ailleurs une croûte à leur surface, en s'empreignant de leur humidité.

Quelquefois, au lieu de rouler les pilules dans une poudre, on les revêt d'une feuille d'or ou d'une feuille d'argent : on se sert, à cet effet, d'une boîte sphérique ; on y met les pilules avec les feuilles métalliques, et on imprime à la boîte un mouvement circulaire. Pour que le métal s'attache bien aux pilules, il faut qu'elles ne soient ni trop molles, ni trop dures. Dans le premier cas, elles prennent une grande quantité de feuille métallique, et n'ont pas de brillant ; dans le second, le métal ne s'y attache que par plaques ou pas du tout, et l'on est obligé de les rouler préalablement dans les doigts légèrement empreints de sirop.

Il faut avoir le soin de ne pas mettre plus de feuilles de métal qu'il n'est nécessaire ; car la beauté des pilules réside dans la netteté de l'application et le brillant de leur surface.

Il est des pilules qu'il est impossible de dorer ou d'argenter : ce sont celles dans la composition desquelles il se trouve quelque matière capable de s'unir au métal. Telles sont les préparations mercurielles et les préparations sulfureuses.

On désigne sous le nom de bols des médicamens qui ne diffèrent des pilules que par leur volume plus considérable. Souvent on leur donne la forme d'une olive pour que les malades puissent les avaler plus facilement.

Leur préparation est assujétie aux mêmes règles que celles des pilules ; seulement on les fait un peu plus mous.

Pilules de térébenthine.

On prend une quantité voulue de térébenthine de Venise ; on la met dans une bassine avec de l'eau que l'on entretient bouillante, jusqu'à ce qu'en versant un peu de cette résine dans l'eau froide, elle y prenne une consistance solide. Alors on retire la térébenthine ; on la malaxe en la tirant dans les mains en tous les sens, et on finit par la diviser en pilules de quatre grains que l'on conserve dans l'eau froide. Pour mettre facilement en pilules la térébenthine cuite, on la tient dans l'eau tiède, qui l'entretient dans un état de mollesse suffisant.

La coction que l'on fait éprouver à la térébenthine a pour objet d'en séparer l'huile volatile, et de ne conserver que la résine : elle retient cependant un peu d'huile essentielle.

Pilules de savon.

℞ Savon médicinal. . . . . 250.
Poudre de racine de guimauve. . . . . 32.
Nitrate de potasse. . . . . 8.

F. s. a.

Pilules antecibum.

℞ Aloës succotrin. . . . . 24.
Extrait de quinquina. . . . . 12.
Cannelle. . . . . 4.

F. s. a. des pilules de quatre grains.

Pilules de Rufus.

℞ Aloës. . . . . 64.
Myrrhe. . . . . 32.
Safran. . . . . 16.
Sirop d'absinthe. . . . . s. q.

Pour des pilules de quatre grains.

Pilules de Bontius.

℞ Aloës. . . . .
Gomme-gutte. . . . . } ana p. ég.
Gomme ammoniaque. . . . .

Faites dissoudre dans du vinaigre très-fort; passez avec expression, et évaporez en consistance d'extrait; divisez en pilules de quatre grains.

Pilules bénites de Fuller.

℞ Aloës. . . . . 3ɪ.
Séné. . . . . 16.
Assa-fœtida. . . . .
Galbanum. . . . . } ana 8.
Myrrhe. . . . . 16.
Safran. . . . . 4.
Macis. . . . . 4.
Sulfate de fer. . . . . 48.
Huile de succin. . . . . glles. 8.
Sirop d'armoise. . . . . s. q.
F. s. a.

Pilules d'aloès et de savon.

℞ Aloës. . . . . 16.
Savon médicinal. . . . . 24.
Essence d'anis. . . . . glles. 8.
F. s. a.

Pilules mercurielles.

℞ Mercure. . . . . 52.
Miel. . . . . 384.
Aloës. . . . . 64.
Scammonée d'Alep. . . . . 64.
Macis. . . . . 8.
Cannelle. . . . . 8.

Pour des pilules de quatre grains.

Cette formule, donnée par le Codex, n'est pas
exécutable ; la proportion de miel est trop con-

sidérable : il faut diviser la masse de telle manière
que chaque pilule contienne un grain de mercure.

Pilules antiscrophuleuses.

℞ Scammonée. . . . .⎫
Sulfure noir de mercure. . . . .⎬ ana 64.
Antimoine diaphorétique. . . . .⎫
Cloportes. . . . .⎬ ana 12.
Savon amygdalin. . . . . ;⎭
Extrait de réglisse ou sirop des cinq racines.   q. s.

Pour des pilules de quatre grains.

Pilules toniques de Bacher.

℞ Extrait d'ellébore de Bacher. . . . . . .   32.
Extrait de myrrhe. . . . .   32.
Feuilles de chardon-bénit. . . . .   12.

Mêlez, et abandonnez la masse dans un lieu sec, jusqu'à
ce qu'elle ait pris la consistance pilulaire. Faites des pilules
d'un grain.

Pilules scillitiques.

℞ Poudre de scille. . . . .   48.
Gomme ammoniaque. . . . .   16.
Oximel scillitique. . . . .   q. s.
F. s. a.

Pilules de Morton.

℞ Cloportes. . . . .   72.
Gomme ammoniaque. . . . .   36.

Fleurs de benjoin. . . . . 24.
Safran. . . . . 4.
Baume du Pérou. . . . . 4.
Baume de soufre anisé q. s., environ. . . 24.
F. s. a.

Pilules de cynoglosse.

℞ Ecorce de la racine de cynoglosse. . . . .⎫
Semences de jusquiame blanche. . . . .⎬ ana 16.
Extrait d'opium au vin.. . . . .⎭
Myrrhe. . . . . 24.
Safran. . . . . 6.
Encens. . . . . 20.
Castoréum. . . . . 6.
Sirop d'opium. . . . . s. q.
F. s. a.

§ XXXIX.

TROCHISQUES.

On a donné le nom de trochisques à des médi-camens secs de forme très-variée, dont la compo-sition est plus variée encore.

On les avait inventés dans plusieurs buts,

1° Pour faciliter la pulvérisation de certaines matières, exemple : les trochisques alhandal, de scille et d'agaric ;

2° D'autres étaient des sortes de tablettes ; tels sont en effet les grains de cachou ;

3° Enfin, il en est que l'on peut considérer comme des électuaires secs ; par exemple, les trochisques cyphéos, hédicroï, de Karabé, de myrrhe.

Tantôt les trochisques étaient ronds, comme les grains de cachou ; d'autres avaient la forme de tablettes, comme les trochisques de scille ; quelques-uns étaient en grains d'avoine ; par exemple, les trochisques de blanc rhasis, alhandal, de minium, etc. On donnait aux trochisques de myrrhe et de karabé la forme d'une pyramide triangulaire.

La plupart de ces médicamens ont été rejetés de la pratique médicale.

§ XL.

DES CÉRATS, POMMADES ET ONGUENS.

Les cérats, les pommades et les onguens, sont des médicamens destinés à l'usage externe, dont la base est une matière grasse, et dont la composition est, du reste, très-variable. Le Codex les a divisés en trois sections.

La première comprend les cérats ou oléo-cérats

qui sont formés d'huile et de cire, et qui contiennent bien rarement d'autres matières grasses.

Les pommades, désignées sous le nom de graisses médicamenteuses, forment la deuxième série. Elles sont généralement composées de graisses animales unies à différens principes; on ne fait jamais entrer de substances résineuses dans leur composition.

Les onguens qui constituent la troisième série sont caractérisés par leur consistance ordinairement plus ferme, par la quantité de résines que l'on y fait entrer, et parce qu'ils ne contiennent jamais en combinaison des substances métalliques. Toutes ces distinctions sont plutôt conventionnelles que rigoureuses. Il serait souvent difficile, en les prenant à la lettre, de décider à laquelle de ces définitions doivent être rapportés certains de ces composés. Heureusement toutes ces distinctions sont de fort peu d'importance.

CÉRATS.

Les cérats sont des médicamens externes formés d'huile et de cire, et quelquefois de blanc de baleine, dont la consistance, toujours molle, varie suivant les proportions dans lesquelles on unit les corps gras précédens. Ils admettent souvent, dans leur composition, des liquides, des extraits, des sels, des poudres, etc.

Comme une des conditions à remplir dans la confection d'un grand nombre d'entre eux est de les obtenir blancs, il ne faut négliger aucune précaution pour y parvenir. Voici les règles générales pour leur préparation :

1° On n'emploiera que des vases très-propres;

2° L'huile et la cire devront être récentes;

3° On élèvera la température le moins possible. Si l'on chauffait un peu trop fortement, les matières grasses s'altéreraient, et le produit aurait moins de blancheur;

4° Pour que les matières restent moins longtemps sur le feu, on aura le soin de diviser, en fragmens peu volumineux, la cire et le blanc de baleine ;

5° Quand les matières grasses auront été fondues ensemble, on les versera dans un mortier, et on les agitera jusqu'à parfait refroidissement, en ayant le soin de faire retomber continuellement dans le mortier les portions de matière qui s'attachent contre ses parois. Elles y prendraient une consistance plus grande que celle de la masse, et l'on aurait beaucoup de peine à les diviser de nouveau ;

6° On doit, quand on opère sur de grandes quantités, échauffer préalablement le mortier avec de l'eau bouillante pour que le refroidissement se fasse plus lentement; le produit en est plus homogène. En prenant toutes ces précautions, l'on aura un mélange très-lisse et sans grumeaux ;

7° Quelquefois, au lieu d'opérer ainsi qu'il vient d'être dit, on laisse refroidir tranquillement les matières ; et, quand elles sont solidifiées, on les racle par couches minces que l'on triture ensuite dans un mortier jusqu'à ce qu'il ne reste plus de grumeaux. Cette pratique demande beaucoup de temps, et l'on n'en fait pas usage quand on opère sur des masses considérables;

8° Les matières salines, les poudres, les extraits ne doivent être ajoutés au cérat que lorsqu'il est parfaitement uni;

9° Les poudres doivent être très-fines, les sels bien divisés, et les extraits dissous dans une petite quantité de liquide;

10° La manière d'incorporer les eaux distillées ou les solutions d'autres principes médicamenteux, n'est pas toujours la même. Le plus communément, quand le cérat est fini, on y ajoute le liquide petit à petit en agitant vivement. On observe que le mélange blanchit par l'interposition de l'eau et de l'air entre ses parties.

Cérat simple.

℞ Huile d'amandes douces. . . . . 12.
Cire blanche. . . . . 6.

Faites fondre à une douce chaleur; versez dans un mortier, et triturez jusqu'à ce que tout soit bien divisé.

Cérat simple avec le quinquina.

℞ Cérat simple. 16
Extrait alcoolique de quinquina délayé dans
un peu d'alcool. . . . . 2.
F. s. a.

Pommade pour les lèvres.

℞ Huile d'amandes douces. . . . .   16.
    Cire blanche. . . . .   9.
    Racine d'orcanette. . . . .   s. q.
    Essence de roses. . . . .   q. v.

F. s. a.

Cérat de Galien.

℞ Cire blanche. . . . .   4.
    Huile d'amandes douces. . . . . . .   16.
    Eau de roses ou de fontaine. . . . .   12.

F. s. a. ainsi qu'il a été dit plus haut.

Quelques praticiens font fondre les matières grasses au bain-marie, dans l'eau qui doit faire partie du cérat; ils versent le mélange dans un mortier, et l'agitent continuellement jusqu'à ce qu'il soit refroidi.

Quel que soit le procédé dont on se soit servi, le cérat est également bon, s'il est parfaitement uni, et si le liquide ne s'en sépare pas.

On recommandait autrefois d'ajouter quelques gouttes d'huile de tartre au cérat, pour le blanchir. Cette addition a l'inconvénient grave de lui donner de l'âcreté. Si on en ajoute en excès, le cérat est détruit, et converti en une eau blanche savonneuse.

Quelquefois on substitue la cire jaune à la cire blanche. On obtient ainsi un cérat d'une couleur jaune, que quelques médecins croient doué de propriétés particulières utiles.

DES POMMADES.

(Graisses médicamenteuses du Codex).

Le mot de pommade, dans son origine, n'a été donné qu'à des médicamens de bonne odeur destinés à la toilette, et dans lesquelles on faisait souvent entrer des pommes. On l'applique maintenant à des composés de matières grasses, d'une consistance molle et chargés de différens principes aromatiques et médicamenteux. Les pommades diffèrent essentiellement des onguens en ce qu'elles ne contiennent pas de matières résineuses.

On peut les diviser quant à leur nature en trois séries :

1° Les pommades par simple mélange ; elles sont formées d'un excipient graisseux mêlé à diverses matières, qui lui sont mécaniquement mélangées ;

2° Les pommades par solutions ; elles tiennent en dissolution différens principes, le plus souvent fournis par des végétaux ;

3° Les pommades par combinaisons chimiques ; ce sont celles qui résultent d'une action chimique bien manifeste, entre les corps gras et les composés ordinairement de nature minérale qu'on leur adjoint.

POMMADES PAR SIMPLE MÉLANGE.

Leur excipient est souvent l'axonge, auquel on ajoute quelquefois un peu de cire pour lui donner une consistance plus ferme. On lui substitue le beurre, un mélange d'huile et de cire, une des graisses médicamenteuses et odorantes appartenant à la série suivante, et souvent un mélange de plusieurs de ces excipiens.

On y incorpore, par simple mélange, les substances médicamenteuses, et, s'il se produit des phénomènes chimiques, ce n'est qu'au bout d'un temps plus ou moins considérable ; et alors le médicament altéré perd des qualités qu'on y recherche.

Le mélange des matières médicamenteuses à l'excipient graisseux se fait dans un mortier ou sur un porphyre. Il est important que ces corps soient parfaitement divisés : aussi, a-t-on l'attention de porphyriser préalablement les substances minérales, et même de porphyriser la pommade après le mélange, dans les cas où une extrême ténuité est indispensable, par exemple, pour les pommades ophtalmiques.

Quelquefois, on fait le mélange à froid, et cette manipulation suffit quand on ne prépare qu'une petite quantité de pommade ; mais quand on opère sur de fortes proportions, il faut faire fondre le corps gras, et y incorporer les poudres quand il est en partie refroidi : on obtient, par ce procédé, avec moins de temps et de peine, un mélange plus exact.

Il est quelques pommades que l'on fait par des procédés particuliers : telle est la pommade mercurielle.

Parmi les pommades par simple mélange se trouvent :

L'onguent de tuthie ;

La pommade épispatique verte ;

La pommade de cyrillo ;

La pommade mercurielle ;

La pommade hydriodatée, etc.

Onguent blanc Rhazis.

℞ Sous-cabonate de plomb. . . . . 5.

Axonge. . . . . 25.

F. s. a.

Cette pommade rancit très-vîte. Il faut en préparer peu à la fois.

Onguent de tuthie.

℞ Tuthie porphyrisée. . . . . 8.

Beurre lavé à l'eau de roses. . . . . }

Onguent rosal. . . . . } ana 16.

F. s. a.

Pommade de Régent.

℞ Beurre lavé à l'eau de roses. . . . . 450.

Camphre. . . . . 25.

Oxide rouge de mercure. . . . .   25.
Acétate de plomb. . . . .   25.

F. s. a.

Pommade avec l'émétique.

℞ Emétique. . . . .   5.
Axonge. . . . .   16.

F. s. a.

Pommade de Cyrillo.

℞ Sublimé corrosif. . . . .   4.
Axonge. . . . .   32.

F. s. a.

Pommade soufrée

(pour la galle).

℞ Axonge. . . . .   120.
Soufre lavé. . . . .   60.
Sel ammoniac. . . . .   4.
Alun. . . . .   4.

F. s. a.

Pommade épispatique.

℞ Poudre de cantharides. . . . . . .   64.
Onguent populéum. . . . .   1680.
Cire blanche. . . . .   256.
Verdet. . . . .   24.
Extrait d'opium. . . . .   24.

F. s. a.

Pommade hydriodatée.

℞ Hydriodate de potasse. . . . .   2.
   Axonge. . . . .   48.
F. s. a.

Cette pommade est tantôt jaune et tantôt blanche.

Quand l'hydriodate de potasse est légèrement alcalin, la pommade est blanche, parce qu'il ne s'établit pas de réaction entre le sel et la graisse.

Quand le sel est parfaitement neutre, la pommade est d'un jaune clair. C'est que la graisse décompose une portion d'acide hydriodique, forme de l'eau, et met à nu de l'iode, qui colore la pommade. La couleur devient de plus en plus foncée, surtout à la surface par le contact de l'air. Cet effet secondaire est le résultat de l'oxigénation des corps gras par l'oxigène atmosphérique, d'où résulte pour lui la propriété de décomposer plus aisément l'acide hydriodique; et ce fait est constaté par une autre expérience; c'est que les graisses rances, c'est-à-dire, qui ont absorbé l'oxigène de l'air, donnent de suite une pommade jaune avec l'hydriodate de potasse. L'hydriodate ioduré de potasse donne un produit semblable avec la graisse récente. Ces observations sont dues à M. Henry.

Pommade mercurielle.

(Onguent mercuriel, onguent napolitain).

℞ Axonge. . . . .⎫
Mercure. . . . .⎬ ana p. ég.

Triturez, dans un mortier de fer ou de marbre, le mercure avec le tiers de la graisse. Quand on n'aperçoit plus aucun globule de mercure à la loupe, après avoir frotté un peu de pommade entre deux morceaux de papier gris, on ajoute le reste de la graisse.

La préparation de cette pommade demande beaucoup de temps. On a cherché à l'abréger, et il a été proposé successivement pour y parvenir un grand nombre de méthodes : les uns, observant que l'extinction du mercure se fait plus rapidement dans un vase à large surface, et partant de l'idée hypothétique que le mercure est à l'état d'oxide dans la pommade mercurielle, ont proposé de triturer le mercure avec de vieil onguent napolitain, ou de la graisse rance, ou de la graisse oxigénée ou de l'oxide de mercure. Nonobstant l'idée que l'on peut se faire de l'état du mercure dans la pommade mercurielle, tous ces moyens de hâter sa préparation doivent être bannis, parce que le moindre des inconvéniens qui peut en résulter est de donner un médicament déjà rance au moment où il vient d'être préparé.

L'huile d'amandes douces a été recommandée par M. Dumesnil, l'huile d'œuf par M. Planche,

l'agitation avec de l'eau dans un flacon par M. Du-
filho.

L'on n'est pas d'accord sur l'état du mercure
dans l'onguent napolitain : les uns croient qu'il est
oxidé. Un plus grand nombre pense qu'il y est à
l'état métallique. M. Wahren a principalement dé-
fendu la première opinion, M. Vogel et M. Boullay
la seconde.

Voici sur quelle base s'est appuyé M. Wahren,

1° De l'onguent mercuriel ayant été mêlé à de
la potasse liquide jusqu'à saponification, et le savon ayant été dissous dans l'eau froide, il est resté
une poudre sans éclat métallique ;

2° De l'onguent préparé avec du mercure et de
la graisse oxigénée s'est comporté de même ;

3° Du mercure éteint dans la térébenthine fut
traité par l'alcool. Il laissa un résidu non métallique ;

4° Du mercure a été séparé par l'eau du mercure gommeux de Plenck : il était noir grisâtre et
sans éclat métallique ;

5° En chauffant les trois premières préparations
dans un tube à la chaleur de l'eau bouillante, il se
précipite plus ou moins promptement du mercure
métallique. C'est que dans ce cas l'oxide est réduit;
car, en préparant de la pommade avec de l'oxide
de mercure, préparé par agitation dans l'air, il est
également presque réduit par la fusion ;

6° De l'onguent mercuriel recouvert d'une feuille
d'or ne l'a pas blanchie.

D'après MM. Vogel et Boullay, en traitant l'onguent mercuriel par l'alcool, on dissout toute la

graisse, et le mercure reste à l'état métallique.
Ce même effet est produit à froid par l'éther sulfurique. Il reste seulement un peu d'oxide gris qui
équivaut au plus à la cinquantième partie du mercure.

L'onguent mercuriel étant traité par l'acide sulfurique, étendu de trois parties d'eau à une douce
chaleur, le mercure reparaît à l'état métallique, et
le liquide ne contient pas de mercure.

L'acide muriatique ne donne pas de mercure
doux avec l'onguent napolitain.

L'acide acétique laisse le mercure métallique,
et il ne se fait pas d'acétate.

L'onguent préparé avec la graisse et de l'oxide
noir de mercure ne donne pas de mercure métallique.

Le mercure gommeux, traité par l'eau, donne du
mercure métallique.

Enfin, de ce qu'une feuille d'or n'est pas blanchie pas la pommade mercurielle, il n'en faut pas
conclure que le métal y est oxidé; car une pièce
d'or appliquée sur un amalgame mou d'étain ne
blanchit pas.

En comparant entre elles ces différentes expériences, on voit que tout tend à faire voir le mercure à l'état métallique dans la pommade mercurielle. L'erreur de M. Wahren provient de ce qu'il
a considéré comme de l'oxide la poudre obtenue
dans ses essais. Elle a l'aspect que présente le
mercure provenant de la décomposition de son
oxide par l'eau oxigénée. On peut s'assurer aisé-

ment par les moyens ordinaires qu'elle ne contient pas d'oxigène.

Puisque le mercure n'est que divisé dans la pommade mercurielle, il est évident que c'est dans les circonstances physiques que doivent être recherchés les moyens de hâter l'extinction de ce métal. Un vase très-évasé et à fond peu convexe aura cet avantage de permettre aux globules de métal de rester séparés à mesure qu'ils auront été formés, sans que leur propre poids puisse les réunir, ce qui aurait immanquablement lieu dans un vase à parois très-inclinées.

Le mélange sera surtout facilité par les corps qui, ayant une viscosité moyenne, permettront au mercure de s'interposer entre leurs particules, en même temps qu'ils s'opposeront à la réunion des globules séparés. Il serait possible que ce fût là la véritable cause des bons effets produits par l'huile d'œufs.

Onguent gris.

℞ Onguent napolitain. . . . .   250.
Axonge. . . . .   750.

Mêlez.

Pommade mercurielle au beurre de cacao.

L'ancienne formule de cette pommade prescrit de ramollir le beurre de cacao avec le quart de son poids d'huile de Ben, et de triturer avec le mercure dans un mortier échauffé, jusqu'à extinction du mercure. Il est très-long, très-difficile, pour ne pas dire impossible, d'éteindre le mercure

par ce moyen. On a proposé d'y substituer celui-ci,
savoir : de mélanger de la pommade mercurielle
avec du beurre de cacao ; mais le produit conserve
une odeur de graisse désagréable. L'emploi de
l'huile d'œufs, conseillé par M. Planche, est très-
avantageux. On triture une once de mercure avec
vingt gouttes d'huile d'œufs pendant un quart-
d'heure dans un mortier de marbre. D'autre part,
on échauffe un mortier de porcelaine, et l'on y met
une once de beurre de cacao. Quand il est liquéfié,
on ajoute le mercure, et on triture pendant une
demi-heure, à une température telle que le mélange conserve une certaine liquidité. On laisse
refroidir graduellement, en continuant la trituration. Si quelques globules de mercure reparais-
saient par suite du refroidissement, on nettoierait
le pilon, et on le chaufferait de nouveau de manière à ramollir le beurre de cacao, sans le liquéfier. Après quelques minutes d'une nouvelle agitation, le mercure disparaîtrait.

II. POMMADES PAR SOLUTION.

Les pommades par solution sont simplement
chargées des parties aromatiques et quelquefois
des parties colorantes des végétaux. Leur excipient est toujours l'axonge, auquel on ajoute souvent un peu de cire, pour lui donner une consistance convenable.

On les prépare par macération, digestion ou
coction :

1° Pour préparer une pommade par macération

on pétrit les parties des végétaux avec la graisse bien lavée ; au bout de deux jours, on fait fondre à une douce chaleur ; on ajoute une nouvelle quantité de plantes ; après deux jours on fait liquéfier de nouveau ; on passe avec expression, et on tient la pommade fondue à la chaleur du bain-marie, pour la laisser déposer. On la gratte quand elle est refroidie, pour en séparer les fèces.

Pommade rosat.

℞ Axonge lavé plusieurs fois à l'eau de roses.   1000.
Roses pâles avec leurs calices. . . . . . .   2000.

F. s. a.

On a l'habitude de colorer la pommade rosat avec la racine d'orcanette : les anciennes pharmacopées prescrivent d'employer parties égales de roses pâles avec leurs calices et de roses de Provins, et de faire cuire jusqu'à consomption de l'humidité. On colorait sur la fin avec la racine d'orcanette.

Pommade de concombres.

Elle se prépare par le procédé suivant, qui a été décrit par MM. Henry et Guibourt.

℞ Axonge. . . . .   4.
Graisse de veau.. . . . .   1.
Suc de concombres. . . . .   s. q.

On fait liquéfier l'axonge et la graisse de veau à une douce chaleur ; quand le mélange est refroidi, on verse dessus la moitié de leur poids de suc de concombres récemment préparé, et l'on pétrit le tout ensemble. Après vingt-quatre heures, on remplace le suc par du nouveau. Au bout de sept à huit fois, la pommade est odorante. On sépare le liquide, et on fait fondre à une douce chaleur. Pour faciliter la précipitation d'un peu de parenchyme et d'eau que le suc a laissé, on projète, avant de retirer du feu, un peu d'amidon en poudre ($\mathfrak{Z}$ ij ℔ j). L'amidon se gonfle, et forme un magma qui se précipite en entraînant avec lui les matières étrangères : on laisse reposer, et l'on coule la pommade ;

2° On prépare par digestion les pommades de fleurs d'oranger, de jasmin et de lavande. Du reste, on opère comme il a été dit ci-dessus. C'est aussi par digestion que l'on prépare la pommade de cantharides.

Pommade de cantharides.

♃ Poudre grossière de cantharides.	120.
Axonge.	1680.
Eau.	250.
Curcuma pulvérisé.	8.
Cire jaune.	250.
Essence de citrons.	8.

Faites digérer les cantharides et l'axonge pendant deux heures sur un feu doux, en agitant continuellement ; passez avec expression, faites digérer avec le curcuma ; filtrez ; séparez l'humidité ; faites fondre avec la cire jaune ; aromatisez avec l'huile essentielle de citrons.

Telle est la formule du Codex.

La présence de l'eau est nuisible, 1° parce qu'elle peut, ainsi que la graisse, se charger de la cantharidine, et qu'elle s'oppose à la dissolution par le corps gras de la matière colorante du curcuma et des deux principes huileux jaune et vert des cantharides ;

3° C'est par coction que se font les graisses médicamenteuses suivantes :

Pommade au garou, pommade de baies de laurier, et pommade ou onguent populéum.

Onguent de laurier.

2/ Feuilles de laurier. . . . .   5oo.
Baies de laurier. . . . .   5oo.
Axonge. . . . .   1ooo.

On broie dans un mortier, avec un pilon de bois, les feuilles de laurier, en ajoutant peu à peu la graisse : on fait cuire jusqu'à ce que l'humidité soit dissipée ; on ajoute, sur la fin, les baies de laurier broyées ; on laisse digérer pendant quelque temps ; on passe avec expression à travers un linge serré ; on laisse déposer, et l'on sépare les fèces.

M. Jéromel a proposé la formule suivante :

2/ Axonge. . . . .   ℔ j.
Feuilles de laurier sèches. . . . .   ʒ iij.

Concassez les feuilles de laurier, et faites digérer pendant douze heures avec l'axonge ; passez et ajoutez une livre d'huile de baies de laurier préparée par expression.

(379)

Pommade au garou.

℞ Axonge. . . . .   320.
Cire. . . . .   32.
Ecorce de garou. . . . .   128.

On fait tremper les tiges de garou dans l'eau pour en pouvoir séparer aisément l'écorce ; on la met dans une bassine avec la graisse et la cire, et l'on fait bouillir jusqu'à ce que l'humidité soit évaporée. On passe ; on laisse déposer, et on râcle la pommade pour séparer les fèces. On triture pour qu'il n'y reste pas de grumeaux.

Il vaudrait mieux, suivant la méthode de M. Coldefy-Dorly, hacher l'écorce de garou, et la piler dans un mortier, en l'humectant avec de l'alcool jusqu'à ce qu'elle présente une masse soyeuse sans apparence d'écorce : on la traiterait ensuite par digestion dans le corps gras.

Onguent populéum.

℞ Bourgeons frais de peuplier. . . . . . .   500.

Faites digérer pendant vingt-quatre heures dans :

Axonge fondu. . . . .   1500.

Conservez jusqu'à ce que l'on puisse se procurer les plantes suivantes :

Feuilles récentes de pavot. . . . . ⎫
— — de belladone. . . . .   ⎬ ana 128.
— — de jusquiame. . . . .   ⎪
— — de morelle. . . . . ⎭

Pilez ces plantes; mêlez-les à la graisse et aux bourgeons de peuplier; faites cuire jusqu'à consomption de l'humidité; passez avec expression; laissez déposer et refroidir, et grattez la pommade par couches pour séparer les fèces.

Ce procédé, donné par le Codex, a été signalé comme vicieux depuis fort long-temps. Les bourgeons de peuplier moisissent dans la graisse, et la font rancir avant que les autres plantes ne soient suffisamment développées.

M. Henry fait chauffer les bourgeons dans la graisse pour dissiper leur eau de végétation, et il les conserve en cet état jusqu'au moment où il peut se procurer les plantes nécessaires pour terminer la pommade.

M. Boullay fait une première pommade avec les bourgeons, et il s'en sert comme d'excipient pour dissoudre les parties médicamenteuses des plantes narcotiques.

Il est préférable, suivant le procédé de M. Dumesnil, de se servir des bourgeons secs; on les concasse, et on les ajoute quand l'eau des plantes a été évaporée; on laisse digérer pendant vingt-quatre heures. La dessication ne fait pas perdre aux bourgeons leur principe odorant balsamique. La graisse qui se dissout prend une teinte jaunâtre.

III. POMMADES PAR COMBINAISONS.

C'est presque toujours à chaud que se préparent les graisses médicamenteuses qui offrent dans leur préparation des phénomènes chimiques. Elles sont peu nombreuses ; les seules qui soient d'un usage général aujourd'hui sont la pommade oxigénée et la pommade citrine.

Pommade oxigénée.

(Onguent nitrique).

℞ Axonge. . . . . 8.
Acide nitrique à 32°. . . . . 1.

Faites liquéfier l'axonge à un feu doux ; ajoutez l'acide petit à petit, et remuez, en laissant sur le feu jusqu'à ce que le mélange commence à bouillir ; retirez du feu, et continuez à agiter jusqu'à ce que la matière soit en grande partie refroidie ; coulez-la dans des moules de papier.

Dans cette opération l'acide nitrique est décomposé. Son oxigène agit sur une partie du carbone et de l'hydrogène de la graisse, d'où résulte de l'eau et de l'acide carbonique qui se dégagent en même temps que le deutoxide d'azote provenant de la désoxigénation de l'acide. Le produit est de la graisse, en partie deshydrogénée et décarbonée, et, par conséquent, proportionnellement plus oxigénée ; il reste un peu d'acide indécomposé. Si on employait une plus grande quantité d'acide, comme quelques pharmacopées le prescrivent, il faudrait laver le produit pour en séparer l'excès d'acide.

MM. Bussy et Lecanu ont fait voir que, parmi les produits de la réaction, se trouvaient de l'acide oléïque et de l'acide margarique.

Pommade citrine.

(Onguent citrin, graisse avec le nitrate de mercure).

℞ Axonge. . . . . 32.

Mercure. . . . . 2.

Acide nitrique à 32°. . . . . 2.

On fait dissoudre le mercure dans l'acide à une douce chaleur ; on verse cette solution dans l'axonge fondu et à demi refroidi ; on agite, et l'on coule dans des moules en papier.

Dans la première partie de l'opération, qui consiste à dissoudre le métal dans l'acide nitrique, il se fait du nitrate de mercure. L'acide est, en partie, décomposé ; il se dégage du deutoxide d'azote, qui est transformé en acide nitreux par sa combinaison avec l'oxigène, à mesure qu'il a le contact de l'air. L'oxigène provenant de la décomposition de l'acide nitrique fait passer le mercure à l'état d'oxide, lequel s'unit à la portion d'acide nitrique qui n'a pas été décomposée. La dissolution est presque entièrement formée de nitrate de deutoxide de mercure dissous dans un excès d'acide. Quand on vient à la verser dans la graisse, le sel est décomposé ; il se transforme en sous-nitrate jaune et en acide nitrique. Celui-ci réagit sur la graisse de la même manière que nous avons déjà signalée en parlant de la préparation de la pommade oxigénée ; de là, un dégagement de vapeur d'eau, d'acide carbonique et de deutoxide d'azote. La graisse altérée reste unie au sous-nitrate mercuriel. Ce sel, d'une couleur jaune, qui était connu autrefois sous le nom de turbith nitreux, communique à la pommade la couleur qui lui est propre.

Si l'on versait la dissolution nitrique dans la graisse très-chaude, le nitrate serait presque entièrement décomposé, c'est-à-dire, réduit à l'état d'oxide, et la pommade, au lieu d'être citrine, serait d'une couleur jaune rougeâtre.

Au bout d'un certain temps, il se fait une croûte blanche à la surface de cette pommade. M. Vogel pense qu'elle est le résultat d'un dégagement de deutoxide d'azote qui, se faisant du centre à la circonférence, soulève et divise la couche extérieure de l'onguent. M. Laudet s'est assuré que le nitrate disparaît en entier de la pommade citrine quand elle est vieille ; elle a blanchi alors dans toute sa masse. Peut-être est-ce là la véritable cause du changement qui se produit à sa surface ?

La pommade citrine devient grise quand on la divise à froid ou à chaud dans du cérat ou des corps gras. On a attribué ce phénomène à la désoxigénation du mercure. L'explication est au moins fort douteuse.

ONGUENS.

On nomme onguens, des pommades composées de corps gras et résineux, dans lesquelles on ne fait pas entrer de substances métalliques en combinaison.

On emploie souvent indifféremment les expressions de *baumes* et *onguens*. Cette dernière, dans sa véritable acception, devrait être réservée pour les médicamens destinés à oindre la peau. Le mot baume serait réservé pour les pommades résineuses destinées à être appliquées sur des parties entamées ou près de l'être.

Ordinairement, pour préparer un onguent, on fait fondre ensemble les matières grasses et les matières résineuses ; on passe à travers un linge, pour séparer les impuretés, et l'on agite, au moyen d'un bistortier, jusqu'à parfait refroidissement. On obtient, par cette manipulation, des onguens moins tenaces, et dans lesquels la résine est bien divisée.

Quelquefois on fait fondre certaines matières à part. C'est lorsqu'elles se liquéfient plus difficilement que les autres. Cette pratique trouve son application dans la préparation de l'onguent basilicum et de l'onguent de styrax.

Quand il entre dans la composition d'un onguent des substances odorantes ou volatiles, on ne les ajoute qu'à la fin. C'est ce que l'on doit surtout avoir grand soin de faire pour la térébenthine, le camphre et les huiles essentielles.

Quand on devra incorporer à un onguent quelque matière pulvérisée, on la prendra très-fine.

Onguent basilicum.

(Onguent de poix et de cire).

℞ Poix noire. . . . .)
Cire jaune. . . . . } ana 32.
Colophane. . . . .)
Huile d'olives. . . . . 128.

Faites liquéfier ensemble la poix et la colophane ; ajoutez la cire et l'huile : quand le tout sera fondu, passez au-dessus d'un mortier ou d'une terrine à fond convexe ; agitez avec un bistortier jusqu'à ce que l'onguent soit simplement tiède ; versez-le dans des vaisseaux convenables.

On mettait dans cet emplâtre de la poix-résine ; on lui a substitué la colophane. Elle n'a pas, comme la poix-résine, l'inconvénient de se tuméfier et de rendre la liquéfaction des matières plus difficile.

On préparait autrefois cet onguent en liquéfiant ensemble toutes les matières. M. Gay a conseillé, avec juste raison, de commencer par fondre d'abord la poix : il s'en dissout davantage. Quand on passe le produit, il reste, sur les parois de la bassine, une grande quantité d'une matière noire, qui est peu soluble dans l'huile, et qui paraît être formée de résine altérée et de charbon.

Onguent de styrax composé.

℞ Huile de noix. . . . . 350.
Styrax liquide. . . . . 225.

Colophane. . . . . 480.
Résine élémi. . . . . 192.
Cire jaune. . . . . 192.

F. s. a.

Baume d'Arcœus.

℞ Suif de mouton. . . . . 1000.
Térébenthine. . . . . 750.
Résine élémi. . . . . 750.
Axonge. . . . . 500.

F. s. a.

Baume de Geneviéve.

℞ Huile d'olives. . . . . 384.
Cire jaune. . . . . 64.
Santal rouge en poudre. . . . . . 16.
Térébenthine. . . . . 128.
Camphre. . . . . 2.

Faites digérer à une douce chaleur. Le camphre ne doit être ajouté que lorsque la pommade est à moitié refroidie.

Onguent d'althœa.

℞ Huile de mucilage. . . . . 1000.
Cire jaune. . . . . 250.
Poix-résine. . . . . 125.
Térébenthine. . . . . 125.

F. s. a.

Digestif simple.

℞ Térébenthine pure. . . . .   64.

Jaunes d'œufs, N° 2 ou. . . . .   32.

Huile d'hypéricum. . . . .   s. q.

Pour faire un onguent à moitié liquide.

Baume nerval.

℞ Moëlle de bœuf. . . . .   128.

Huile de muscade par expression. . . .   128.

Essence de romarin. . . . .   8.

— de girofles. . . . .   4.

Camphre. . . . .   4.

Baume du Pérou. . . . .   8.

Alcool à 36°. . . . .   16.

On fait liquéfier ensemble la moëlle de bœuf et l'huile de muscade ; on verse le mélange dans une bouteille à large ouverture ; on y ajoute les essences, le camphre en poudre, et le baume du Pérou dissous dans l'alcool : on fait fondre le tout au bain-marie ; on le mélange exactement, et l'on conserve dans des vases bien bouchés.

§ XLI.

DES EMPLATRES.

Les emplâtres, par leur composition, se rappro-chent beaucoup des onguens ; ils en diffèrent essentiellement par leur consistance ; ils deviennent moins fluides par la chaleur, de telle sorte, que la température du corps les ramollit sans les faire couler, et qu'ils conservent la forme qu'on leur a donnée.

Relativement à leur composition, on divise les emplâtres en deux classes : ceux de la première ont une composition entièrement semblable à celle des onguens, dont ils ne diffèrent que par la plus forte proportion des matières solides. On les désigne sous la dénomination d'onguens solides et d'onguens emplâtres.

La deuxième série des emplâtres comprend tous ceux dont la base est un savon de plomb. Il est beaucoup de pharmacologistes qui n'appliquent qu'à ces derniers composés la dénomination d'emplâtres.

ONGUENS EMPLATRES.

La manière de les préparer diffère à peine, et souvent même ne diffère en rien de celle mise en usage dans la fabrication des onguens.

Le plus souvent on fait fondre ensemble toutes les matières : l'emplâtre de cire, celui de blanc de baleine en sont des exemples.

Quand il entre dans la composition des emplâtres de la térébenthine, on ne l'ajoute qu'à la fin, pour ne pas dissiper par la chaleur une partie de l'huile essentielle. Le principal inconvénient qui en résulterait serait d'avoir une masse emplastrique d'une consistance trop ferme.

Après avoir liquéfié les matières grasses et résineuses, on leur incorpore souvent différentes autres substances : celles-ci doivent toujours être parfaitement disposées au mélange : ainsi, les poudres
auront la plus grande finesse, les extraits seront
ramollis ; le mercure sera éteint ; le camphre sera
dissous dans un peu d'huile ; toutes ces matières
devront être mêlées peu à peu. On fera tomber les
poudres à travers le tissu d'un tamis très-lâche, et
l'on agitera à mesure, afin de les diviser parfaitement dans la masse, et qu'elles n'y forment pas
de grumeaux : leur quantité ne devra pas dépasser
le huitième de la masse, sans quoi l'emplâtre n'aurait plus de liant, et il serait difficile de le malaxer.

Autrefois on ajoutait les gommes-résines aux
onguens après les avoir réduites en poudre. Il faut,
si l'on veut conserver ce procédé, que l'emplâtre
ne soit pas trop chaud, et faire tomber les gommes-
résines en poussière au moyen d'un tamis, de manière à ce qu'elles restent très-divisées, et ne se
grumèlent pas. Elles donnent presque toujours à
l'emplâtre un aspect désagréable et une texture
peu lisse, en y formant une grande quantité de
petits points colorés : aussi, est-il préférable de
les ajouter après les avoir dissoutes, et avoir concentré la solution. Le vinaigre a été proposé
comme dissolvant ; mais ses propriétés comme tel
ne sont pas très-efficaces, et on lui a substitué avec
avantage l'alcool faible. On concasse les gommes-
résines, on les fait dissoudre dans l'alcool à 22° à

la chaleur du bain-marie ; on passe la dissolution avec expression au travers d'un linge, et on l'évapore en consistance d'extrait mou. C'est en cet état qu'on incorpore les gommes-résines à l'emplâtre.

Toutes les matières qui entrent dans un emplâtre étant mélangées, on le laisse refroidir en grande partie, puis on le malaxe dans les mains mouillées, sur une table également mouillée, pour perfectionner le mélange, et lisser le produit ; on le divise ensuite en cylindres plus ou moins gros, que l'on nomme magdaléons.

Quand un emplâtre contient beaucoup de matières solubles dans l'eau, soit extractives, soit salines, on a la précaution de le malaxer moins long-temps, et en faisant usage de la moindre quantité d'eau possible.

Emplâtre de cire.

℞ Cire jaune. . . . . 3.

Suif de mouton. . . . . 3.

Poix blanche. . . . . 1.

F. s. a.

Emplâtre de mucilage.

℞ Huile de mucilage. . . . . 240.

Résine de pin. . . . . 96.

Térébenthine. . . . . 32.

Cire jaune. . . . . 1000.

Gomme ammoniaque. . . . . 32.

Opoponax. . . . . 32.

Safran en poudre. . . . . 10.

F. s. a.

Emplâtre de ciguë.

℞ Résine de pin. . . . .   960.
Poix de Bourgogne. . . . .   448.
Cire jaune. . . . .   640.
Huile de ciguë. . . . .   128.
Feuilles récentes de ciguë. . . . .   2000.
Gomme ammoniaque. . . . .   500.

On fait liquéfier les matières fusibles, et l'on ajoute la ciguë contuse ; on fait cuire jusqu'à l'évaporation de toute l'eau de végétation ; on passe à la presse ; on laisse refroidir, et l'on sépare les fèces. Cela fait, on liquéfie de nouveau la masse emplastrique, et l'on y incorpore de la gomme ammoniaque dissoute dans l'alcool à 22°, et évaporée en consistance d'extrait.

Le Codex prescrit de dissoudre la gomme ammoniaque dans le vinaigre scillitique, et le suc de ciguë, ce qui est un fort mauvais procédé.

M. Boullay a conseillé de faire fondre la gomme ammoniaque en larmes, et d'y incorporer l'emplâtre ordinaire de ciguë.

M. Caventou fait cuire la ciguë avec l'huile jusqu'à consomption de l'humidité, et ajoute la gomme ammoniaque avec les autres substances résineuses. Le premier procédé que nous avons indiqué, est le meilleur, parce que la gomme ammoniaque se liquéfie difficilement par la chaleur, et que, d'ailleurs, la consistance de l'emplâtre varierait avec le degré de siccité naturel ou le degré de pureté de la gomme-résine.

Emplâtre agglutinatif d'André de la Croix.

℞ Poix blanche. . . . . 128.
Résine élémi. . . . . 32.
Térébenthine. . . . . 16.
Huile de laurier. . . . . 16.

F. s. a.

Emplâtre de cantharides.

(Emplâtre vésicatoire).

℞ Poix blanche. . . . . 240.
Térébenthine. . . . . 80.
Cire jaune. . . . . 180.
Poudre de cantharides. . . . . 125.

F. s. a.

Les cantharides que contient cet emplâtre agissent peu : aussi, l'on est dans l'habitude de le recouvrir de mouches concassées avant de l'appliquer.

Emplâtre vésicatoire anglais.

℞ Emplâtre de cire. . . . .
Suif. . . . . }ana p. ég.
Cantharides en poudre fine. . . . . . .

F. s. a.

DES EMPLATRES PROPREMENT DITS.

Cette série d'emplâtres a pour base la combinaison du plomb avec les acides oléïque et margarique. On les divise en deux séries : la première comprend les emplâtres préparés avec l'intermède de l'eau ; et la seconde, les emplâtres préparés sans elle, que l'on désigne aussi par l'épithète d'emplâtres brûlés.

Indiquons d'abord le mode de préparation des emplâtres non brûlés ; nous donnerons ensuite la théorie de leur préparation.

Toutes les huiles ne sont pas également propres à la fabrication des emplâtres. Les huiles naturellement mucilagineuses, ou celles que l'on a rendues telles artificiellement, donnent des emplâtres peu consistans. C'est là la cause de la mollesse de l'emplâtre de mucilage fait, d'après l'ancienne formule, avec l'huile de mucilage et la décoction de glayeul.

M. Henry s'est assuré que l'huile d'olives mérite la préférence sur toutes les autres : elle donne avec facilité un emplâtre peu coloré et d'une bonne consistance. L'huile blanche se combine assez bien, mais le produit est moins blanc. Il se dessèche à la surface, et devient cassant.

L'huile de ricins donne un emplâtre solide, mais moins blanc. Avec la graisse de porc, l'emplâtre ne paraît pas différer beaucoup de celui que forme l'huile d'olives.

La nature de l'oxide influe puissamment aussi sur la combinaison. M. Chevreuil a fait voir que la plupart des oxides métalliques peuvent former des savons avec les corps gras ; mais presque toutes ces combinaisons ne s'obtiennent bien que par dou-

(394)

bles décompositions, et doivent trouver leur place avec les savons.

Les oxides de plomb sont seuls employés à la préparation des emplâtres. Le minium se combine lentement et mal ; sans doute, parce que l'oxide a besoin, pour réagir sur le corps gras, d'être en partie désoxigéné, et que cette transformation ne se fait qu'avec beaucoup de lenteur à la température à laquelle on opère. M. Fremy assure qu'il se produit de l'eau et de l'acide carbonique. Si le fait est vrai, il indique une altération du corps gras, consistant en une décarbonisation, et une déshydrogénation produite par l'oxigène, qui constitue l'oxide rouge de plomb.

Le massicot donne une masse emplastrique sans cohérence. On a dit que cela tenait à ce que le protoxide de plomb devait être présenté à l'huile à l'état d'oxide naissant. Cependant, récemment préparé par précipitation de l'acétate au moyen d'un alcali, il ne donne qu'une masse peu solide (Henry).

La litharge est, de tous les oxides de plomb, le plus convenable pour la préparation des emplâtres. Cependant il n'est pas indifférent de prendre telle ou telle litharge du commerce. La litharge anglaise donne un emplâtre qui a la blancheur, la consistance et le liant que l'on recherche. La litharge de Hambourg donne un emplâtre grenu et dépourvu du liant et de la consistance du précédent (Henry).

Le choix des corps gras et de l'oxide étant fait,

on liquéfie les premiers , s'ils sont solides ; on y mélange l'oxide , puis on ajoute un peu d'eau. On chauffe de manière à entretenir la matière bouillante en l'agitant continuellement jusqu'à ce qu'elle ait acquis une consistance convenable , ce que l'on reconnaît en en malaxant une petite parcelle dans de l'eau froide : elle ne doit pas s'attacher aux doigts. On s'aperçoit que ce moment approche , à ce qu'il s'élève de la masse , tandis qu'on l'agite , des bulles légères qui sont enlevées par le courant d'air chaud : elles sont formées d'air retenu captif au milieu d'une pellicule très-mince d'emplâtre.

Pendant tout le temps que dure la cuisson de l'emplâtre, on ajoute de l'eau chaude de temps en temps, de manière à ce qu'elle serve de bain-marie, et que la température ne puisse pas s'élever au-dessus de cent degrés.

Examinons les phénomènes qui se manifestent pendant l'opération , et cherchons à en déterminer la cause.

Le mélange, de rougeâtre qu'il est d'abord, change successivement de couleur, et il est incolore après la cuisson. Au commencement de l'action du feu, il se manifeste une effervescence qui boursoufle la matière. Bientôt elle s'appaise, mais l'emplâtre n'en occupe pas moins un volume considérable pendant tout le cours de l'opération, à cause de la vapeur d'eau qui le soulève en se dégageant. Ces circonstances nécessitent l'emploi d'une bassine dont la capacité soit bien plus

grande que ne semble le demander le volume primitif des composans.

Au moment où l'on chauffe le mélange d'huile
et d'oxide, il s'établit une réaction, dont le premier effet est le dégagement de l'acide carbonique
de la litharge. Les élémens des corps gras (oléïne
et stéarine) réagissent les uns sur les autres, et se
transforment en acides oléïque et margarique, et
en principe doux. Les acides se combinent à
l'oxide de plomb, et le principe doux reste dans
l'eau ; il est rejeté avec elle. Pendant ces réactions,
suivant M. Chevreuil, la plus grande partie du carbone et de l'hydrogène des corps gras, en proportions très-rapprochées de celles où ils sont dans
l'hydrogène percarboné, retient une partie d'oxigène pour constituer les acides margarique et
oléïque, tandis que le reste de l'hydrogène et
du carbone, avec une portion d'oxigène, forme le
principe doux, en fixant une certaine quantité des
élémens de l'eau. Il est de fait qu'il y a de l'eau
fixée dans l'opération, car la somme des poids de
la graisse saponifiée et du principe doux est plus
forte que le poids de la graisse employée ; ce qui
prouve que, par suite des réactions, une portion
d'eau, ou du moins de ses élémens, sont entrés dans
les nouvelles combinaisons.

Quand on fait servir le suif à la préparation de
l'emplâtre simple, il se fait, en outre des acides
oléïque et margarique, de l'acide stéarique : ce
dernier acide diffère peu de l'acide margarique,
et l'on peut sans inconvéniens attacher une faible

importance aux changemens qui en résultent dans les phénomènes.

Que, si l'on ajoute de l'eau au mélange, pendant la fabrication de l'emplâtre, c'est pour que la chaleur ne dépasse pas cent degrés, et que l'emplâtre ne puisse brûler. Il faut, comme nous l'avons dit, remettre de l'eau de temps en temps pour remplacer celle qui s'évapore. Si, toute l'eau étant vaporisée, on voulait en ajouter de nouvelle, on devrait préalablement laisser refroidir l'emplâtre ; sa température s'étant élevée au-dessus de cent degrés, au moment où l'eau serait en contact avec lui, elle serait instantanément réduite en vapeurs : celle-ci, en se dégageant avec violence enlèverait la matière et la projèterait au dehors, non sans danger pour l'opérateur.

Lorsque l'on a préparé de l'emplâtre simple par ce procédé, on le malaxe pour en séparer l'eau, et par suite le principe doux, et l'on s'en sert comme de base dans la préparation de presque tous les emplâtres. On faisait autrefois de nouvelles combinaisons pour chaque sorte d'emplâtre en particulier. Mais, comme la nature du produit est la même, il convient mieux de se servir toujours d'emplâtre simple. On se conforme d'ailleurs, pour l'addition des autres substances, aux règles que nous avons données, en traitant des emplâtres de la première série.

Emplâtre simple.

℞ Litharge. . . . . ⎫
Axonge. . . . . ⎬ ana p. ég.
Huiles d'olives. . . . . ⎭
Eau commune. . . . .   s. q.
F. s. a.

Emplâtre diapalme.

℞ Emplâtre simple. . . . .   3000.
Sulfate de zinc. . . . .   128.

On liquéfie l'emplâtre ; on ajoute le sulfate de zinc dissous dans un peu d'eau ; on laisse sur un feu modéré en agitant continuellement jusqu'à ce que toute l'eau soit évaporée. Si l'on chauffait plus long-temps, l'emplâtre deviendrait grisâtre.

Le sulfate de zinc blanchit la composition, soit parce que ce sel interposé divise la matière, soit plutôt parce qu'il se forme par double décomposition un savon de zinc et du sulfate de plomb.

Le mot *diapalme* vient de ce que l'on préparait autrefois cet emplâtre, en se servant au lieu d'eau d'une décoction des régimes du palmier. Lémery conseillait de se servir d'une spatule faite avec la tige de cet arbre. Reuss et Plenck y faisaient entrer de l'huile de palme.

Emplâtre diachylon gommé.

℞ Extrait simple. . . . .   1600.

Cire jaune. . . . .⎫
Térébenthine. . . . .⎬ ana 96.
Poix blanche. . . . .⎭
Gomme ammoniaque. . . . .⎫
Bdellium. . . . .⎪
Galbanum. . . . .⎬ ana 32.
Sagapénum. . . . .⎭

On dissout les gommes-résines dans l'alcool à 22° et l'on rapproche en consistance d'extrait.

Emplâtre simple agglutinatif.

℞ Emplâtre simple. . . . . 6.
   Poix blanche. . . . . 1.
F. s. a.

Emplâtre de Nuremberg.

℞ Oxide de plomb rouge. . . . . 300.
   Huile d'olives. . . . . 300.
   Eau. . . . . s. q.

Faites un emplâtre, ajoutez :

   Cire jaune. . . . . 500.
   Camphre. . . . . 24.
F. s. a.

Emplâtre de savon.

℞ Oxide de plomb rouge. . . . . 500.
   Carbonate de plomb. . . . . 250.
   Emplâtre simple. . . . . 2000.
   Cire blanche. . . . . 96.
   Savon blanc. . . . . 125.

La combinaison du minium et du carbonate de
plomb avec l'huile se fait fort mal. Il vaudrait
mieux se servir d'emplâtre simple.

Emplâtre mercuriel.

℞ Emplâtre simple. . . . . 1250.
   Cire jaune. . . . . 64.
   Résine de pin. . . . . 64.
   Gomme ammoniaque. . . . . ⎫
   Bdellium. . . . . ⎪
   Encens. . . . . ⎬ ana 20.
   Myrrhe. . . . . ⎭
   Mercure. . . . . 380.

Eteint dans :

   Térébenthine. . . . . 64.
   Styrax liquide. . . . . 192.
   Huile essentielle de lavande. . . . . . . 8.

F. s. a.

La pharmacopée batave et M. Delondre conseillent de faire fondre d'un côté la cire et l'emplâtre, de mettre les gommes-résines avec la
térébenthine, et de les liquéfier à une chaleur
douce. La solution se fait, dit-on, avec la plus
grande facilité ; on la passe avec expression, et on
la mêle à l'emplâtre. Ce procédé, répété à la
pharmacie centrale, n'a pas eu le succès que l'on
pouvait en attendre.

Le mot *diachylon* signifie avec mucilage. Il a été
donné à cet emplâtre parce qu'on le faisait autre-

fois avec l'huile de mucilage et une décoction de racines de glayeul.

Emplâtre résolutif.

℞ Emplâre de savon. . . . . ⎫
— de ciguë. . . . . ⎪
Diachylon gommé. . . . . ⎬ ana p. ég.
Mercuriel. . . . . ⎭

F. s. a.

Emplâtres préparés sans l'intermède de l'eau.

Un seul est employé : c'est l'onguent de la mère. Il a été inventé par la mère Thècle, religieuse à l'Hôtel-Dieu de Paris.

On le prépare en faisant chauffer des corps gras dans une grande bassine de cuivre. Quand ils fument, ce qui annonce un commencement d'altération, on y fait tomber de la litharge à l'aide d'un tamis. Il s'opère une tuméfaction et un bouillonnement considérable dus principalement au dégagement de l'acide carbonique de la litharge. On continue à chauffer jusqu'à ce que la matière ait acquis une couleur brune foncée : on ajoute alors de la cire jaune et de la poix noire ; on les fait fondre ; on laisse refroidir l'emplâtre en partie, et on le coule dans des moules.

Les observations intéressantes de MM. Bussy et Lecanu ont singulièrement éclairé les phénomènes qui se produisent pendant la préparation de l'onguent de la mère. Ces chimistes ont vu que, lors-

que l'on chauffe un corps gras composé d'oléine et
de stéarine, il éprouve la même transformation
que par l'action des alcalis, de sorte que le
chauffage des corps gras, dans l'onguent de la
mère, doit les transformer en acides oléïque et
margarique. Il s'en suit que la combinaison avec
l'oxide de plomb doit s'effectuer plus aisément,
puisque deux causes concourent en même temps
à la formation de l'oléo-margarate métallique.
Mais, en même temps que ce sel se produit,
les corps gras sont altérés, et donnent tous les
produits ordinaires de cette décomposition : les
graisses déjà roussies par la chaleur deviennent
grises au moment du mélange de l'oxide ; ensuite, elles se charbonnent, et dégagent de la
vapeur d'eau, de l'acide carbonique, de l'acide
acétique, de l'huile empyreumatique, du gaz
hydrogène carboné, de l'oxide de carbone, et
sans doute de l'acide oléique et de l'acide margarique : cette décomposition provient de l'action
du feu sur les matières grasses, et aussi de celle
qu'il exerce sur les premiers produits de leur décomposition ; savoir, les acides gras et le principe
doux.

Si l'on ajoutait l'oxide de plomb trop tôt, il
serait revivifié par les élémens combustibles des
graisses, et la combinaison serait imparfaite.

Il faut se servir d'une grande bassine, pour que
la matière, qui se tuméfie beaucoup, ne passe pas
par-dessus les bords.

La préparation de l'onguent de la mère doit

être faite pendant le jour ; si l'on approchait un corps enflammé de la bassine, les vapeurs et les gaz inflammables, se trouvant en contact avec l'air à une température élevée, prendraient feu, et il se communiquerait à toute la masse.

Une partie de l'acide acétique, provenant de la réaction du feu sur les corps gras, se combine avec l'oxide de plomb. C'est à la présence de l'acétate qui en résulte que l'on attribue la formation d'une couche blanche à la surface de l'onguent, peu de temps après sa préparation ; on l'évite en suivant exactement le procédé que nous avons décrit. Si l'on mettait la poix noire en même temps que les autres substances, l'emplâtre blanchirait.

Onguent de la Mère.

♃ Huile d'olives.		5oo.
Axonge.	⎫	
Beurre.	⎪	
Suif.	⎬ ana 25o.	
Litharge.	⎪	
	⎭	
Cire jaune.		18o.
Poix noire.		8o.

F. s. a.

§ XLII.

CATAPLASMES.

Les cataplasmes sont des médicamens composés externes, d'une consistance de bouillie épaisse, destinés à être appliqués sur quelque partie du corps. Ils sont composés de pulpes, de poudres, de farines et de différens liquides : on y ajoute des poudres, des sels, des huiles, des onguens, etc.

Dans quelque cas on leur a donné des noms particuliers : on appelle sinapismes ceux qui sont faits avec de la moutarde ; *épicarpes*, ceux que l'on destine à être appliqués sur les poignets, et *suppédanes*, les cataplasmes pour la plante des pieds : ces deux dernières dénominations ne sont plus d'usage.

Il y a des cataplasmes crus ; il y en a de cuits. Dans le premier cas, sont ceux faits avec la farine de moutarde ; ils perdraient par la chaleur toutes leurs propriétés : tels sont encore les cataplasmes faits avec des pulpes de plantes préparées sans feu.

Tout ce que nous avons dit, en parlant des pulpes faites à froid, est applicable à la préparation des cataplasmes préparés sans coction avec des plantes fraîches, ou des parties de plantes fraîches. Les cataplasmes de moutarde portent, comme nous l'avons dit, le nom de *sinapismes*.

On les obtient, en mêlant dans un mortier de la farine de moutarde récente avec du vinaigre froid ou tiède : on doit éviter de chauffer la farine, car les propriétés de la moutarde résident dans une huile volatile âcre que la chaleur dissiperait. Quelquefois on ajoute aux sinapismes des corps qui, par leur âcreté, puissent augmenter leur énergie, comme le poivre, l'ail, les cantharides ou leur teinture alcoolique. On réduit le poivre en poudre, et on le place à la surface du cataplasme ; l'ail doit être mêlé dans la substance même du cataplasme, après avoir été pulpé sans le secours de la chaleur : on mêle la teinture des cantharides à la masse, ou mieux encore, on se contente de la mélanger avec la couche superficielle.

L'huile fixe qui existe dans la semence de moutarde est naturellement douce, et n'ajoute en rien aux propriétés rubéfiantes des sinapismes ; elle diminue même leur activité par sa masse, en délayant le principe actif. On pourra donc l'extraire d'abord par expression : on obtiendra une farine plus sèche, plus énergique, et que l'on ne craindra pas de voir rancir.

Les cataplasmes préparés à chaud sont plus nombreux. Quand ils sont faits avec des pulpes de plantes, elles sont plus liées, et l'eau s'en sépare plus difficilement : on se conforme, d'ailleurs, pour leur préparation à tout ce que nous avons dit en traitant des pulpes.

Les cataplasmes faits avec des farines sont d'autant meilleurs, que celles-ci conservent plus long-temps l'eau qu'elles ont absorbée. Il paraîtrait, d'après quelques expériences de M. Duportal, que la farine du phalaris canariensis possède cette propriété à un degré plus éminent que toutes les autres, et cette considération devrait la faire préférer. En effet, le liquide, retenu par la viscosité de la pâte, forme, à la surface de la peau, un bain continuel, et l'effet du remède est d'autant plus efficace, que cet état d'humidité se conserve plus long-temps, ou, en d'autres termes, que le cataplasme se dessèche moins vite.

Au reste, rien n'est plus simple que la préparation de ces sortes de médicamens : on délaie la farine dans l'eau froide de manière à former une pâte un peu claire et bien homogène, et l'on fait cuire en remuant continuellement. Par là, on facilite la combinaison de l'amidon ou du mucilage avec l'eau, en même temps que l'agitation conserve à la pâte son homogénéité, et l'empêche de brûler au fond de la chaudière.

Lorsque l'on fait un cataplasme avec des plantes odorantes, il est préférable de les employer en poudre. On obtient un médicament plus aromatique, car toutes ces matières perdent moins par la dessication que par la chaleur. On donne à leur poudre la consistance requise avec un liquide approprié. Il serait avantageux de se servir d'une décoction très-chargée de la plante ; on réunirait, ainsi dans le cataplasme tous les principes médicamenteux qu'elle contenait. Si l'on jugeait que la chaleur fût nécessaire, on ferait digérer le vé-

hicule et la poudre à la chaleur modérée du bain-
marie.

La masse plastique, qui constitue les cataplasmes, est tantôt employée seule, et tantôt elle
sert d'excipient à quelque corps plus énergique.
Ainsi, on y ajoute des poudres, du camphre, des
sels, des huiles, des onguens, des teintures alcooliques, du savon. Toutes ces matières demandent, suivant leur nature particulière, à être in-
corporées aux cataplasmes d'une manière différente.

Les substances énergiques qui perdraient par
l'action du feu une partie de leur vertu sont in-
corporées au cataplasme froid. Tels sont la poudre de ciguë, le safran, le camphre, l'acétate de
plomb ; tantôt on mêle ces matières à la masse ;
d'autres fois, on se contente d'en recouvrir la surface. Cette dernière méthode mérite d'être préférée, en ce que la portion de matière engagée
dans la substance même du cataplasme est à
peu près inutile. Toute l'action est exercée par
celle qui touche la partie malade.

Le savon, les extraits doivent être dissous dans
une petite quantité d'eau.

Quand on veut incorporer des onguens, on les
délaie d'abord dans un peu d'huile ; le mélange
s'en fait plus exactement, et ils restent unis plus
intimement au cataplasme.

On applique les cataplasmes froids, plus souvent
tièdes, quelquefois très-chauds. Quand on les destine à ramollir une partie, il est avantageux d'y

mêler un corps gras. Il enduit la superficie de la peau, et le malade se trouve moins contrarié, quand on les enlève, par les effets du refroidissement causé par l'évaporation.

Cataplasme de mie de pain.

℞ Mie de pain. . . . . ℥ iv.
Lait. . . . . ℥ viij.

On fait cuire la mie de pain dans la plus petite quantité d'eau possible. On y ajoute le lait, et l'on fait cuire en consistance de pâte molle.

Cataplasme narcotique.

℞ Décoctum de têtes de pavots. . . . . . . •⎫
— de feuilles de jusquiame. . . . .⎬ q. s.
Farines émollientes. . . . . q. v.

F. s. a.

Cataplasme de quinquina et de camphre.

℞ Farine d'orge. . . . . ℥ vj.
Eau. . . . . ℔ j.
Quinquina en poudre. . . . . ℥ j.

Faites cuire en consistance, et ajoutez à la masse à demi-refroidie.

Camphre en poudre. . . . . 4.

Cataplasme rubéfiant.

℞ Orge légèrement torréfié et pulvérisé. . . ℥ iv.
Vinaigre. . . . . ℥ j.

Blancs d'œufs. . . . . N° 3.

Eau. . . . . s. q.

Faites, à froid, une pâte que vous étendrez sur de la toile, et que vous saupoudrerez avec ,

Poudre de poivre. . . . . |
— de fenouil. . . . . | ana ℥ ß.

* * *

§ XLIII.

FOMENTATIONS, LOTIONS.

On donne ce nom aux médicamens liquides destinés à fomenter, à humecter ou à laver les parties extérieures du corps, lorsqu'elles sont elles-mêmes affectées de maladies, ou qu'elles recouvrent des parties malades plus profondément situées.

On applique les fomentations au moyen de flanelle, de linges, de coton ou d'éponges imbibées de divers liquides ; tantôt on les applique froides, quelquefois tièdes ; d'autres fois très-chaudes, suivant l'indication offerte par la maladie.

Les liqueurs que l'on emploie pour fomentations ou lotions sont des décoctions, des infusum aqueux, des liqueurs vineuses. On y ajoute des sels, des liquides alcooliques, etc.

Eau végéto-minérale.

℞ Extrait de Saturne. . . . . ʒ ß.
Eau distillée. . . . . ℔ ij.
Alcool à 22°. . . . . ʒ ij.
F. s. a.

On prépare ordinairement cette lotion avec de l'eau commune. Il se produit une double décomposition entre les sulfates et les carbonates dissous dans l'eau, et le sous-acétate de plomb; d'où résulte un précipité abondant de sulfate et de carbonate de plomb qui rendent la liqueur laiteuse. Elle tient en outre en dissolution tout l'excès d'acétate de plomb.

Fomentation de vin aromatique camphré.

℞ Vin aromatique. . . . . ℔ ij.
Eau-de-vie camphrée. . . . . ʒ ij.
Mêlez.

Lotion hydro-sulfurique, contre la gale, du docteur Dupuytren.

℞ Eau. . . . . ℔ ij.
Sulfure de potasse. . . . . ʒ iij.
Acide sulfurique. . . . . ʒ j.

L'acide ne doit être mêlé à la solution qu'au moment de s'en servir.

§ XLIV.

COLLYRES.

Les collyres sont des médicamens destinés pour les yeux ; ils sont secs, mous, liquides, ou à l'état de vapeurs. Les collyres secs sont toujours des poudres très-fines que l'on souffle dans l'œil, en les introduisant dans un tuyeau de plume percé d'un petit trou à l'une de ses extrémités. C'est par cette ouverture que l'on fait sortir la poudre en soufflant par l'autre. L'alun, le sucre, le sulfate de zinc, les os de sèche sont les collyres secs les plus usités. Toutes ces matières doivent toujours avoir été réduites, par la porphyrisation, en une poudre impalpable.

Les collyres mous sont presque toujours des onguens ; on les destine surtout aux maladies des paupières. La nature des collyres liquides est infiniment plus variée : ce sont des décoctions, des eaux distillées, souvent avivées par des matières salines ou des liqueurs alcooliques.

Les collyres en vapeurs sont des gaz ou des vapeurs, à l'action desquels on expose les yeux. Les collyres en vapeurs, dont on fait le plus communément usage, sont l'ammoniaque liquide et le baume de Fioraventi ; on en verse un peu sur la paume de la main ; on l'étend sur les deux mains, et on les approche des yeux, de manière à les couvrir sans les toucher.

Collyre opiacé.

℞ Eau de roses. . . . . ℥ ij.
   Gomme arabique. . . . . ʒ ß.
   Opium de Rousseau. . . . . gttes. vj.

Mêlez.

Collyre de sulfate de zinc.

℞ Sulfate de zinc. . . . . ʒ j.
   Eau de roses. . . . . ℔ ij.
   Alcool à 22°. . . . . ℥ j.

F. s. a.

Poudre de Leayson.

(Leayson s'odorans podwer).

Elle est composée suivant l'analyse qu'en a faite mon estimable ami Henry fils, de

℞ Bol d'Arménie. . . . . 5.
   Charbon (noir de fumée). . . . . . . 2.
   Chaux éteinte. . . . . 6,5.
   Sel ammoniac. . . . . 4,5.
   Girofles. . . . . 0,2.
   Eau. . . . . 2.

Pour obtenir ce médicament pareil à celui préparé par son auteur, on introduit d'abord dans le fond d'un vase une certaine quantité de chaux éteinte colorée par le charbon, puis on ajoute le sel ammoniac et une proportion de chaux, puis enfin on recouvre le tout par le reste de la chaux mêlée à l'argile ferrugineuse et au charbon. On verse sur la poudre un peu d'eau, et l'on bouche avec soin.

Le bol d'Arménie ne sert qu'à colorer la poudre.

Pierre divine.

℞ Sulfate de cuivre. . . . .⎫
Alun. . . . . ⎬ana 96.
Nitrate de potasse. . . . .⎭
Camphre. . . . . 4.

On pulvérise les sels, et on les fait fondre dans un creuset à une douce chaleur, de manière à leur faire subir la fusion aqueuse sans les décomposer. On y mêle du camphre en poudre ; on laisse refroidir, et on casse le creuset pour retirer la masse ; ou bien on la coule, tandis qu'elle est encore fondue, sur une plaque de cuivre. On dissout un gros de pierre divine dans un litre d'eau pour avoir un collyre liquide.

§ XLV.

LINIMENS.

Ce sont des médicamens destinés à oindre la peau ; ils sont destinés à détruire une affection morbifique qui réside à la surface ou dans des parties situées au-dessous d'elle plus profondément ; car leur action s'étend par absorption à des parties très-éloignées.

Le plus souvent les linimens sont composés de matières grasses. Quand on y ajoute d'autres corps, on les dissout ordinairement dans l'huile pour les rendre plus propres à l'onction ; souvent ou emploie le savon comme intermède. Au reste, leur composition est si variable qu'il est impossible de les définir d'une manière exacte, et de donner des règles générales relatives à leur préparation : on doit la régler sur la nature même des corps qui entrent dans leur composition. Citons-en quelques exemples.

Liniment savonneux opiacé.

℞ Teinture d'opium. . . . . ℥ j.
Savon. . . . . ℥ ß.
Huile d'amandes douces ou d'olives. . . ℥ ij.

Divisez le savon dans la teinture ; triturez avec l'huile.

Liniment camphré.

℞ Huile d'olives. . . . . ℥ ij.
Camphre. . . . . ʒ ß à ʒ ij.
Dissolvez.

Liniment avec les cantharides camphré.

℞ Teinture de cantharides. . . . . ℥ ß.
Savon. . . . . ℥ j.

Huile d'amandes douces. . . . . ℞ iv.
Camphre. . . . . ʒ ß.

Divisez le savon dans la teinture alcoolique, le camphre dans l'huile, et mêlez par trituration.

Liniment volatil.

℞ Huile d'olives. . . . . ℞ iv.
   Ammoniaque liquide. . . . . ℞ j.
Mêlez.

Liniment oléoso calcaire
(contre la brûlure).

℞ Eau de chaux. . . . . } ana ℞ viij.
   Huile d'amandes douces. . . . .
   Laudanum de Sydenham. . . . . ʒ ij.
Mêlez.

Liniment savonneux hydro-sulfuré de Jadelot.

℞ Savon blanc. . . . . 5oo.
   Huile d'œilette. . . . . 1ooo.
   Sulfure de potasse. . . . . 1oo.

On fait dissoudre le savon au bain-marie dans un vase de terre avec la plus petite quantité d'eau possible, et l'on fait évaporer de manière à chasser toute l'eau par l'évaporation ; on y délaie peu à peu la plus grande partie de l'huile ; on introduit le sulfure de potasse réduit en poudre, et l'on ajoute, à la fin, le reste de l'huile, qui sert à lisser la composition.

Il est très-important de chasser l'eau du savon

par l'évaporation : sans cette condition l'huile ne pourrait être mêlée intimement dans la masse.

§ XLVI.

GARGARISMES.

Ce sont des médicamens destinés pour la gorge. Ils sont toujours liquides, et ils ont ordinairement l'eau pour excipient. On s'en lave la gorge sans les avaler. Leur composition est très-variable.

Gargarisme adoucissant.

℞ Infusum de guimauve. . . . . ⎫
Lait de vache. . . . . ⎬ ana ℥ iv.
Sirop de miel. . . . . ℥ j.
Mêlez.

Gargarisme sédatif.

℞ Décoctum d'orge. . . . . ℥ viij.
Extrait d'opium. . . . . ℥ ß.
F. s. a.

Gargarisme acidulé.

℞ Décoction d'orge. . . . . ℥ iv.
Sirop de mûres. . . . . ℥ j.
Alcool sulfurique. . . . . gttes. xv.
F. s. a.

Gargarisme astringent.

℞ Infusum de roses de Provins. . . . . . .   ℥ iv.
    Miel rosat. . . . .   ℥ j.
    Alun. . . . .   gr. xx.
F. s. a.

Gargarisme antiscorbutique.

℞ Infusum de petite centaurée. . . . . . .   ℥ iv.
    Alcoolat de cochléaria. . . . .   ʒ ij.
    Miel rosat. . . . .   ℥ j.
Mêlez.

Gargarisme antisyphilitique.

℞ Sublimé corrosif. . . . .   gr. j à ij.
    Eau distillée. . . . .   ℥ vj.
Dissolvez.

---

§ XLVII.

DENTIFRICES.

Ce sont des substances propres à nettoyer les dents. Ce sont presque toujours des poudres. Elles doivent avoir un grand degré de ténuité : il est surtout essentiel que les poudres végétales aient été passées à un tamis très-fin, afin qu'il n'y reste pas

de portions de fibres mal divisées qui s'attache-
raient aux gencives.

On incorpore quelquefois les poudres dentifrices
avec un sirop pour leur donner la consistance d'o-
piat.

Poudre dentifrice.

℞ Poudre de charbon. . . . .⎫
Quinquina. . . . .⎬ ana p. ég.
Mêlez.

❖❯❍❍❍❍❍❍❍❍❍❍❍❍❍❍❍❍❍❍❍ ❯❯

§ XLVIII.

BAINS.

Ce sont des liquides dans lesquels on fait tremper plus ou moins de temps une partie du corps ou
tout le corps. Leur nature est très-variée. On emploie l'eau pure, des eaux minérales, des dissolutions salines, acides, sulfureuses et gélatineuses.

Bain sulfureux.

℞ Sulfure de potasse sec. . . . . ℥ iv.

Pour un bain.

Bain sulfureux et gélatineux (Dupuytren).

℞ Sulfure de potasse. . . . . ℥ iv.
Colle de Flandre. . . . . ℔ ij.

On fait dissoudre la colle de Flandre dans 10 livres d'eau, et l'on ajoute la solution au bain sulfureux.

Bain de pied sinapisé.

℞ Farine de moutarde. . . . .   ℥ iv.
Eau chaude. . . . .   s. q.

oooooooooooooooooo

§ XLIX.

INJECTIONS.

Les injections sont des sortes de lotions internes que l'on introduit avec une seringue dans diverses cavités naturelles ou maladives du corps. Elles ont presque toujours pour base un véhicule aqueux.

Injection astringente.

℞ Sulfate de zinc. . . . .   ʒ ß.
Eau distillée. . . . .   ℔ j.
Dissolvez.

Injection tonique.

℞ Décoction de quinquina. . . . . . .   ℔ j.
Vin de quinquina. . . . .   ℥ iv.
Mêlez.

Lavement nourrissant.

♃ Gélatine animale. . . . .   ℥ j.
Eau. . . . .   s. q.

Faites dissoudre à chaud pour qu'il reste six onces d'injection.

Lavement d'amidon.

♃ Amidon pulvérisé. . . . .   ℥ j.
Eau fraîche. . . . .   ℔ j.
Mêlez.

Lavement camphré.

♃ Décoction de graine de lin. . . . . . .   ℔ j.
Camphre. . . . .   ℈ j.

Délayez le camphre au moyen d'un peu de jaune d'œuf.

Lavement avec l'assa-fœtida.

♃ Décoction de guimauve. . . . .   ℔ j.
Assa-fœtida. . . . .   ℥ ß.
F. s. a.

Lavement purgatif.

♃ Feuille de séné. . . . .   ℥ ß.
Sulfate de soude. . . . .   ℥ j.
Eau bouillante. . . . .   s. q.
F. s. a.

§ L.

DOUCHES.

Les douches sont des liquides que l'on fait arriver d'une certaine distance sur quelques parties du corps. Tantôt le liquide est réuni en une seule colonne et tantôt il se divise en pluie. On nomme douches descendantes celles qui tombent d'une hauteur plus ou moins grande ; douches ascendantes, celles qui, partant d'un point peu élevé s'élèvent en colonne jusqu'à la partie qui doit être soumise à leur action. Enfin, quelquefois on les promène à l'aide de tuyaux flexibles, sur une surface étendue.

Les liquides qui servent à la préparation des douches peuvent être de natures très-différentes.

§ LI.

FUMIGATIONS.

Ce sont des expansions de vapeurs ou de gaz. On en distingue trois sortes ; les premières sont destinées à produire un effet médicamenteux sur telle ou telle partie du corps; d'autres sont destinées à masquer seulement quelque odeur désagréable ; les dernières détruisent les principes délétères qui peuvent être contenus dans l'air atmosphérique.

Les fumigations médicamenteuses sont formées par des gaz ou des vapeurs. Tantôt on les dirige sur quelques parties du corps, tantôt on expose tout le corps à leur action. Il est bon d'observer que lorsqu'il y aurait du danger à les respirer, la tête du malade ne doit pas rester exposée à leur influence.

Les matières les plus employées pour fumigations médicamenteuses sont, l'eau seule, l'eau chargée de principes aromatiques, des alcools, des acides, des résines ou des substances animales brûlées, l'acide sulfureux, l'hydrogène sulfuré, etc.

Les fumigations destinées à masquer la mauvaise odeur sont produites par la combustion du sucre, des résines, du café, du succin, des baies de genièvre, etc. Les vapeurs qui résultent de la décomposition de ces substances se répandent dans l'atmosphère, et masquent, par leur odeur, plus forte, l'odeur plus faible qui s'y trouvait répandue. En même temps elles le chargent de nouveaux principes qui altèrent sa pureté, bien loin de le rendre plus propre à être respiré.

Les fumigations anti-sceptiques ou destinées à détruire les miasmes putrides sont toujours des gaz ou des vapeurs. Telles sont les fumigations de

Smith et de Guyton-Morveau. Elles ont une action désorganisatrice qui se porte sur les émanations animales, change leur nature chimique, et leur ôte par cela même toute faculté délétère.

Fumigations de Smith.

℞ Acide sulfurique à 66° . . . .   2.
Eau distillée. . . . .   1.
Nitrate de potasse. . . . .   2.

On verse l'acide sur l'eau. Quand le mélange est refroidi, on le met, dans une terrine de terre, sur la cendre chaude, et on y verse le sel par parties, à de longs intervalles. De cette manière, il est entièrement décomposé.

L'acide sulfurique s'empare de la potasse, et chasse l'acide nitrique, qui se répand dans l'atmosphère, et détruit les matières animales qui y sont contenues.

Fumigations de Guyton-Morveau.

℞ Chlorure de sodium. . . . .   56.
Peroxide de manganèse. . . . .   8.
Eau. . . . .   ⎫
Acide sulfurique. . . . . ⎭ ana 32.

On peut également les faire avec le péroxide de manganèse et l'acide muriatique. Elles consistent en un dégagement de chlore.

L'opération se fait dans une petite terrine de terre que l'on place sur des cendres chaudes. On se sert aussi à cet effet d'appareils particuliers : ce sont des flacons en verre très-épais, dont le bord supérieur a été usé pour le polir. Après y avoir introduit les matières propres à produire le chlore, on les ferme au moyen d'une plaque de verre poli qui vient s'ajuster sur l'ouverture du flacon, et s'y trouve comprimée à l'aide d'une vis. Par ce moyen, on peut à volonté permettre au gaz de se répandre, ou s'opposer à son passage.

La théorie de ces fumigations est celle de la production du chlore. L'acide sulfurique décompose le sel marin d'où résulte du sulfate de soude et de l'acide hydrochlorique. Celui-ci, en réagissant sur l'oxide de manganèse, forme de l'eau par la combinaison de son hydrogène avec l'oxigène qui constitue le péroxide, du protoxide de manganèse qui s'unit à l'acide muriatique, et du chlore qui provient de la déshydrogénation de l'acide hydrochlorique. Telle est l'action principale qui se produit; mais elle paraît se compliquer de deux autres modes de décomposition. Ainsi, l'acide sulfurique, en contact avec le peroxide de manganèse, dégage de l'oxigène. Ce gaz s'unit au sodium, et met en liberté le chlore, qui était préalablement combiné au métal; cette dernière réaction est nécessairement facilitée par la présence de l'acide sulfurique, qui tend à s'unir à la soude. Il est possible également que l'eau étant décomposée, son oxigène ramène le péroxide de manganèse à l'état de protoxide, tandis que son oxigène oxide le sodium, d'où résulterait de l'eau, du protoxide de manganèse, de la soude et du chlore. Les deux bases salifiables se combinent à mesure aux acides.

§ LII.

TOILES MÉDICAMENTEUSES.

On donne le nom de toiles médicamenteuses à des tissus qui ont été enduits d'une couche de composition emplastrique.

Les caractères indispensables dans une toile médicamenteuse bien faite sont : qu'elle soit parfaitement lisse, que la matière emplastrique y soit étendue également, de manière à avoir partout la même épaisseur, et que sa consistance soit telle que le tissu reste maniable, sans que la couche qui le recouvre puisse s'en détacher.

La toile médicamenteuse la plus employée est le sparadrap de diachylon gommé. On le fait en étendant de l'emplâtre diachylon gommé liquéfié sur une toile. Ordinairement on ne la recouvre que d'un côté. On a inventé pour l'étendre des instrumens que l'on a nommés *sparadrapiers;* mais le moyen le plus simple et le plus commode consiste à étendre le sparadrap au moyen d'un couteau à lame droite. On prend des bandes d'une toile bien lisse, à fil plat, que l'on repasse pour n'y laisser aucun pli. On les attache par chaque extrémité au moyen d'espèces de peignes à dents que l'on fait tenir par deux aides ou que l'on fixe sur une table. La toile étant bien tendue, on verse l'emplâtre tiède sur l'une de ses extrémités, et on l'étale sur toute la bande au moyen d'un couteau légèrement chauffé ; on repasse à plusieurs reprises jusqu'à ce que la couche d'emplâtre ait acquis le degré d'épaisseur convenable.

Il est quelques toiles médicamenteuses que l'on enduit des deux côtés. Après avoir fondu la composition emplastrique, on y plonge l'étoffe, et en la retirant, on la force de passer entre deux règles de bois qui expriment et font couler l'emplâtre superflu.

Sparadrap commun.

℞ Cire blanche. . . . . 54.
Térébenthine. . . . . 8.
Huile d'amandes douces. . . . . . . 32.

F. s. a.

Sparadrap d'emplâtres.

℞ Emplâtre simple. . . . .⎫
Diachylon. . . . .⎬ ana 15.
Cire jaune. . . . . 5.
Térébenthine. . . . . 3.

F. s. a.

Papier ciré.

℞ Cire blanche. . . . .⎫
Térébenthine. . . . .⎬ ana 48.
Blanc de baleine. . . . . 32.

F. s. a.

Taffetas d'Angleterre.

℞ Colle de poisson. . . . . 64.
Eau commune. . . . . 250.

Faites fondre; passez la solution; ajoutez :

Alcool à 22°. . . . . 500.

Faites évaporer à moitié, et passez de nouveau ; étendez avec un pinceau la solution ci-dessus, encore tiède, sur un taffetas étendu. Quand la première est sèche, on en ajoute successivement plusieurs autres ; on les recouvre toutes d'une couche de colle de poisson ; on laisse sécher pendant vingt-quatre heures, et on conserve pour l'usage.

Taffetas vésicant du docteur Guilbert.

℞ Ecorce de garou. . . . . 24.
Eau. . . . . 1000.

Faites bouillir, passez au tamis ; ajoutez :

Cantharides en poudre fine. . . . .⎫
Myrrhe pulvérisée. . . . .⎬ ana 24.
Euphorbe en poudre. . . . .⎭

Portez à l'ébullition ; passez à travers un linge double neuf ; et évaporez en consistance telle qu'on puisse étendre aisément le produit sur du taffetas.

§ LIII.

BOUGIES.

On nomme bougies des médicamens destinés à être introduits dans l'urètre. Leur nom leur a été donné à cause de la ressemblance de leur forme avec celle des bougies à brûler. Plus minces à un bout qu'à l'autre, leur grosseur ne dépasse guère celle d'un tuyau de plume. Elles doivent avoir de la flexibilité, être bien égales et surtout leur surface doit être parfaitement lisse.

Tantôt elles sont faites avec une composition emplastrique ; tantôt elles sont en caout-chouc.

On prépare les premières en trempant une mèche conique de coton, de filasse ou de toile dans un emplâtre liquéfié. On roule cette mèche en cylindre, et on la polit avec un instrument particulier.

Pour préparer les bougies en caout-chouc, on prend un mandrin en fil de fer. On applique tout autour une spirale avec une lanière mince de gomme élastique ramollie dans l'eau bouillante. On comprime également partout avec un ruban. Quand le tout est refroidi, on trempe la bougie dans l'eau chaude, et l'on enlève le mandrin.

Il est bon de faire observer que toutes les bougies soi-disant en caout-chouc du commerce, sont faites avec l'huile de lin épaissie.

§ LIV.

SUPPOSITOIRES.

Les suppositoires sont des médicamens de forme conique destinés à être introduits dans l'anus. Ils ont la consistance du suif. Leur grosseur varie depuis celle d'une plume jusqu'à celle du petit doigt.

Les substances les plus communément employées à la préparation des suppositoires, sont, le beurre de cacao, le suif, le savon, le miel suffisamment rapproché. Avant de les introduire dans l'anus, on les trempe ordinairement dans un liquide approprié à la maladie.

On donne au savon la forme requise en le coupant avec un couteau.

On fait liquéfier le suif et le beurre de cacao, et on les coule dans des moules coniques en carte.

Pour faire un suppositoire avec le miel, on le fait cuire rapidement jusqu'au cassé en remuant continuellement. C'est-à-dire jusqu'à ce qu'en le faisant tomber sur un corps froid il devienne assez dur pour se briser. On le coule alors dans des cônes de papier huilé.

§ LV.

PESSAIRES.

Ce sont des médicamens solides destinés à être introduits dans le vagin. On leur donne le plus ordinairement la forme d'un cylindre. Ils sont en toile fine ou en soie, et on les remplit de poudres ou d'autres matières. On en fait également en gomme élastique.

§ LVI.

ESCHAROTIQUES.

. On nomme escharotiques, et si leur action est plus faible, cathérétiques, des médicamens destinés. à brûler la peau ou à ronger des chairs baveuses, quelquefois en formant un eschare.

Des sels, des acides, des oxides métalliques, servent comme escharotiques. Ces médicamens sont solides, mous ou liquides. On leur donne une forme qui varie suivant la manière dont on les emploie.

L'alun calciné, le nitrate de mercure, le nitrate d'argent, l'oxide rouge de mercure, le beurre d'antimoine, sont les escharotiques les plus usités.

L'alun est employé en poudre. On en saupoudre les chairs baveuses que l'on veut détruire. L'oxide rouge de mercure est aussi employé en poudre ; souvent on l'incorpore à un excipient graisseux ou onguentiforme. On forme avec le nitrate d'argent fondu de petits cylindres qui étaient connus sous le nom de pierre infernale. Le nitrate de mercure, le beurre d'antimoine, sont employés à l'état liquide ; on touche avec une plume ou un pinceau trempé dans leur solution, les parties que l'on veut détruire.

Il est quelques escharotiques plus composés dont la pratique médicale tire journellement parti. Nous allons en indiquer la préparation.

Trochisques escharrotiques.

℞ Sublimé corrosif. . . . .   8.
   Amidon. . . . . 16.
   Mucilage de gomme adragante. . . . . s. q.

On triture le sublimé ; on le mêle à l'amidon, et à l'aide du mucilage, on fait une pâte que l'on divise en petites parties sous forme de grains d'avoine.

Trochisques de Minium.

℞ Sublimé corrosif. . . . . 32.
   Minium. . . . . 16.
   Mie de pain. . . . . 128.
   Eau de roses. . . . . s. q.

On fait des trochisques en grains d'avoine.

Pâte caustique de Rousselot ou *du Frère Côme.*

℞ Deutoxide d'arsenic. . . . .   2.
Sang-dragon. . . . .   16.
Cinabre. . . . .   32.

Chacune de ces substances est pulvérisée et conservée à part, et l'on ne fait le mélange qu'au moment de l'employer. On en fait une pâte avec de la salive ou de l'eau légèrement gommée. Elle doit avoir la consistance de la pâte pour le pain.

Il entrait dans cette composition de la cendre de vieilles savattes, que l'on retranche maintenant.

Collyre de Lanfranc.

(Mixture ou solution cathérétique).

℞ Vin blanc. . . . .   5oo.
Eau de roses. . . . .
— de plantain. . . . .   } ana 96.
Orpiment. . . . .   8.
Verdet. . . . .   4.
Myrrhe. . . . .
Aloës. . . . .   } ana 2,6.

On réduit en poudre toutes les substances solides; on les triture long-temps dans un mortier de verre, avec les liquides. On agite, avant de se servir de cette composition, afin de mêler le précipité.

FIN.

TABLE

DES MATIÈRES.

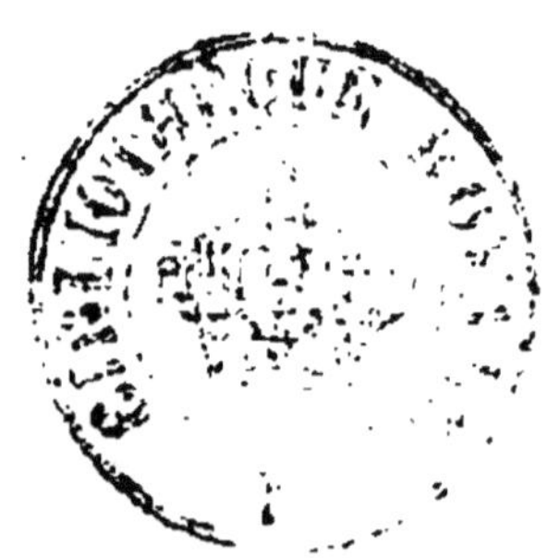

FIN DE LA TABLE DES MATIÈRES.

Nomenclature pharmaceutique et Classification,

Par M. CHÉREAU.

CLASSES.	SÉRIES.	(excipient)	EXCIPIENS ET NOMS PRIMORDIAUX.		ORDRES.	GENRES.	(consistance)	NOMS GÉNÉRIQUES.	NOMS SPÉCIFIQUES NOUVEAUX.	NOMS SPÉCIFIQUES ANCIENS.
MÉDICAMENS	CHRONIZOÏQUES	avec excipient.	Eau	Hydrool.	Hydrooliques	Hydroolés		Eaux (officinales par solution)	Hydroolé de chaux	Eau de chaux.
						Hydroolats		Eaux (officinales par distillation)	Hydroolat de fleurs d'oranger	Eau distillée de fleurs d'oranger.
			Sucre	Saccharol.	Saccharoliques	Saccharolés	liquides	Sirops	Saccharolé liquide de violettes	Sirop de violettes.
							mous	Conserves, gelées, pâtes	Saccharolé mou de cynorrhodon	Conserve de cynorrhodon.
							solides	Pastilles, tablettes	Saccharolé solide d'ipécacuanha	Pastilles d'ipécacuanha.
						Saccaridés	mous	Electuaires	Saccharolé mou de rhubarbe (polyamique *)	Catholicon double.
							solides	Pilules	Saccharolé solide de cynoglosse (polyamique)	Pilules de cynoglosse.
						Oléo-Saccharolés		Oléo sacchara	Oléo saccharolé de citrons	Oléo-saccharum de citrons.
			Vin	OEnol.	OEnoliques	OEnolés		Vins médicinaux	OEnolé de quinquina	Vin de quinquina.
			Esprit	Alcool.	Alcooliques	Alcoolés		Teintures	Alcoolé de cannelle	Teinture de cannelle.
						Alcoolats		Esprits distillés	Alcoolat de mélisse (polyamique)	Eau de mélisse spiritueuse.
						Alcoolats	saccharidés	Ratafias	Alcoolat saccharidé d'anis	Ratafiat d'anis.
			Ether	Ethérol.	Ethéroliques	Ethérolés		Teintures éthérées	Ethérolé de castoréum	Teinture éthérée de castoréum.
						Ethérolats		Ethers chargés de principes aromatiques	Ethérolat de Menthe	Ether de menthe poivrée.
			Bière	Brutol.	Brutoliques	Brutolés		Bières médicinales	Brutolé de raifort (polyamique)	Bière antiscorbutique.
			Vinaigre	Ozéol.	Oxéoliques	Oxéolés		Vinaigres médicinaux	Oxéolé d'ail (polyamique)	Vinaigre prophylactique.
			Huile	Oléol.	Oléoliques	Oléols	liquides	Huiles fixes liquides	Oléol d'amandes douces	Huile d'amandes douces.
							solides	Beurres médicinaux	Oléol solide de cacao	Beurre de cacao.
						Oléolés		Huiles médicinales	Oléolé de camomille	Huile de camomille.
						Oléolats	liquides	Huiles volatiles liquides	Oléolat d'anis	Huile volatile d'anis.
							solides	Huiles volatiles concrètes	Oléolat de roses	Huile volatile de roses.
							pyrogénés	Huiles volatiles empyreumatiques	Oléolat pyrogéné de corne de cerf	Huile empyreumatique de corne de cerf.
						Oléo cérolés		Cérats	Oléo cérolé mou	Cérat blanc.
						Oléo cérolés	résineux	Onguents	Oléo cérolé résineux de térébent. et de mucilage	Onguent d'Althæa.
			Graisse	Stéarol.	Stéaroliques	Stéarolés	mous	Pommades	Stéarolé de concombres	Pommade de concombres.
							solides	Emplâtres par mélange	Stéarolé solide de ciguë	Emplâtre de ciguë.
						Stéarates		Emplâtres par combinaison	Stéarate de protoxide de plomb	Emplâtre simple.
			Socs	Opols.	Opoliques	Opolés		Sucs officinaux	Opolé de citrons	Suc de citrons.
						Opostolés	mous	Extraits mous	Opostolé de gentiane	Extrait de gentiane.
							secs	Extraits secs	Opostolé sec de quinquina	Extrait sec de quinquina.
		sans excipient.	Fécule	Amidol.	Amidoliques	Amidolés		Fécules	Amidolé de bryone	Fécule de bryone.
			Poudre	Pulvérol.	Pulvéroliques	Pulvérolés		Poudres	Pulvérolé dentifrice	Poudre dentifrice.
			Espèces	Spéciols.	Spécioliques	Spéciolés		Espèces	Spéciolés pectoraux	Espèces pectorales.
	ACHRONIZOÏQUES	avec excipient.	Eau	Hydrool.	Hydroolitiques	Hydroolites		Eaux (magistrales par solution)	Hydroolite amer	Décoctum amer du Codex.
			Sucre	Saccharol.	Saccharolitiques	Saccharolites		Préparations magistrales avec le sucre	Saccharolite amandé	Émulsion.
			Mucilages	Mucols.	Mucolitiques	Mucolites		Mucilages	Mucolite de lin	Mucilage.
		sans excipient.	Socs	Opols.	Opolitiques	Opolites		Sucs (magistraux)	Opolite de cresson	Suc de cresson.
			Polpe	Pulpol.	Pulpolitiques	Opostolites		Pulpos	Pulpolite de casse	Pulpe de casse.

(Les genres Saccharolés, Saccaridés, Pastilles, Electuaires, Pilules et Oléo-Saccharolés forment les *Médicamens officinaux avec le sucre*.)

* Le terme *polyamique* répond au terme *composé*.

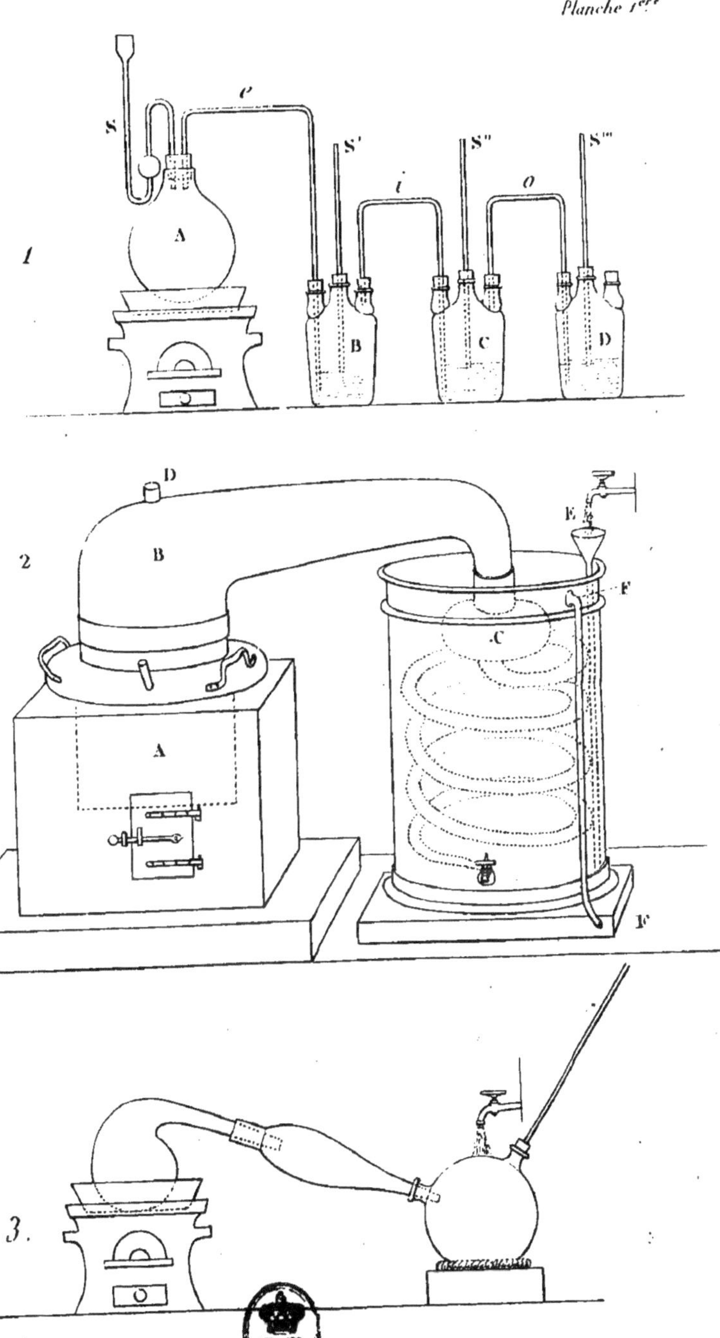

Gravé par Moisy, Rue des Fossés St. Germain des Prés, N°.23.

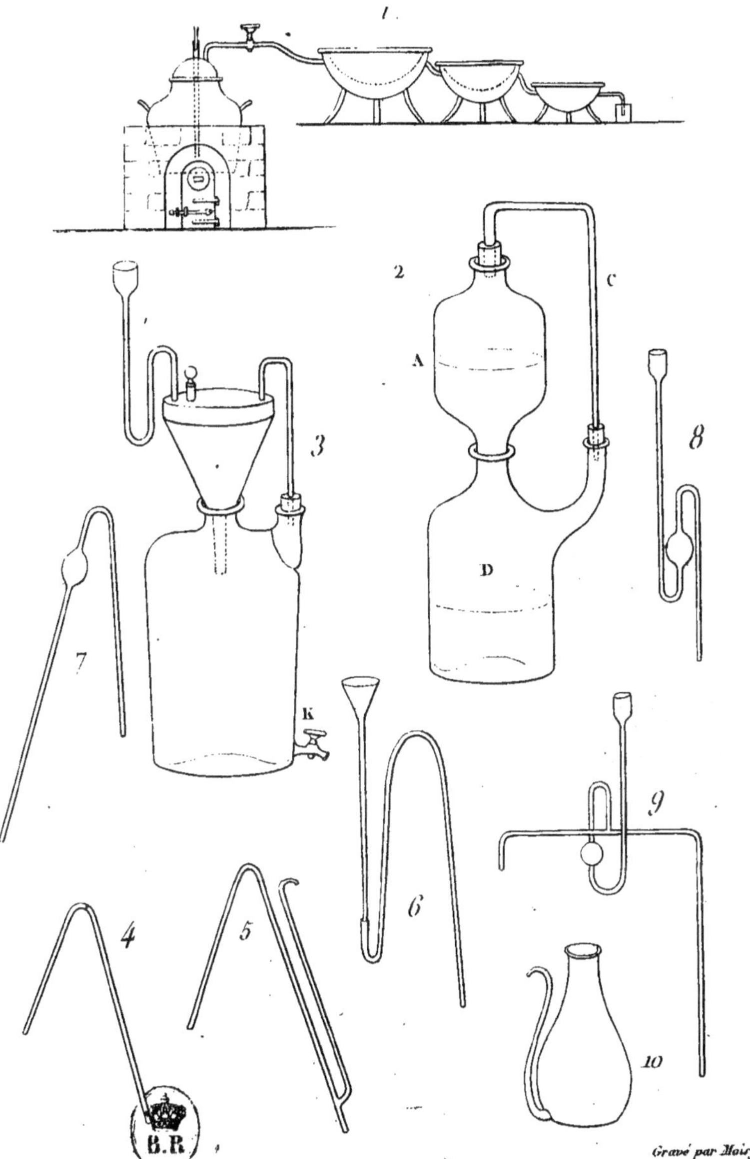

1
2
A
C
D
3
8
7
K
4
5
6
9
10
B.R.
Gravé par Moisy.